Herausgeber:
Prof. Dr. Holger Dette • Prof. Dr. Wolfgang Härdle

Springer
Berlin
Heidelberg
New York
Hongkong
London
Mailand
Paris
Tokio

Statistik und ihre Anwendungen

Azizi Ghanbari, S.
Einführung in die Statistik für Sozial- und Erziehungswissenschaftler 2002

Brunner, E.; Munzel U.
Nichtparametrische Datenanalyse 2003

Dehling, H.; Haupt, B.
Einführung in die Wahrscheinlichkeitstheorie und Statistik 2003

Dümbgen, L.
Stochastik für Informatiker 2003

Falk, M.; Becker, R.; Marohn, F.
Angewandte Statistik 2004

Franke, J; Härdle, W.; Hafner; C.
Statistik der Finanzmärkte 2. Auflage 2004

Greiner, M.
Serodiagnostische Tests 2003

Handl, A.
Mulitvariate Analysemethoden 2003

Hilgers, R.-D.; Bauer, P.; Scheiber, V.
Einführung in die Medizinische Statistik 2003

Plachky, D.
Mathematische Grundbegriffe der Stochastik 2002

Schumacher, M.; Schulgen, G.
Methodik klinischer Versuche 2002

Steland, A.
Mathematische Grundlagen der empirischen Forschung 2004

Ansgar Steland

Mathematische
Grundlagen
der empirischen Forschung

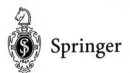 Springer

Dr. Ansgar Steland
Ruhr-Universität Bochum
Universitätsstraße 150
44801 Bochum
Deutschland
e-mail: ansgar.steland@ruhr-uni-bochum.de

Bibliografische Information Der Deutschen Bibliothek
Die Deutsche Bibliothek verzeichnet diese Publikation in der Deutschen
Nationalbibliografie; detaillierte bibliografische Daten sind im Internet
über <http://dnb.ddb.de> abrufbar.

Mathematics Subject Classification (2000): 62P10, 92B15, 26Axx, 92D55

ISBN 3-540-03700-4 Springer-Verlag Berlin Heidelberg New York

Springer-Verlag Berlin Heidelberg New York
ein Unternehmen der BertelsmannSpringer Science+Business Media GmbH

http://www.springer.de

© Springer-Verlag Berlin Heidelberg 2004
Printed in Germany

Innentypografie:deblik, Berlin
Einbandgestaltung: *design& production,* Heidelberg
Datenerstellung durch den Autor unter Verwendung eines Springer LaTeX - Makropakets
Gedruckt auf säurefreiem Papier   40/3142CK-5 4 3 2 1 0

Vorwort

Dieses Buch will eine anschauliche und elementare Einführung in grundlegende mathematische Modelle und Methoden geben, so wie sie in ganz natürlicher Weise in den Naturwissenschaften - insbesondere in den Biowissenschaften - auftreten und gebraucht werden. Hierbei steht weniger die Vollständigkeit des Stoffs im Vordergrund, als vielmehr die Vermittlung wesentlicher Ideen und Ansätze.

Die Schwerpunkte der Stoffauswahl liegen in der Analysis, Wahrscheinlichkeitsrechung und Statistik. Zwar schulen Geometrie und Algebra das mathematische Denkvermögen in nicht zu unterschätzender Weise, doch erlauben sie keinen so direkten Zugang zu wichtigen Anwendungen, die auch von Studienanfängern verstanden werden. Die Zusammenstellung erfolgte auch unter der Maßgabe, anhand eines einheitlichen Textes einerseits die unterschiedlichen Stoffumfänge von einführenden Mathematik- und Statistik-Kursen für Bachelor-, Master-, und Diplom-Studiengänge abzudecken, und andererseits den Studierenden ein Buch an die Hand zu geben, das auch im weiteren Studienverlauf nützlich sein soll. Die Erfahrung zeigt, dass die mathematischen Probleme in aller Regel mit der Statistik zusammenhängen, da selbst Studierende, die keine quantitative Studienausrichtung wählen, diese oft in ihrem Studium benötigen. Aus diesem Grund sind die Kapitel über Statistik besonders ausführlich gehalten.

Der Text verzichtet bewusst auf das Definition-Satz-Beweis-Schema. Hierdurch leidet zwar mitunter die Exaktheit der Darstellung, aber es war mir wichtiger, die wichtigsten Konzepte zunächst an konkreten Anwendungen zu motivieren und aus diesen heraus zu entwickeln.

Viele Studierende haben mir geholfen, diese Buch zu schreiben. Ich danke André Thrun für das sehr sorgfältige Korrekturlesen und die vielfältigen Verbesserungsvorschläge der ersten Fassung. Mein Dank gilt auch Bettina Linnartz, Martin Broekmans, Kerstin Ochs und Melanie Szameitat, die durch sehr sorfältiges Lesen etliche Fehler gefunden haben. Anita Bürger hat die Endfassung sehr sorgfältig durchgeschaut und viele Beispiele nachgerechnet. Schließlich waren die Kritik und Anregungen der Studierenden aus Biologie, Medizin, BWL und VWL, den Ingenieurwissenschaften und Informatik von den Universitäten in Göttingen, Bonn, Berlin (TU), Frankfurt/O und Bochum, denen ich in verschiedensten Lehrformen Mathematik und Statistik nahebringen wollte, von nicht zu unterschätzendem Wert. Dem Springer-Verlag danke ich für die vertrauensvolle Zusammenarbeit.

Bochum, im Juli 2003

A. Steland.

Inhaltsverzeichnis

Einführung

> **Motivation**
>
Zwischen empirischen Wissenschaften und Mathematik bestehen sehr enge Verbindungen. Aus vielen Bereichen der modernen Empirie sind mathematisches Denken und mathematische Methoden kaum noch wegzudenken. Die folgenden Probleme sollen dies exemplarisch aufzeigen. Sie illustrieren zudem, wozu die in diesem Text behandelte Mathematik eingesetzt werden kann, und dienen als inhaltlicher Leitfaden.

Problem 0.0.1 (Wirksamkeit von Medikamenten)   0.0.1

In den Naturwissenschaften werden vielfältige Experimente und Beobachtungsstudien durchgeführt, die oftmals zu umfangreichem Zahlenmaterial (Daten) führen. So untersucht man etwa die Wirksamkeit eines blutdrucksenkenden Medikaments, indem man einer Gruppe von Versuchspersonen das Medikament verabreicht und die resultierenden Blutdruckänderungen mit entsprechenden Messungen bei Versuchspersonen vergleicht, denen lediglich ein Placebo verabreicht wurde. Wie kann man aus diesen Daten schließen, ob das Medikament wirksam ist? Wieviele Personen müssen in die Studie aufgenommen werden, damit die Ergebnisse hinreichend stichhaltig sind? Statistische Tests erlauben, optimal zwischen Zufallsschwankungen und tatsächlichen Effekten zu unterscheiden. Hierbei wird eine vorgegebene Fehlerwahrscheinlichkeit, fälschlicherweise auf einen Effekt zu schließen, nicht überschritten.

Problem 0.0.2 (Dosierung von Wirkstoffen)   0.0.2

Ist die prinzipielle Wirksamkeit eines Wirkstoffs gesichert, so stellt sich die Frage, welche Dosierungen welche Wirkungen hervorrufen. Um wirkungsgleiche und wirkungsoptimale Dosierungen herauszufinden, bieten sich varianzanalytische Verfahren an.

Problem 0.0.3 (Statistische Genetik)   0.0.3

In der modernen Genetik versucht man insbesondere, die genetischen Komponenten von Volkskrankheiten aufzudecken. Die grundlegende Frage ist: Welche Gene beeinflussen die Erkrankungswahrscheinlichkeit? Prinzipiell kann man statistische Tests einsetzen, um den Einfluss eines Gens zu untersuchen - und das tut man auch. Problematisch ist jedoch, dass das menschliche Genom 30000-50000 Gene besitzt. Wendet man jedoch so viele Einzeltests an, was geschieht dann mit der Fehlerwahrscheinlichkeit? Die Statistik bietet unter dem Stichwort *multiples Testen* geeignete Verfahren an, die dieses Phänomen berücksichtigen.

0.0.4   **Problem 0.0.4** (AIDS-Epidemie)

Bis heute sind weltweit ca. 21.8 Millionen Menschen an AIDS gestorben, davon 4.3 Millionen Kinder. Es wird geschätzt, dass weltweit 42 Millionen Menschen mit HIV, dem Virus, das AIDS verursacht, leben. Die meisten der Infizierten werden im Laufe des nächsten Jahrzehnts wahrscheinlich sterben. Bei Ausbruch der Epidemie Anfang der achtziger Jahre war zunächst nicht klar, welches Ausmaß sie annehmen würde. Wovon sollte man ausgehen? Während einige glaubten, dass lediglich eine kleine Teilpopulation betroffen sei, befürchteten andere, dass sich der Virus womöglich auf die gesamte Menschheit ausbreiten könnte.

In der folgenden Graphik sind die gemeldeten AIDS-Fälle für die USA bis 2001 dargestellt. Ein grundlegendes und dennoch einfaches Modell des Wachstums von Populationen ist das logistische Wachstumsgesetz. Durch ein statistisches Verfahren wurde das Modell an die Daten des Zeitraums von 1981 bis 1993 angepasst. Man erkennt, dass die gemeldeten Fälle zumindest näherungsweise diesem Modell folgen. 1995/96 wurden erste anti-retrovirale Therapien eingesetzt, welche den Ausbruch der Krankheit verzögern und die Sterblichkeit erheblich senken.

0.0.5   **Problem 0.0.5** (Altersbestimmung toter Organismen)

Durch Messung des Verhältnisses von radioaktiven ^{14}C zu stabilen ^{12}C-Kohlenstoffatomen am toten Organismus lässt sich der Zeitpunkt des Todes bestimmen. Die Datierung erfolgt anhand eines realistischen mathematischen Modells für den zeitlichen Verlauf des radioaktiven Zerfalls.

0.0.6   **Problem 0.0.6** (Zeitliche Entwicklung (Dynamik) von Populationen)

Der Mensch greift in zunehmenden Maße in die Natur und damit in den Lebensraum anderer Lebewesen ein und stört hierbei bestehende Gleichgewichte. Reale (Öko-) Systeme sind hochkomplex, da verschiedenste Wirkmechanismen interdependent verflochten sind. Statt mit einfachen Kausalbeziehungen hat man es in aller Regel mit einer gegenseitigen Beeinflussung zu tun. Es ist jedoch oftmals nicht völlig befriedigend, diese Interdependenzen nur verbal beschreiben zu können. Eine, wenn auch „nur" angenäherte *quantitative Beschreibung* des Untersuchungsgegenstandes führt in aller Regel zu einem besseren Verständnis und ermöglicht erst die Erstellung von Prognosen

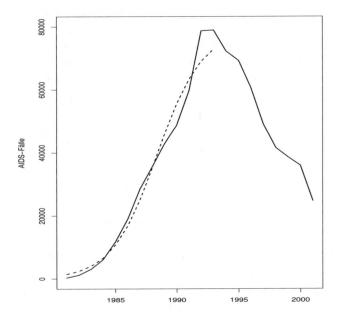

Abbildung 1. AIDS-Fälle (USA) von 1981 bis 2001.

über die zukünftige Entwicklung oder die Reaktion des Systems auf externe
Eingriffe.

Einige Grundprinzipien (und Grundprobleme) können schon an Hand einfacher Modellwelten verstanden werden. So stellen sich bereits bei einem (Öko-)
System mit nur einer Population die folgenden grundlegenden Fragen:

— Wie sehen realistische Modelle der Populationsdynamik aus?

— Können solche mathematischen Modelle im Rahmen eines Formalisierungsprozesses aus substanzwissenschaftlichen Annahmen hergeleitet werden?

— Gibt es Gleichgewichte, auf die sich die Systeme einpendeln?

— Ist ein Gleichgewicht 'stabil', so dass das System bei geringen Abweichungen vom Gleichgewicht selbstständig zu diesem zurückkehrt?

❯ **Modelle und Mathematik**

Wie die obigen Beispiele zeigen, ist man zur Untersuchung von komplexen
realen Systemen darauf angewiesen, diese durch Modelle - also Theoriewelten
- zu repräsentieren. Dies erfolgt insbesondere, um Beobachtungsmaterial (Be-

funde, Daten) zu erklären und Prognosen über den Untersuchungsgegenstand zu erstellen.

Modelle sind wesentlich durch die *Annahmen* charakterisiert, die sie treffen. Aussagen, die anhand eines Modells gewonnen werden, haben zunächst nur im Rahmen der Modellannahmen Gültigkeit. In der Regel ist der Anwendungsbereich eines Modells beschränkt und gehört explizit zur Modellformulierung.

▷ **Kriterien zur Bewertung von Modellen**

Damit ein Modell (eine Theorie) als wissenschaftlich gelten kann, sollte es zumindest den folgenden beiden Kriterien genügen.

Reproduzierbarkeit: Die Aussagen eines Modells müssen, insbesondere wenn sie aus Experimenten gewonnen werden, reproduzierbar und übertragbar sein.

Falsifizierbarkeit: Ein wissenschaftliches Modell lässt (experimentelle) Tests zu seiner Falsifizierbarkeit zu. Ein Modell ist falsifizierbar, wenn es durch einen Test widerlegt werden kann, oder wenn zumindest sein Aussagekraft wesentlich abgeschwächt werden kann.

▷ **Wissenschaftliches Schließen**

Was ist überhaupt ein wissenschaftlicher Schluss? In der Wissenschaft begegnen einem unterschiedliche Formen von Schlüssen, die jeweils zum Ziel haben, die Gültigkeit einer zu stützenden Aussage, **Konklusion** genannt, anhand von **Prämissen** (stützende Aussagen) als rational erscheinen zu lassen.

Bei einem **deduktiven** Schluss wird gezeigt, dass die Gültigkeit (Wahrheit) der Konklusion **logisch zwingend** ist, falls die Prämissen wahr sind. Dies erfolgt in aller Regel durch mehrfache hintereinander geschaltete Anwendung von formalisierten Ableitungsregeln, von deren Gültigkeit man sich schon überzeugt hat. Deduktives Schließen erfordert daher Kenntnisse aus der Logik.

Im Gegensatz hierzu muss bei einem **induktiven** Schluss die Konklusion zwar nicht wahr sein, sie ist aber in einem gewissen Sinne wahrscheinlich, falls die Prämissen wahr sind. Der induktive Schluss argumentiert, dass es rationaler ist, an die Wahrheit als an die Falschheit der Konklusion zu glauben, falls die Prämissen wahr sind, obwohl (!) die Konklusion nicht logisch zwingend aus den Prämissen folgt. Um zum Ausdruck zu bringen, dass dieser Schluss falsch sein kann, spricht man auch davon, dass man die Entscheidung trifft, die Konklusion als gültig zu akzeptieren. Diese Entscheidung unter Unsicherheit wird also auf Wahrscheinlichkeitsberechnungen gestützt, die bspw. Aussagen über die Wahrscheinlichkeit einer Fehlentscheidung machen. Induktives Schließen erfordert daher Kenntnisse der Wahrscheinlichkeitsrechnung.

Kapitel 1
Grundlagen

1

1 Grundlagen

1.1 Mengenbegriff

Eine **Menge** ist eine Zusammenfassung bestimmter, wohlunterschiedener **Objekte** unserer Anschauung oder unseres Denkens zu einem Ganzen. Die Objekte der Menge heißen **Elemente** der Menge. Aus dieser Definition ergibt sich, dass eine Menge bestimmt ist, wenn man alle Elemente angegeben hat, die zur Menge gehören.

Beispiele für Mengen:

1. Die Menge aller Säugetiere.
2. Die Menge aller Einsetzungen x, so dass „x ist ein Einzeller" eine wahre Aussage ist: $\{x : x$ ist Einzeller$\}$.
3. $\mathbb{N} = \{1, 2, 3, \ldots\}$ ist die Menge der natürlichen Zahlen.
4. $P = \{x \in \mathbb{N} : x$ ist eine Primzahl$\}$.
5. $L = \{x \in \mathbb{N} : x^2 = 4\} = \{2\}$.

Die Beispiele illustrieren, dass man Mengen auf verschiedene Weisen angeben kann: Durch Aufzählung der Elemente, z.B.

$$A = \{1, 2, 3, 4\},$$

durch Angabe einer sie charakterisierenden Eigenschaft,

$$A = \{x \in \mathbb{N} : 1 \leq x \leq 4\},$$

bzw.

„A ist die Menge aller natürlichen Zahlen von 1 bis einschließlich 4",

oder durch eine graphische Darstellung. Man verwendet bei der Angabe von Mengen die geschweiften Mengenklammern { und }. Bei einer Aufzählung wie $\{a, b, c\}$ kommt es nicht auf die Reihenfolge der Elemente an. Das heißt, die Mengen $\{a, b, c\}$ und $\{c, a, b\}$ bezeichnen dieselben Mengen.

Mengen können beliebige Elemente enthalten, auch wieder Mengen. $A = \{\{1, 2\}, \{3, 4\}\}$ ist die Menge, welche die zwei Elemente $\{1, 2\}$ und $\{3, 4\}$ enthält.

Die **leere Menge**, die kein Element enthält, wird mit $\emptyset$ oder auch $\{\}$ bezeichnet.

Man schreibt $a \in A$, wenn a Element der Menge A ist. Ansonsten schreibt man $a \notin A$.

Beispiele: 1 ist Element der Menge $\{1, 3, 5\}$.

1.1.1 Relationen zwischen Mengen

▷ Teilmengen

Sind A, B zwei Mengen, so heißt A **Teilmenge** von B, i.Z. $A \subseteq B$, wenn jedes Element $a \in A$ auch in B enthalten ist, also wenn gilt: Aus $a \in A$ folgt $a \in B$. Gibt es Elemente in B, die nicht in A enthalten sind, so ist A eine echte Teilmenge und man schreibt: $A \subset B$.

Beispiele: (i) $A = \{1, 2\}$ ist eine Teilmenge von $\mathbb{N}$: $A \subset \mathbb{N}$. (ii) Da alle Katzen Säugetiere sind, ist die Menge aller Katzen eine Teilmenge der Menge aller Säugetiere.

▷ Gleichheit von Mengen

Zwei Mengen A und B sind gleich, i.Z. $A = B$, wenn sie dieselben Elemente enthalten. $A = B$ ist also gleichbedeutend mit der simultanen Gültigkeit von

$$A \subseteq B : \text{ Wenn } x \in A, \text{ dann auch } x \in B$$

und

$$B \subseteq A : \text{ Wenn } x \in B, \text{ dann auch } x \in A.$$

Um die Gleichheit von zwei Mengen zu verifizieren, zeigt man, dass jedes Element der Menge A auch in B enthalten ist, und umgekehrt.

So sind die Mengen $A = \{2, 7^2\}$ und $B = \{\sqrt{4}, 49\}$ gleich: Es ist $2 = \sqrt{4} \in B$ und $7^2 = 49 \in B$. Umgekehrt ist $\sqrt{4} = 2 \in A$ und $49 = 7 \cdot 7 = 7^2 \in A$.

▷ Durchschnitt

Der **Durchschnitt** (Schnitt) von zwei Mengen A und B ist gegeben durch

$$A \cap B = \{x : x \in A \text{ und } x \in B\}.$$

A und B heißen **disjunkt**, wenn ihr Schnitt leer ist, d.h. wenn $A \cap B = \emptyset$.

▷ Vereinigung

Die **Vereinigungsmenge** von A und B ist gegeben durch

$$A \cup B = \{x : x \in A \text{ oder } x \in B\}.$$

Man spricht von einer *disjunkten* Vereinigung, wenn $A \cap B = \emptyset$.

▷ Distributivgesetze

Es gelten die Distributivgesetze der Durchschnitts- und Vereinigungsbildung:

$$A \cap (B \cup C) = (A \cap B) \cup (A \cap C)$$

sowie

$$A \cup (B \cap C) = (A \cup B) \cap (A \cup C)$$

Man mache sich die Gültigkeit dieser Regeln an Venn-Diagrammen (Mengen-kreisen) klar!

❯ 1.1.2 Das kartesische Produkt

Sind A und B zwei Mengen, so ist das **kartesische Produkt** die Menge aller **2-Tupel** (a, b) mit $a \in A$ (1. Koordinate oder Komponente) und $b \in B$ (2. Koordinate). Formal:

$$A \times B = \{(a, b) : a \in A, b \in B\}.$$

Im Gegensatz zu Mengen kommt es bei Tupeln auf die *Reihenfolge* der Elemente an. Zwei Mengen sind gleich, wenn ihre Elemente übereinstimmen. Zwei 2-Tupel sind gleich, wenn sowohl die 1. Koordinate als auch 2. Koordinate übereinstimmen.

Beispiel 1.1.1 Zeichnet man eine Gerade G mit Steigung b und y-Achsenabschnitt a in ein Koordinatensystem ein, so kann man die Gerade durch die Menge aller Punkte (x, y) beschreiben, die auf der Geraden liegen:

$$G = \{(x, y) \in \mathbb{R} \times \mathbb{R} : y = a + b \cdot x\}.$$

Hierbei bezeichnet $\mathbb{R}$ die Menge aller reellen Zahlen, dazu später mehr.

1.1.1

Beispiel 1.1.2 Man plant, ein Experiment dreimal zu wiederholen. Jedes einzelne Experiment bestehe darin, die elektrische Leitfähigkeit (in Ohm) eines Blattes zu messen. Das Experiment kann nun durch die Menge aller möglichen Messwert-Paare beschrieben werden, die man prinzipiell erhalten kann:

$$E = \{(x_1, x_2, x_3) : 0 \leq x_1 < \infty, 0 \leq x_2 < \infty, 0 \leq x_2 < \infty\}.$$

Bei dem Tripel (x_1, x_2, x_3) steht x_i für das Ergebnis des i-ten Experiments, $i = 1, 2, 3$.

1.1.2

1.2 Elemente der Logik

1.2

Die Logik beschäftigt sich mit dem Wahrheitsgehalt von Aussagen und der Korrektheit und Schlüssigkeit von Argumenten.

❷ 1.2.1 Aussagen

Im Sinne der Logik versteht man unter einer **Aussage** ein sprachliches Ge-
bilde, das entweder wahr (W) oder falsch (F) ist. Da wir hier lediglich einige
wesentliche Grundlagen betrachten wollen, beschränken wir uns auf Aussagen, bei denen der Wahrheitswert (W oder F) nicht vom Kontext abhängt.
Somit sind die Sätze wie

1. Alle Katzen sind Raubtiere.
2. Mitochondrien-DNA vererbt sich ohne Rekombination.
3. Bochum liegt im Ruhrgebiet.
4. Wasserstoff und Sauerstoff reagieren zu Wasser.

Aussagen im Sinne der Logik. Sätze wie

1. Ich finde das heutige Fernsehprogramm langweilig.
2. Guten Abend!
3. Man kann nicht durch das Brandenburger Tor gehen.

sind jedoch keine Aussagen in unserem (vereinfachenden) Sinne. Der erste
Satz ist eine reine Meinungsäußerung. Der „Wahrheitswert" hängt von der
Person ab, die ihn sagt. Der zweite Satz ist ein Ausruf, dem man keinen
Wahrheitswert zuordnen kann. Beim letzten Satz hängt der Wahrheitswert
vom Zeitpunkt, also vom Kontext ab. 1976 war der Satz wahr, 2001 jedoch
falsch. Natürlich gibt es Grenzfälle, doch der Einfachheit halber sprechen
wir hier nur dann von einer Aussage, wenn wir den Wahrheitswert eindeutig
feststellen können, wenn wir die Bedeutung (Semantik) der einzelnen Begriffe
kennen.

Aussagen sollen im Folgenden mit Großbuchstaben $A, B, \ldots$ abgekürzt werden.

▷ Verknüpfen von Aussagen durch Junktoren

Zu den universellen Bestandteilen von Aussagen gehören Worte (Wortkom-
plexe) wie „und", „oder", „entweder...oder...", „nicht", „wenn-dann", mit
deren Hilfe Aussagen verknüpft werden. Solche Worte heißen Junktoren. So
werden die Aussagen „$3 < 4$" und „$3 = 4$" durch den ODER-Junktor zu
„$3 \leq 4$" verknüpft.

Junktoren gibt man an, indem man ihren Wahrheitswert für alle möglichen
Belegungen der Aussagen mit Wahrheitswerten in einer Wahrheitstafel aufschreibt. Man spricht von einem n-stelligen Junktor, wenn der Junktor n
Aussagen (die Argumente) verknüpft. Ein n-stelliger Junktor entspricht also
einer Wahrheitstafel mit 2^n Einträgen.

Negation ($\neg$) Die Negation ist ein 1-stelliger Junktor, der den Wahrheitswert einer Aussage umkehrt.

A	$\neg A$
W	F
F	W

Konjunktion UND ($\wedge$): $A \wedge B$ ist wahr, wenn sowohl A als auch B wahr sind. Sonst ist $A \wedge B$ falsch.

A	B	$A \wedge B$
W	W	W
W	F	F
F	W	F
F	F	F

Disjunktion ODER ($\vee$): Das Wort „oder" wird in der Umgangssprache in zweierlei Weise gebraucht. Das sog. inklusive (einschließende) ODER ist auch dann wahr, wenn beide Aussagen wahr sind, während das exklusive (ausschließende) ODER (entweder-oder) diesen Fall mit dem Wahrheitswert F belegt. Wir vereinbaren, dass $A \vee B$ das inklusive ODER darstellen soll, also falsch ist, wenn sowohl A als auch B falsch sind, und in jedem anderen Fall wahr ist. Für das exklusive ODER verwenden wir das Symbol XOR.

A	B	$A \vee B$	$A \,\mathrm{XOR}\, B$
W	W	W	F
W	F	W	W
F	W	W	W
F	F	F	F

Implikation WENN-DANN ($\Rightarrow$): Die Folgerungsbedingung $A \Rightarrow B$ ist falsch, wenn A wahr, B jedoch falsch ist. In allen anderen Fällen ist $A \Rightarrow B$ wahr.

A	B	$A \Rightarrow B$	$B \Rightarrow A$	$A \Leftrightarrow B$
W	W	W	W	W
W	F	F	W	F
F	W	W	F	F
F	F	W	W	W

Bei einer Implikation $A \Rightarrow B$ sagt man, B sei **notwendige Bedingung** für A, da B notwendigerweise wahr ist, wenn A wahr ist. A heißt **hinreichende Bedingung** für B, da die Wahrheit von A ausreicht, um die Wahrheit von B zu erzwingen.

Äquivalenz ($\Leftrightarrow$): $A \Leftrightarrow B$ ist genau dann wahr, wenn sowohl $A \Rightarrow B$ als auch $B \Rightarrow A$ wahr sind.

$A \Leftrightarrow B$ ist also genau dann wahr, wenn A und B denselben Wahrheitswert haben: A und B sind *gleichbedeutend*.

▷ Wichtige Äquivalenzen

(1) $A \Rightarrow B$ ist äquivalent zu $\neg B \Rightarrow \neg A$.

"Wenn Sauerstoff (O_2) und Wasserstoff ($2H_2$) zusammenkommen, dann entsteht Wasser ($2H_2O$). Das heißt: Ist kein Wasser entstanden, dann sind H_2 und O_2 auch nicht zusammengekommen."

"Wenn man die Bremse betätigt, so hält das Auto an. Das heißt: Wenn das Auto nicht anhält, so ist die Bremse nicht betätigt."

(2) $\neg(A \wedge B)$ ist äquivalent zu $(\neg A) \vee (\neg B)$.
(3) $A \Rightarrow B$ ist äquivalent zu $(\neg A) \vee B$.

❷ 1.2.2 Quantoren

Betrachten wir die folgende wahre Aussage:

A: Bei Mäusen wird der Nachwuchs von den Weibchen gestillt.

Diese Aussage kann offensichtlich verallgemeinert werden. Sie ist nicht nur für Mäuse gültig, sondern überhaupt für alle Säugetiere. Nun ist es natürlich unschön, diese Aussage für alle Säugetierarten formulieren zu müssen. Viel eleganter ist es, einen *Platzhalter* einzuführen, der den Begriff *Mäuse* ersetzt. Einen solchen Platzhalter nennt man **Variable**. Variablen werden in der Regel durch die Buchstaben x, y oder z bezeichnet (dies ist kein Gesetz, sondern eine Konvention). Hierdurch erhalten wir eine **Aussageform**:

$A(x)$: Bei x wird der Nachwuchs von den Weibchen gestillt.

Je nachdem, was man für x einsetzt, erhält man eine wahre, falsche oder sinnlose Aussage. Bezeichnen wir mit S die Menge aller Säugetierarten, so können wir formulieren:

Für alle $x \in S$ gilt: Bei x wird der Nachwuchs von den Weibchen gestillt.

Der **Allquantor** $\forall$ verallgemeinert eine Aussageform auf alle Einsetzungen einer Menge:

$$\forall \, x \in G : A(x).$$

Dies ist so zu lesen: Für alle $x \in G$ gilt $A(x)$. Man erhält immer dann eine wahre Aussage, wenn man ein Element aus der Menge G einsetzt. Man nennt dies eine Allaussage (Generalisierung). Die Allaussage ist z.B. richtig, wenn G die Menge aller Mäuse ist.

Ein mathematisches Beispiel: Für alle $0 \leq x \leq 2$ gilt: $x^2 \leq 4$. Die Aussage-form $A(x) : x^2 \leq 4$ ist also immer dann richtig, wenn man ein x einsetzt, welches die Bedingung $0 \leq x \leq 2$ erfüllt, Kurzform:

$$\forall 0 \leq x \leq 2 : x^2 \leq 4$$

oder auch: $\forall x \in [0, 2] : x^2 \leq 4$.

Der Existenzquantor $\exists$ postuliert die Wahrheit von $A(x)$ für zumindest ein x. Bei einer solchen Existenzaussage (Partikularisierung) wird also die Existenz einer Einsetzungsmöglichkeit für die Variable x behauptet, so dass man eine wahre Aussage erhält. Betrachten wir die Aussageform

$A(x)$: Es gibt ein Tier $x \in T$, das fliegen kann.

Für Einsetzungen aus der Menge T aller Vögel ist das offenkundig richtig, nimmt man für T die Menge aller Fische, dann bleibt es richtig (Beispiel: exocoetus volitans), ist T hingegen die Menge aller Löwen, so erhält man nie eine wahre Aussage.

Erwähnenswert sind noch die folgenden Verneinungsregeln:

(1) $\neg(\forall x \in G : A(x)) \Leftrightarrow \exists x \in G : \neg A(x)$

Die Aussage „Für alle $x \in G$ gilt: $A(x)$" ist genau dann falsch, wenn es ein Gegenbeispiel $x \in G$ gibt, für das $A(x)$ gilt.

(2) $\neg(\exists x \in G : A(x)) \Leftrightarrow \forall x \in G : \neg A(x)$

Die Aussage „Es gibt ein $x \in G$ mit $A(x)$" ist genau dann falsch, wenn für alle $x \in G$ gilt: $A(x)$ gilt nicht.

❯ 1.2.3 Logische Argumente

Im Sinne der Logik sind Argumente Folgen (Aneinanderreihungen) von Aus-sagen, die das Ziel verfolgen, eine Folgerungsbeziehung zwischen den **Prämis-sen** (Annahmen, Bedingungen) und der **Konklusion** (Folgerung, Schlussfol-gerung) rational (logisch) erscheinen zu lassen. Dies erfolgt durch eine lücken-lose Rückführung auf bereits anerkannte Aussagen. Ist das Argument korrekt, so ist die Folgerungsbeziehung logisch zwingend im Sinne der Implikation $\Rightarrow$.

> „Da der Kampf gegen Nachbarn ein Übel ist und der Kampf gegen die Thebaner ein Kampf gegen Nachbarn ist, ist es klar, dass der Kampf gegen die Thebaner ein Übel ist." (Sokrates)

Ein Argument wird im Sinne der Logik in seine **Normalform** überführt, indem man die Prämissen explizit untereinander schreibt und die Konklusion durch ein „Also:" kenntlich macht. Hierzu muss man u.U. die Prämissen aus dem Text rekonstruieren. Die Normalform des obigen Beispiels lautet also:

1. Der Kampf gegen Nachbarn ist ein Übel.
2. Der Kampf gegen die Thebaner ist ein Kampf gegen Nachbarn.
Also: Der Kampf gegen die Thebaner ist ein Übel.

Betrachten wir noch ein historisches Beispiel:

„Die natürliche Zuchtwahl wählt die Besten aus. Wäre das nicht der Fall, könnte die Erde innerhalb weniger Jahrhunderte nicht mehr die Nachkommenschaft eines einzigen Paares fassen." (Charles Darwin)

Um die Normalform aufzustellen, muss man einige Prämissen ergänzen, um zu einer klaren logischen Schlusskette zu gelangen. Dies sollte mit einiger Umsicht entlang des Originaltextes erfolgen.

1. Das evolutionäre Ziel ist die Erhaltung der Art.
2. Der Lebensraum auf der Erde ist begrenzt.
3. Es gibt einen Geburtenüberschuss.
4. Gibt es einen Geburtenüberschuss und keine natürliche Auswahl der Besten, so wächst eine Art über alle Grenzen.
5. Wenn der Lebensraum begrenzt ist und eine Art über alle Grenzen wächst, dann zerstört sie ihr Existenzgrundlage.
Also: Durch die natürliche Zuchtwahl werden die Besten ausgewählt.

Anmerkung: Heute geht man nicht mehr davon aus, dass Arterhaltung ein evolutionäres Ziel ist (Stichworte: Soziobiologie, egoistisches Gen). „Natürliche Zuchtwahl" und „Auswahl der Besten" sind bekanntlich auch falsche Übersetzungen. Wie sollte Darwins Argument biologisch korrekt formuliert werden?

▷ Korrektheit und Schlüssigkeit von Argumenten

Ein Argument ist **(formal) korrekt**, wenn die Konklusion wahr ist, immer dann wenn alle Prämissen wahr sind. Genauer muss man sagen: immer dann, wenn alle Prämissen als wahr angenommen werden. Ist eine der Prämissen falsch, so ist der Schluss (trotzdem) formal korrekt.
Im folgenden Beispiel sind zwar Konklusion und Prämisse wahr, aber die Prämisse ist keine Begründung für die Konklusion.

Im Jahr 79 wurde Pompeji durch den Ausbruch des Vesuv zerstört.
Also: Albert Einstein starb im Jahr 1955 in Princeton.

Korrektheit ist eine notwendige Bedingung für ein gutes Argument. Formale Korrektheit bedeutet aber nur, dass die Konklusion wahr ist, wenn man die Prämissen als wahr annimmt. Das folgende Argument ist zwar formal korrekt, aber sowohl die zweite Prämisse als auch die Konklusion sind in offenkundiger

Weise falsch, wenn man den üblichen Sprachgebrauch der Begriffe zugrunde
legt.

1. Alle Wale sind Fische.
2. Alle Delphine sind Wale.
Also: Alle Delphine sind Fische.

Ein Argument heißt **schlüssig**, wenn es korrekt ist und wenn alle seine
Prämissen wahr sind. Beispiel:

1. Alle Menschen sind sterblich.
2. Sabine ist ein Mensch.
Also: Sabine ist sterblich.

Schlüssigkeit ist eine hinreichende Bedingung für Korrektheit.

Bei einem zirkulären Schluss liefert das Argument keinen unabhängigen Grund
für die Konklusion: Um die Wahrheit der Prämisse zu prüfen, muss man die
Wahrheit der Konklusion kennen. Mit anderen Worten: Die Konklusion ist
(meist versteckter) Teil der Prämissen.

Bochum liegt im Ruhrgebiet und hat über 300000 Einwohner.
Also: Bochum liegt im Ruhrgebiet.

▷ **Logische Form von Argumenten**

Betrachten wir die folgenden beiden Beispiele:

1. Wenn Hans der Mörder ist, war er am Tatort.
2. Hans war nicht am Tatort.
Also: Hans ist nicht der Mörder.

1. Wenn Anna die Siegerin ist, hat sie am Wettbewerb teilgenommen.
2. Anna hat nicht am Wettbewerb teilgenommen.
Also: Anna ist nicht die Siegerin.

Beide Argumente haben die gleiche Struktur: Sie entstehen aus derselben
Argumentform (logische Form):

1. Wenn P, dann Q
2. $\neg Q$
Also: $\neg P$

Man sagt, die Argumente seien Einsetzungsinstanzen derselben Argumentform.

Ein Argument ist deduktiv korrekt, wenn alle strukturgleichen Argumente mit wahren Prämissen auch wahre Konklusionen haben. Es ist falsch, wenn es ein Gegenbeispiel gibt.

Das nicht korrekte Argument

> 1. Kein Papagei ist ein Säugetier.
> 2. Kein Säugetier ist ein Fisch.
> Also: Kein Papagei ist ein Fisch.

ist eine Einsetzungsinstanz der nicht korrekten Argumentform

> 1. Kein P ist ein Q.
> 2. Kein Q ist ein R.
> Also: Kein P ist ein R.

Hierbei kann man die Formulierung „Kein P ist ein Q" noch übersetzen in „Für alle $x \in P$ gilt: $x \notin Q$.". (Man mache sich an z.B. an Venn-Diagrammen klar, dass die obige Argumentform falsch ist!)

Weitere Beispiele für (korrekte) Formen:

> 1. 1. Wenn P, dann Q (kurz: $P \Rightarrow Q$)
>   2. P
>   Also: Q

> 2. Entweder P oder Q.
> $\neg P$
>   Also: Q

> 3. Wenn P, dann Q
> $\neg Q$
>   Also: P

Zum Abschluss wollen wir noch die logische Form des Darwin-Zitats angeben. Hierzu führen wir die folgenden Abkürzungen ein.

A	:	Das evolutionäre Ziel ist die **A**rterhaltung.
L	:	Der **L**ebensraum auf der Erde ist begrenzt.
G	:	Es gibt einen **G**eburtenüberschuss.
B	:	Auswahl der **B**esten.
U	:	Art wächst **u**nbeschränkt über alle Grenzen.

Die logische Form ist dann:

1. A
2. L
3. G
4. $G \wedge \neg B \Rightarrow U$ $\qquad \Leftrightarrow \qquad \neg U \Rightarrow \neg G \vee B$
5. $L \wedge U \Rightarrow \neg A$ $\qquad \Leftrightarrow \qquad A \Rightarrow \neg L \vee \neg U$

Also: B

Die Implikationen sind hierbei äquivalent umgeformt.

▷ **Formale Überprüfung auf Korrektheit**

Ein Argument ist formal korrekt, wenn die Wahrheit der Prämissen die Wahrheit der Konklusion logisch erzwingt. Um dies zu zeigen, kann man eine logische Schlusskette angeben, an deren Ende die Konklusion steht. Für das Darwin-Zitat kann man etwa folgende Schlusskette angeben:

$$\left. \begin{array}{l} A \Rightarrow \neg L \vee \neg U \\ L \\ G \end{array} \right\} \Rightarrow \neg U \Rightarrow \neg G \vee B \left. \phantom{\begin{array}{l} A \\ L \\ G \end{array}} \right\} \Rightarrow B$$

Zu lesen: Aus der Prämisse A folgt $\neg L$ oder $\neg U$. Zusammen mit der Prämisse L folgt die Gültigkeit von $\neg U$ (da ja $\neg L = F$). Aus $\neg U$ folgt jedoch $\neg G$ oder B. Da G wahr ist, ist $\neg G$ falsch, also muss B wahr sein. Logisch!

Die formale Inkorrektheit kann man zeigen, indem man ein Gegenbeispiel angibt.

Besteht ein Argument aus vielen Prämissen und Teilargumenten, so kann es sehr schwer sein, eine Herleitungskette anzugeben. Man kann jedoch die folgende sog. direkte Methode verwenden. Die direkte Methode wendet die Wahrheitstafelmethode auf das Argument an. Man stellt eine Wahrheitstafel auf, in der alle möglichen Belegungen der Aussagenvariablen mit Wahrheitswerten verzeichnet sind. Für alle Prämissen und die Konklusion stellt man den zugehörigen Wahrheitswert fest. Die Argumentform ist korrekt, wenn in den Zeilen, in denen alle Prämissen den Wahrheitswert W haben, auch die Konklusion den Wahrheitswert W hat. Ansonsten ist das Argument nicht korrekt.

Für das Darwin-Zitat müssen wir lediglich die Tafel betrachten, bei der B und U frei variieren, da ja A, L und G unmittelbar als Prämissen auftreten.

B	U	$(G \wedge \neg B \Rightarrow U)$	$\wedge$	$(L \wedge U \Rightarrow \neg A)$	$\Rightarrow$	B
W	W	W	F	F	W	W
W	F	W	W	W	W	W
F	W	W	F	F	W	F
F	F	F	F	W	W	F

Der Ergebnis dieser systematischen Fleißarbeit ist ein wasserdichter Beweis der Korrektheit des Arguments.

1.3 Zahlsysteme und elementares Rechnen

In den Naturwissenschaften gehört der Umgang mit Anzahlen (z.B. Zählen von Sozialkontakten bei Tierbeobachtungen), Verhältniszahlen (z.B. Ansetzen einer 70 %-igen Alkohol-Lösung im Labor), sowie Messwerte „mit Nachkommastellen" (etwa Gewichtsangaben) zum täglichen Brot. Die mathematischen Entsprechungen sind die natürlichen Zahlen $\mathbb{N}$, die rationalen Zahlen $\mathbb{Q}$ sowie die reellen Zahlen $\mathbb{R}$. Im Folgenden werden einige wichtige Sachverhalte und Rechenregeln zusammengestellt.

❯ 1.3.1 Die natürlichen Zahlen

Die beim Zählen von Dingen auftretenden **natürlichen Zahlen** werden mit

$$\mathbb{N} = \{1, 2, 3, \ldots, \}$$

bezeichnet. Nimmt man die 0 hinzu, so schreibt man $\mathbb{N}_0 = \{0, 1, 2, \ldots\}$.

Mit natürlichen Zahlen rechnet man, wie man es aus der Schule kennt. Man kann sie addieren und multiplizieren, wobei Punkt- vor Strich-Rechnung geht. Also ist $2 \cdot 3 + 5 = 11$ und nicht 16.

▷ Division mit Rest

Für natürliche Zahlen ist die Division mit Rest, DIV, erklärt. Um a DIV b zu ermitteln, sucht man ein $k \in \mathbb{N}$, so dass $a = k \cdot b + r$ mit einem Rest r für den gilt: $0 \leq r < b$. Also ist 17 DIV 5 = 3 REST 2, da $17 = 3 \cdot 5 + 2$.

b heißt **Teiler** von a, wenn sich kein Rest ergibt, d.h., wenn a ein Vielfaches von b ist:

$$a = k \cdot b$$

für ein $k \in \mathbb{N}$. Natürlich kann man immer schreiben $a = k \cdot b$, wenn man $k = 1$ und $b = a$ setzt oder $k = a$ und $b = 1$, aber dies sind uninteressante Fälle. b ist dann kein **echter Teiler**. Zahlen, die keine echten Teiler besitzen heißen **Primzahlen**:

$$2, 3, 5, 7, 9, 11, 13, 17, 19, \ldots$$

Primzahlen sind also nur durch 1 und durch sich selbst teilbar.

Anmerkung 1.3.1   Mit dem *Sieb des Eratosthenes* kann man alle Primzahlen ermitteln, die kleiner als eine vorgegebene Zahl n sind. Man schreibe alle natürlichen Zahlen von 2 bis n auf. Nun streiche man die 2 und jede zweite auf 2 folgende Zahl.

Ist p die erste nicht gestrichene Zahl, so markiere man diese und streiche jede p-te darauf folgende Zahl.

▷ **Primfaktorzerlegung**

Ein fundamentales Resultat der Mathematik besagt, dass man jede natürliche Zahl ≥ 2 in ein Produkt von Primfaktoren zerlegen kann. Die Primfaktorzerlegung wird verwendet, um Brüche zu kürzen. Zudem spielt sie eine wichtige Rolle bei die Chiffrierung und Dechiffrierung von Texten.

Ein Primfaktor ist eine Potenz einer Primzahl p, also von der Form p^q mit $q \in \mathbb{N}$. Der Satz von der Primfaktorzerlegung besagt nun, dass es zu jeder natürlichen Zahl $a \geq 2$ endlich viele Primzahlen $p_1, \ldots, p_n$ gibt mit zugehörigen Exponenten $r_1, \ldots, r_n$, so dass

$$a = p_1^{r_1} \ldots p_n^{r_n} = \prod_{i=1}^{n} p_i^{r_i}.$$

Die Primfaktorzerlegungen der Zahlen 2 bis 10 lauten:

$$2 = 2^1, 3 = 3^1, 4 = 2^2, 5 = 5^1, 6 = 2 \cdot 3, 7 = 7^1, 8 = 2^3, 9 = 3^2, 10 = 2 \cdot 5.$$

Dann geht es weiter mit

$$11 = 11^1, 12 = 3 \cdot 2^2, 13 = 13^1, 14 = 2 \cdot 7, 15 = 3 \cdot 5$$

und

$$16 = 2^4, 17 = 17^1, 18 = 2 \cdot 3^2, 19 = 19^1, 20 = 2^2 \cdot 5.$$

❯ **1.3.2 Die ganzen Zahlen**

Die ganzen Zahlen erhält man aus den natürlichen Zahlen durch Hinzunahme der 0 und aller negativen Zahlen.

$$\mathbb{Z} = \{\ldots, -2, -1, 0, 1, 2, \ldots\}.$$

Die Operationen $+$, $\cdot$, und Division mit Rest führen nicht aus dem Bereich der ganzen Zahlen hinaus. Man sagt auch: $\mathbb{Z}$ ist abgeschlossen bzgl. dieser Operationen.

❯ **1.3.3 Die rationalen Zahlen (Bruchzahlen)**

Bruchzahlen treten in natürlicher Weise bei der Angabe von Verhältnissen auf: „Um die Substanz A anzusetzen, mische man 3 Teile der Flüssigkeit B und 5 Teile der Flüssigkeit C." Insgesamt hat man dann 8 Teile (genauer:

Volumen- oder Gewichtseinheiten), so dass die Mischung zu $\frac{3}{8}$ aus B und zu $\frac{5}{8}$ aus C besteht.

Die rationalen Zahlen bestehen aus allen Bruchzahlen:

$$\mathbb{Q} = \left\{ \frac{p}{q} : p, q \in \mathbb{Z}, q \neq 0 \right\}.$$

Bei einem Bruch $\frac{p}{q}$ heißt p **Zähler** und q **Nenner**. Bruchzahlen sollten immer in gekürzter Form angegeben werden. Einen Bruch kann man kürzen, wenn sowohl im Zähler als auch im Nenner ein gemeinsamer Faktor steht:

$$\frac{a \cdot x}{b \cdot x} = \frac{a}{b}.$$

Bei einem gekürzten Bruch haben Zähler und Nenner keinen gemeinsamen Faktor. Gibt man einen Bruch nicht in gekürzter Form an, so sollte das inhaltlich begründet sein, bspw. weil man das Mischungsverhältnis in praktikabler Form angeben will.

Kürzen eines Bruchs: Häufig sieht man sofort, wie man einen Bruch kürzen kann: 12 durch 4 ist eben 3, also ist $\frac{12}{4} = 3$, aber es gibt auch ein *systematisches Verfahren*: Um einen Bruch $\frac{a}{b}$ zu kürzen, bildet man die Primfaktorzerlegung von Nenner und Zähler. Treten Primzahlen sowohl im Zähler als auch im Nenner auf, so kann man diese kürzen.

Rechenregeln für Brüche: Brüche werden multipliziert, indem man Zähler und Nenner einzeln multipliziert: Für alle $a, b, c, d \in \mathbb{N}$ mit $b, d \neq 0$ gilt

$$\frac{a}{b} \cdot \frac{c}{d} = \frac{ac}{bd}.$$

Der Bruch $\frac{a}{b}$ wird durch $\frac{c}{d}$ dividiert, indem man $\frac{a}{b}$ mit dem Kehrbruch $\frac{d}{c}$ multipliziert:

$$\frac{a}{b} : \frac{c}{d} = \frac{a}{b} \cdot \frac{d}{c} = \frac{ad}{bc}$$

$\frac{a}{b} : \frac{c}{d}$ ist hierbei eine andere Schreibweise für den entsprechenden Doppelbruch. Also:

$$\frac{\frac{a}{b}}{\frac{c}{d}} = \frac{a}{b} : \frac{c}{d} = \frac{ad}{bc}$$

❯ 1.3.4 Die reellen Zahlen

Die reellen Zahlen $\mathbb{R}$ kann man sich vorstellen als die Menge aller Punkte der unendlichen Zahlengeraden. Es stellt sich die Frage, ob die reellen Zahlen nicht dasselbe sind wie die rationalen Zahlen. Dies ist nicht der Fall: Es gibt „Lücken" in $\mathbb{Q}$. Auf diese Lücken stößt man bereits, wenn man Wurzeln betrachtet. Die positive Lösung der Gleichung

$$x^2 = 2$$

bezeichnet man mit $\sqrt{2}$. In anderen Worten: $\sqrt{2}$ ist diejenige positive Zahl, die ins Quadrat erhoben 2 ergibt. $\sqrt{2}$ kann aber nicht als Bruch geschrieben werden. Solche Zahlen heißen irrationale Zahlen.

Der Beweis dieser Aussage ist ein Paradebeispiel für einen indirekten Beweis. Bei einem indirekten Beweis wird nicht direkt die Behauptung nachgewiesen, sondern man führt die Negation der Behauptung zum Widerspruch. Indirekte Beweisführungen werden auch oft in der umgangssprachlichen Argumentation verwendet: „Mal angenommen, Sie hätten mit Ihrer Behauptung ... Recht. Dann ergibt sich doch wohl ..., was jedoch offenkundig falsch ist. Deshalb ist Ihre Behauptung nicht richtig!"

Angenommen, $\sqrt{2}$ wäre ein Bruch. Dann können wir den Bruch in gekürzter Form schreiben:

$$\sqrt{2} = \frac{p}{q},$$

wobei p und $q \neq 0$ keinen gemeinsamen Teiler haben. Wir werden im Folgenden zeigen, dass aus dieser Annahme folgt, dass p und q den gemeinsamen Teiler 2 haben. Dies liefert einen Widerspruch zur Annahme, dass $\sqrt{2}$ ein Bruch ist. Quadrieren von $\sqrt{2} = \frac{p}{q}$ liefert die Darstellung $2 = \frac{p \cdot p}{q \cdot q}$. Dann können wir $p^2 = 2q^2$ schreiben. Somit ist p^2 eine gerade Zahl. Ist dann auch p gerade? Angenommen, nein. Dann ist p ungerade, d.h. wir können schreiben: $p = 2 \cdot s + 1$ mit $s \in \mathbb{N}$. Ausmultiplizieren liefert dann $p^2 = (2 \cdot s + 1)^2 = 4 \cdot s^2 + 4 \cdot s + 1$. Also ist p^2 ungerade, was nicht sein kann. Also ist mit p^2 auch p gerade. Hieraus folgt nun : $q^2 = p^2/2 = (p/2) \cdot (p/2)$. Also ist q^2 eine gerade Zahl, und damit ist auch q eine gerade Zahl. Folglich haben p und q den gemeinsamen Teiler 2 im Widerspruch zur Annahme, dass der Bruch schon gekürzt ist.

▷ Summen- und Produkte

An vielen Stellen in diesem Text wird uns folgende Situation begegnen: Gegeben sind $x_1, \ldots, x_n \in \mathbb{R}$ (als Platzhalter für konkrete Zahlen), die summiert oder multipliziert werden sollen. Die folgenden Kurzschreibweisen haben sich eingebürgert:

$$\sum_{i=1}^{n} x_i = x_1 + \cdots + x_n, \qquad \prod_{i=1}^{n} x_i.$$

i heißt hierbei *Laufvariable*.

1.4 Potenzen, Wurzeln

❯ 1.4.1 Motivation

Wachstum von Bakterien: Eine Bakterienkultur in Nährlösung wachse ausgehend von einem Populationsumfang $B_0 > 0$ pro Periode um den Faktor x. Dann liegen nach einer Periode $B_1 = B_0 \cdot x$ und nach zwei Perioden

$$B_2 = B_1 \cdot x = (x \cdot x) \cdot B_0 = x^2 \cdot B_0$$

Bakterien vor. Allgemein gilt für den Bestand nach n Perioden:

$$B_n = x^n B_0.$$

Den n-Perioden-Faktor erhält man also durch **Potenzieren**.
Ist umgekehrt der 2-Perioden-Faktor c mit $B_2 = cB_0$ bekannt, so gilt:

$$x^2 = c.$$

Es ist also eine **quadratische Gleichung** zu lösen:

$$x_1 = \sqrt{c} \quad \text{und} \quad x_2 = -\sqrt{c}$$

sind die beiden Lösungen, wobei hier nur x_1 biologisch relevant ist. Kennt man allgemein den Faktor c mit $B_n = cB_0$, so gilt: $x^n = c$.

❯ 1.4.2 Potenzen

Für $a \in \mathbb{R}$ und $n \in \mathbb{N}$ heißt

$$a^n = \underbrace{a \cdots \cdot a}_{n}, \qquad a^0 = 1,$$

n-te Potenz von a. a heißt **Basis** und n **Exponent**. Es gilt dann die rekursive Darstellung

$$a^n = a^{n-1} \cdot a, \qquad n \geq 1.$$

Ferner setzt man

$$a^{-n} = \frac{1}{a^n}, \qquad \text{falls } a \neq 0.$$

Rechenregeln: Für $p, q \in \mathbb{Q}$ gelten die Formeln:

$$\frac{a^p}{a^q} = a^{p-q}, \qquad a^p \cdot a^q = a^{p+q}, \qquad a^p \cdot b^p = (ab)^p,$$

$$\frac{a^p}{b^p} = \left(\frac{a}{b}\right)^p, \qquad (a^p)^q = a^{pq}.$$

Achtung: $2^{4^3} = 2^{(4^3)} = 2^{64} \neq (2^4)^3 = 2^{12}$.

❯ 1.4.3 Wurzeln

Für $a > 0$ und $n \in \mathbb{N}$ heißt $b > 0$ mit

$$b^n = a$$

n-te **Wurzel von** a. Schreibweise: $b = \sqrt[n]{a} = a^{1/n}$. a heißt **Radikand**. Also:

$$b = \sqrt[n]{a} = a^{\frac{1}{n}} \Leftrightarrow b^n = a.$$

Ist $a > 0$ und $r = \frac{p}{q} \in \mathbb{Q}$ ein Bruch mit $q > 0$, so ist

$$a^r = a^{\frac{p}{q}} = (a^{\frac{1}{q}})^p = (\sqrt[q]{a})^p.$$

Gerade Wurzeln ($n = 2, 4, 6, \dots$) sind nur für positive Zahlen definiert, *ungerade* können auch für negative definiert werden. So ist $\sqrt[3]{-8} = -2$, da $(-2) \cdot (-2) \cdot (-2) = -8$.

Rechenregeln: Da Wurzeln Potenzen mit rationalen Exponenten sind, übertragen sich die Rechenregeln.

Beispiel 1.4.1 Hier einige Beispiele: 1.4.1
1. $\sqrt[3]{27} = 27^{1/3} = 3$, da $3 \cdot 3 \cdot 3 = 27$.
2. $\frac{\sqrt{20}}{\sqrt{5}} = \sqrt{\frac{20}{5}} = \sqrt{4} = 2$.
3. $\sqrt[3]{-54} = \sqrt[3]{(-1) \cdot 2 \cdot 27} = \sqrt[3]{-1} \cdot \sqrt[3]{2}\sqrt[3]{27} = (-1)\sqrt[3]{2} = -3\sqrt[3]{2}$.
4. $\frac{\sqrt{x^2 - y^2}}{\sqrt{x-y}} = \sqrt{\frac{(x+y)(x-y)}{x-y}} = \sqrt{x+y}$.

Die Wurzel aus einer Zahl ist stets eindeutig bestimmt. So ist $\sqrt{4} = 2$ und nicht ± 2. Die zugehörige Gleichung $x^2 = 4$ hat jedoch *zwei* Lösungen $x_1 = \sqrt{4} = 2$ und $x_2 = -\sqrt{4} = -2$.

❯ 1.4.4 Lösen von Potenzgleichungen

Gleichungen, in denen Potenzen vorkommen, heißen Potenzgleichungen. Bei der mathematischen Behandlung naturwissenschaftlicher Phänomene stößt man sehr rasch auf solche Gleichungen. Besonders wichtig sind hierbei Polynomgleichungen.

Ein **Polynom** in der Variablen x ist ein Ausdruck der Form

$$a_0 + a_1 x + a_2 \cdot x^2 + \dots + a_p \cdot x^p.$$

Hierbei sind $a_0, \ldots, a_p$ reelle Zahlen, genannt **Koeffizienten**. Beispiele:

$$2 + 3x, \quad 2x^2 + 5x - 3, \quad x^4 - 3x^3 + x.$$

Es tauchen also Potenzen von x auf, die jeweils mit Koeffizienten multipliziert und dann aufsummiert werden.

▷ **Quadratische Gleichungen**

Wir werden an vielen Stellen auf *quadratische Gleichungen* stoßen. Das sind Gleichungen der Form

$$ax^2 + bx + c = 0$$

mit $a \neq 0$ und $b, c \in \mathbb{R}$. Gesucht werden also Nullstellen x des quadratischen Polynoms $p(x) = ax^2 + bx + c$. Man überführt die Gleichung zunächst in die Normalform und führt dann eine quadratische Ergänzung durch. Man spricht hierbei von Normalform, wenn $a = 1$ ist. Mit $p = b/a$, $q = c/a$ erhält man:

$$
\begin{aligned}
& x^2 + px + q = 0 \\
\Leftrightarrow \quad & x^2 + px + (p/2)^2 = (p/2)^2 - q \\
\Leftrightarrow \quad & (x + p/2)^2 = (p/2)^2 - q \\
\Leftrightarrow \quad & x + p/2 = \pm\sqrt{(p/2)^2 - q}.
\end{aligned}
$$

Der letzte Schritt ist korrekt, wenn der Radikand

$$D = (p/2)^2 - q$$

nicht negativ ist. Somit erhalten wir die bekannte Lösungsformeln:

$$x_1 = -\frac{p}{2} - \sqrt{\left(\frac{p}{2}\right)^2 - q}, \quad x_2 = -\frac{p}{2} + \sqrt{\left(\frac{p}{2}\right)^2 - q}.$$

Für $D < 0$ gibt es keine Lösung, für $D = 0$ genau eine Lösung und für $D > 0$ gibt es zwei Lösungen. D unterscheidet (diskriminiert) zwischen den verschiedenen Lösungstypen. D heißt daher **Diskriminante**.

Gelegentlich ist der **Satz von Vieta** nützlich: Zwischen den Lösungen (Nullstellen) und den Koeffizienten gilt der Zusammenhang

$$p = -(x_1 + x_2), \qquad q = x_1 \cdot x_2.$$

1.4.1   **Anmerkung 1.4.1** Potenzgleichungen vom Grad $n \geq 3$ sind i.a. nicht explizit bzw. nicht vollständig lösbar. Für gewisse Sonderfälle gibt es jedoch spezielle Lösungsmethoden. Eine Gleichung der Form $ax^4 + bx^2 + c = 0$ kann man etwa durch die Substitution $z = x^2$ auf eine quadratische Gleichung in z zurückführen.

▷ **Wurzelgleichungen**

Dies sind Gleichungen, bei denen die Variable im Radikand steht. Etwa:

$$\sqrt{x-1} + 3 = x \qquad \text{oder} \qquad (x^2 - 1)^{1/3} = 0.$$

Hier ist zunächst der Definitionsbereich zu bestimmen. Man versucht dann Lösungen durch Potenzieren zu finden. Hierdurch können neue Lösungen hinzukommen! (Warum?) Man muss also testen, ob die Lösungen der durch Potenzieren gefundenen Gleichungen auch Lösungen der Ausgangsgleichung sind.

Beispiel 1.4.2 Der Definitionsbereich der Gleichung   1.4.2

$$\sqrt{x-1} + 3 = x$$

ist $D = \{x \in \mathbb{R} \mid x \geq 1\}$. Isoliere nun die Wurzel und quadriere beide Seiten. Für $x \geq 1$ gilt:

$$
\begin{aligned}
& \sqrt{x-1} + 3 = x \\
\Leftrightarrow \quad & \sqrt{x-1} = x - 3 \\
\Rightarrow \quad & x - 1 = (x-3)^2 = x^2 - 6x + 9 \\
\Leftrightarrow \quad & x \in \{2, 5\}.
\end{aligned}
$$

Von den beiden Lösungen der quadratischen Gleichung ist nur $x = 5$ Lösung der Ausgangsgleichung.

❷ **1.4.5 Prozentrechnung, Rechnen mit Wachstumsraten**

▷ **Begriffsbildungen**

Bei empirischen Untersuchungen hat man es häufig mit zeitlich geordneten *Bestandsgrößen* zu tun. Hierunter fallen Populationsumfänge und ganz allgemein Zählungen von Dingen, aber auch Messungen von Größen wie Volumina oder Gewichte. Wir wollen davon ausgehen, dass solch eine *Zeitreihe* $B_0, B_1, \ldots, B_n$ vorliegt, wobei B_0 den Ausgangsbestand im Zeitpunkt t_0 bezeichnet, und B_i den Wert am Ende der i-ten Periode $(t_{i-1}, t_i]$. Dann heißt

$$w_i = B_i / B_{i-1} \qquad \Leftrightarrow \qquad B_i = B_{i-1} \cdot w_i$$

Wachstumsfaktor (engl: *growth factor*) der i-ten Periode. Der Wachstumsfaktor w_i ist also derjenige Faktor, mit dem der Wert B_{i-1} der Vorperiode zu multiplizieren ist, um den Wert der aktuellen Periode B_i zu erhalten. Die zugehörige **Wachstumsrate** (engl: *growth rate*) ist definiert als

$$r_i = w_i - 1 \quad \Leftrightarrow \quad B_i = (1 + r_i)B_{i-1}.$$

$100 \cdot r_i\%$ ist also der prozentuale Zuwachs bzw. die prozentuale Schrumpfung während der i-ten Periode. Formal ist das Prozentzeichen als multiplikativer Faktor $\% = \frac{1}{100}$ definiert. Ist $r_i = 0.05$ so entspricht dies einem Wachstum von 5%.

Der Bestand B_n am Ende des Betrachtungszeitraums berechnet sich aus B_0 und den Wachstumsfaktoren bzw. Wachstumsraten durch

$$\begin{aligned}
B_n &= B_{n-1} \cdot w_n \\
&= B_{n-2} \cdot w_{n-1} w_n \\
&\vdots \\
&= B_0 \cdot w_1 \dots w_n \\
&= B_0 \prod_{i=1}^{n} w_i.
\end{aligned}$$

Setzt man $w_i = 1 + r_i$ ein, so erhält man die Formel

$$B_n = B_0 \cdot (1 + r_1) \dots (1 + r_n) = B_0 \prod_{i=1}^{n}(1 + r_i).$$

▷ **Durchschnittlicher Wachstumsfaktor**

Der durchschnittliche Wachstumsfaktor w^* ist definiert als derjenige Wachstumsfaktor, der bei Anwendung in allen n Perioden zum (vorgegebenen) Endbestand B_n führt. D.h.:

$$B_n = B_0 \underbrace{w^* \dots w^*}_{n} = B_0 \cdot (w^*)^n.$$

Division durch B_0 liefert:

$$(w^*)^n = w_1 \cdot \dots \cdot w_n \Leftrightarrow w^* = \sqrt[n]{w_1 \cdot \dots \cdot w_n}.$$

w^* ist also durch das *geometrische Mittel* der n Wachstumsfaktoren $w_1, \dots, w_n$ gegeben.

Abschätzung des Wachstumsfaktors

Eine einfache untere Abschätzung des Wachstumsfaktors für n Perioden erhält man durch die **Bernoulli'sche Ungleichung**: Sei $x \geq -1$. Dann gilt für alle $n \in \mathbb{N}$:

$$(1 + x)^n \geq 1 + n \cdot x.$$

Die rechte Seite kann man leicht im Kopf ausrechnen.

Anwendung: Eine Population wachse ausgehend von B_0 um $x \cdot 100\%$ pro Periode. Der Endbestand $B_n = B_0 \cdot (1 + x)^n$ beträgt dann mindestens $B_0 \cdot (1 + n \cdot x)$.

▷ **Durchschnittliche Wachstumsrate**

Die durchschnittliche Wachstumsrate w^* ist definiert als diejenige Wachstumsrate, die bei Anwendung in allen n Perioden zum vorgegebenen Endbestand B_n führt. Einsetzen von $w^* = 1 + r^*$ und $w_i = 1 + r_i$ liefert daher:

$$r^* = \sqrt[n]{(1 + r_1) \cdot \cdots \cdot (1 + r_n)} - 1$$

1.5 Kombinatorik

Bei der Planung eines Experiments steht man mitunter vor dem Problem, aus einer großen Grundgesamtheit von n Objekten eine Teilauswahl (Stichprobe) auszuwählen, da es unmöglich ist, das Experiment für alle Elemente der Grundgesamtheit durchzuführen. Man kann sich die n Objekte als n durchnummerierte Kugeln denken, die in einer Urne liegen (Urnenmodell).

Stichprobe mit/ohne Zurücklegen: Je nachdem, ob das ausgewählte Objekt wieder zurückgelegt wird oder nicht, spricht man von einer Auswahl (Stichprobe) mit bzw. ohne Zurücklegen.

Stichprobe in/ohne Reihenfolge: Man spricht von einer Stichprobe in Reihenfolge, wenn es auf die Reihenfolge der Züge ankommt. Das Ergebnis wird dann durch ein k-Tupel $(\omega_1, \ldots, \omega_k)$ beschrieben, wobei ω_i das Ergebnis des i-ten Zuges ist. Kommt es hingegen nicht auf die Reihenfolge an, so spricht man von einer Stichprobe ohne Reihenfolge. Sind Mehrfachziehungen ausgeschlossen, so können wir das Ergebnis als Menge statt als Vektor aufschreiben: $\{\omega_1, \ldots, \omega_k\}$. Sind Mehrfachziehungen möglich, so ist relevant, wie oft jedes Objekt ausgewählt wurde. Das Ergebnis eines Zuges wird daher durch ein n-Tupel $(\omega_1, \ldots, \omega_n)$ beschrieben, wobei nun ω_i angibt, wie oft das Objekt i ausgewählt wurde. Da k - mal gezogen wird, ist die Summe der ω_i gerade k.

Durch diese beiden Charakterisierungen ergeben sich vier verschiedene Urnenmodelle. Entscheidend ist nun zu untersuchen, wie viele verschiedene Möglichkeiten es gibt, k Objekte auszuwählen.

▷ **Modell I: Stichprobe in Reihenfolge und mit Zurücklegen**

Die Menge aller möglichen Stichproben ist durch

$$\Omega_I = \{\omega = (\omega_1, \ldots, \omega_k) : \omega_i \in \{1, \ldots, n\}, i = 1, \ldots, k\}$$

beschrieben, wobei ω_i die Nummer des i-ten ausgewählten Objektes ist. Da jedes gezogene Objekt wieder zurückgelegt wird, gibt es bei jedem Zug genau n verschiedene Möglichkeiten. Insgesamt gibt es also

$$|\Omega_I| = \underbrace{n \cdots \cdots n}_{k} = n^k$$

verschiedene mögliche Stichproben.

▷ **Modell II: Stichprobe in Reihenfolge und ohne Zurücklegen**
Da man nicht zurücklegt, besteht jede Stichprobe $(\omega_1, \ldots, \omega_k)$ aus k unterschiedlichen Objekten, d.h. für verschiedene Ziehungen sind die gezogenen Objekte verschieden. Kurz: Für $i \neq j$ gilt $\omega_i \neq \omega_j$.

$$\Omega_{II} = \{\omega = (\omega_1, \ldots, \omega_k) : \omega_i \in \{1, \ldots, n\}, \omega_i \neq \omega_j, \text{ für } i \neq j, 1 \leq i, j \leq n\}.$$

Wieviele Elemente hat Ω_{II}? Beim 1. Zug gibt es n Objekte, die zur Auswahl stehen.
Beim 2. Zug gibt es $n - 1$ Objekte, die zur Auswahl stehen.
Beim 3. Zug gibt es $n - 2$ Objekte, die zur Auswahl stehen.
usw. Also gibt es bei k Zügen genau

$$|\Omega_{II}| = n_k := n(n - 1) \cdots \cdots (n - k + 1)$$

Möglichkeiten, k Objekte in Anordnung aus n Objekten auszuwählen.
Für $k = n$ erhält man alle **Permutationen** der n Objekte. Die Anzahl der möglichen Permutationen

$$n! := n \cdot (n - 1) \cdots \cdots 2 \cdot 1.$$

heißt n **Fakultät**. Man setzt $0! = 1$.

▷ **Modell III: Stichprobe ohne Reihenfolge und ohne Zurücklegen**
Da keine Mehrfachziehungen möglich sind und es nicht auf die Reihenfolge ankommt, kann das Stichprobenergebnis als Menge geschrieben werden:

$$\Omega_{III} = \{\{\omega_1, \ldots, \omega_k\} : \omega_i \in \{1, \ldots, n\}, \omega_i \neq \omega_j \text{ für } i \neq j, 1 \leq i, j \leq n\}.$$

Um die Anzahl der Möglichkeiten, aus n Objekten k Objekte ohne Beachtung der Reihenfolge auszuwählen, gehen wir von folgender Überlegung aus: Wir können zunächst die Reihenfolge beachten (also das Ergebnis als Tupel aufschreiben) und dann beim Abzählen all diejenigen Stichproben nur jeweils einmal zählen, die durch eine Umordnung auseinander hervorgehen. So liefern etwa die sechs Tupel

$$(1, 2, 3), (1, 3, 2), (2, 1, 3), (2, 3, 1), (3, 1, 2), (3, 2, 1)$$

jeweils dieselbe Menge $\{1, 2, 3\}$, wenn man die Reihenfolge „vergisst". Statt n_k Möglichkeiten (mit Reihenfolge) gibt es also nur

$$\binom{n}{k} = \frac{n_k}{k!} = \frac{n!}{(n-k)!k!}$$

Die Zahl $\binom{n}{k}$ heißt **Binomialkoeffizient** n **über** k. Es gilt:

$$\binom{n}{1} = \frac{n!}{1!n!} = 1, \qquad \binom{n}{n} = \frac{n!}{n!(n-n)!} = 1$$

$\binom{n}{k}$ gibt also die Anzahl der Möglichkeiten an, aus einer Obermenge mit n Objekten eine k-elementige Teilmenge auszuwählen. Anders ausgedrückt: $\binom{n}{k}$ ist die Anzahl der Möglichkeiten, n Objekte auf zwei Klassen so aufzuteilen, dass sich in einer Klasse k Objekte und in der anderen Klasse $n - k$ Objekte befinden. Diese Zuordnung kann man durch Angabe einer Teilmenge der Zahlen $1, \ldots, n$ darstellen. So bedeutet die Menge $\{1, 3\}$, dass die Objekte 1 und 3 in die eine Klasse kommen und die Objekte $2, 4, 5, \ldots, n$ in die andere Klasse. Diesen Zusammenhang und die Formel $\frac{n!}{(n-k)!k!}$ kann man sich auch folgendermaßen klar machen:

1. Schreibe alle n Objekte hintereinander:

$$1, 2, 3, \ldots, n$$

Es gibt genau $n!$ verschiedene Permutation dieser Objekte.

2. Klammere die ersten k Stellen und die letzten $n - k$ Stellen ein. Für $(1, \ldots, n)$ erhält man also:

$$\underbrace{(1, 2, 3, \ldots, k)}_{k}\underbrace{(k+1, k+2, k+3, \ldots n)}_{n-k}$$

3. Durch Permutation der ersten k Elemente (untereinander!) und der letzten $n - k$ Stellen erhält man alle $k!(n-k)!$ Permutationen der Tupel, die zu derselben Menge führen. Also gibt es genau $\frac{n!}{k!(n-k)!}$ verschiedene Möglichkeiten:

$$|\Omega_{III}| = \frac{n!}{k!(n-k)!}$$

Zwei wichtige Eigenschaften des Binomialkoeffizienten:

1. $\binom{n}{k} = \binom{n}{n-k}$
   Herleitung: in der obigen Herleitung sind die Rollen von k und $n - k$ vertauschbar.

2. $\binom{n+1}{k+1} = \binom{n}{k} + \binom{n}{k+1}$.

Herleitung: Jede ausgewählte Teilmenge mit $k+1$ Elementen aus der Menge $\{1, \ldots, n+1\}$ lässt sich einem der beiden folgenden Fälle zuordnen. Können wir diese Fälle abzählen, so ergibt sich $\binom{n+1}{k+1}$ als Summe der beiden Anzahlen.

Fall 1: $n+1$ ist in der Auswahl nicht vorhanden. Dann stammen alle $k+1$ Elemente aus der Menge $\{1, \ldots, n\}$, und es gibt genau $\binom{n}{k+1}$ Möglichkeiten, dies zu tun.

Fall 2: $n+1$ ist in der Auswahl enthalten. Dann stammen die restlichen k Elemente aus der Menge $\{1, \ldots, n\}$, und es gibt genau $\binom{n}{k}$ Möglichkeiten, dies zu tun.

▷ **Das Pascal'sche Dreieck**

Die zweite Formel besagt, dass man Binomialkoeffizienten der Reihe nach berechnen kann. Schreibt man die Binomialkoeffizienten in ein Dreiecks-Schema, oben mit $\binom{1}{1}$ beginnend, so dass in der n-ten Zeile die Binomialkoeffizienten

$$1 = \binom{n}{1}, \binom{n}{2}, \ldots, \binom{n}{n} = 1$$

stehen, so berechnet sich jeder Eintrag als Summe der beiden über ihm stehenden.

$$\binom{1}{0} = 1 \qquad \binom{1}{1} = 1$$

$$\binom{2}{0} = 1 \qquad \binom{2}{1} = 2 \qquad \binom{2}{2} = 1$$

$$\binom{3}{0} = 1 \qquad \binom{3}{1} = 3 \qquad \binom{3}{2} = 3 \qquad \binom{3}{3} = 1$$

$$\binom{4}{0} = 1 \qquad \binom{4}{1} = 4 \qquad \binom{4}{2} = 6 \qquad \binom{4}{3} = 4 \qquad \binom{4}{4} = 1$$

▷ **Der binomische Lehrsatz**

Der binomische Lehrsatz gibt an, wie man $(a+b)^n$ berechnet. Zunächst ist

$$
\begin{aligned}
(a+b)^0 &= 1 \\
(a+b)^1 &= a+b \\
(a+b)^2 &= a(a+b) + b(a+b) \\
&= a^2 + ab + ba + b^2 \\
&= a^2 + 2ab + b^2
\end{aligned}
$$

Allgemein berechnet man das Produkt

$$(a + b)^n = (a + b) \cdot \cdots \cdot (a + b),$$

indem man über alle Produkte summiert, die man erhält, wenn man aus jeder Klammer einen Term (entweder a oder b) auswählt. Nach Umordnen der Faktoren haben alle diese Produkte die Form

$$a^{n-i}b^i, \qquad i = 0, \ldots, n,$$

hängen also nur davon ab, wie oft ein a (bzw. b) ausgewählt wurde. Dies kann man auch so auffassen, dass von den n Klammern i ausgewählt werden, die ein b liefern, die anderen liefern dann ein a. Die Anzahl der Möglichkeiten, dies zu tun, ist gerade $\binom{n}{i}$. Somit erhalten wir die Formel:

$$(a + b)^n = \sum_{i=0}^{n} \binom{n}{i} a^{n-i}b^i.$$

Für $n = 3$:

$$
\begin{aligned}
(a + b)^3 &= \binom{3}{0}a^3 + \binom{3}{1}a^2b + \binom{3}{2}ab^2 + \binom{3}{3}b^3 \\
&= a^3 + 3a^2b + 3ab^2 + b^3.
\end{aligned}
$$

Die Koeffizienten liest man also aus dem Pascal'sche Dreieck ab.

▷ **Modell IV: Stichprobe ohne Reihenfolge mit Zurücklegen**
Hier sind Mehrfachziehungen möglich, aber die Reihenfolge, in der die Objekte ausgewählt werden, ist egal. Relevant ist nur noch, wie oft jede Kugel ausgewählt wird.

$$\Omega_{IV} = \{(\omega_1, \ldots, \omega_n) : \omega_i \in \{0, 1, \ldots, k\}, i = 1, \ldots, n\}.$$

Um die Anzahl der möglichen Stichproben abzuzählen, überlegen wir uns, wie man die Ziehung praktisch durchführen kann: Man nehme ein Blatt Papier und ziehe $n - 1$ vertikale Trennstriche, so dass man n Felder erhält, die von 1 bis n durchnummeriert werden. Man wählt eine Kugel aus und notiert das Ergebnis durch einen Punkt in dem entsprechenden Feld. Die Kugel wird zurückgelegt. Am Ende hat man k kleine Punkte, die sich auf die n Felder verteilen.

Egal, wie genau unsere Stichprobe aussah, das Blatt Papier besteht in jedem Fall aus $n - 1 + k$ Objekten, nämlich $n - 1$ *Trennstrichen* und k *Punkten*, wobei sich die Anordnung aus der Stichprobe ergibt. Anders ausgedrückt: Jede Stichprobe ist eindeutig dadurch festgelegt, dass wir von den $n - 1 + k$ Objekten k als Punkte festlegen und die übrigen als Trennstriche. (Man mache sich das an einigen Beispielen klar.) Es gibt genau

$$|\Omega_{IV}| = \binom{n-1+k}{k}$$

Möglichkeiten, diese Festlegung zu treffen.

▷ **Zusammenfassung**

Es gibt vier verschiedenen Arten, aus n Objekten k auszuwählen, je nachdem, ob es auf die Reihenfolge der Züge ankommt und ob Mehrfachziehungen zulässig sind.

Stichprobe vom Umfang k aus n Objekten $1, \ldots, n$	mit Zurücklegen	ohne Zurücklegen
in Reihenfolge	$|\Omega_I| = n^k$	$|\Omega_{II}| = n_k$
ohne Reihenfolge	$|\Omega_{IV}| = \binom{n+k-1}{k}$	$|\Omega_{III}| = \binom{n}{k}$

▷ **Multinomialkoeffizienten**

Wir hatten gesehen, dass der Binomialkoeffizient $\binom{n}{k}$ die Anzahl der Möglichkeiten angibt, n verschiedene Objekte auf zwei Klassen so zu verteilen, dass sich gerade k in der ersten und $n-k$ in der zweiten Klasse befinden. Hat man die Objekte auf r Klassen so zu verteilen, dass sich in der i-ten Klasse gerade k_i Objekte befinden, so hat man gerade

$$\binom{n}{k_1 \ldots k_r} = \frac{n!}{k_1! \cdot \ldots \cdot k_r!}$$

Möglichkeiten, dies zu tun. Dieser Ausdruck heißt **Multinomialkoeffizient**. Die Herleitung verläuft analog wie oben: Nummeriere die Objekte von 1 bis n durch und klammere in jeder Permutation der Reihe nach k_1, k_2, usw. bis schließlich k_n aufeinander folgende Zahlen ein. Die Zahlen in der i-ten Klammern werden der Klasse i zugeordnet. Für $(1, \ldots, n)$ erhält man also:

$$\Big(\underbrace{(1, \ldots, k_1)}_{\rightarrow 1}, \underbrace{(k_1 + 1, \ldots, k_1 + k_2)}_{\rightarrow 2}, \ldots, \underbrace{(n - k_r + 1, \ldots, n)}_{\rightarrow r} \Big)$$

Die Zuordnung ändert sich nicht, wenn die Elemente in den Klammern untereinander permutiert werden. Die Anzahl $n!$ aller Permutationen muss daher durch $k_1! \cdot \ldots \cdot k_r!$ dividiert werden.

1.6 Reelle Zahlenfolgen

❯ 1.6.1 Motivation

Beobachtet man das Wachstum einer Bakterienkultur unter Laborbedingungen bei begrenztem Nährstoff-Vorrat, so stellt man zunächst ein sehr rasches Wachstum fest, das allmählich nachläßt und schließlich zum Erliegen kommt. Bestimmt man - bspw. im Minuten-Takt - die Anzahl der Bakterien und bezeichnet die n-te Messung mit a_n, so erhält man ein aufsteigende Folge von Zahlen

$$a_1 \le a_2 \le a_3 \ldots,$$

die sich einem oberen Wert a von unten anschmiegt. Wir werden später Modelle kennen lernen, die eine präzise Beschreibung des Wachstumsverhaltens ermöglichen. Hier wollen wir zunächst die empirische Beobachtung mathematisch präzisieren, dass sich eine Folge von reellen Zahlen an einen Wert a „anschmiegt".

❯ 1.6.2 Begriffsbildung

Unter einer **Folge** (a_n) verstehen wir eine Menge von nummerierten reellen Zahlen $a_1, a_2, a_3, \ldots$. Die Nummern, hier $1, 2, 3, \ldots$, also die natürlichen Zahlen $\mathbb{N}$ heißen in diesem Kontext **Indizes** und die Gesamtheit aller Indizes heißt **Indexmenge**. a_k heißt das k-te **Folgenglied** mit Index k. Es ist üblich, die Nummerierung in der Form $1, 2, 3, \ldots$ durchzuführen, je nach Anwendung verwendet man aber auch andere Indizes. Eine **endliche Folge** besteht lediglich aus endlich vielen Zahlen $a_1, \ldots, a_N$, ansonsten spricht man von einer **unendlichen Folge**.

Folgen kann man auf zweierlei Weise anschaulich darstellen. Zunächst kann man in einem xy-Koordinatensystem die Indizes auf der x-Achse und die zugehörigen Folgenglieder auf der y-Achse abtragen. Alternativ hierzu kann man diese Punkte auf die x-Achse projizieren, also lediglich alle Folgenglieder auf dem reellen Zahlenstrahl markieren.

Das so gewonnene Bild einer Folge kann nun natürlich ganz verschieden aussehen. Es kann wirr sein oder Struktur besitzen. Insbesondere, wenn wir die zeitliche Entwicklung einer Population im Auge haben, a_n mithin die Populationsbestand am Ende der n-ten Periode bezeichnet, so ist es von besonderem Interesse zu erkennen, ob sich die Folge mit wachsendem n einem einzigen (endlichen) Wert a annähert. Dann sagt man, dass die Folge gegen den Grenzwert a konvergiert. Andernfalls divergiert die Folge. Nun muss es nicht so sein, dass ab einem bestimmten Index alle Folgenglieder mit a übereinstimmen. Wir wollen mit dem Konvergenzbegriff auch den Fall abdecken, dass sich die

Folge dem Grenzwert nur langsam *annähert*, und zwar egal ob von unten, oben oder hin und her springend. Ist dies der Fall, so können wir um den Grenzwert a ein beliebig kleines nicht leeres Intervall legen, und immer (d.h.: für alle solchen Intervalle) werden nur endlich viele Folgenglieder außerhalb des Intervalls liegen, aber unendlich viele innerhalb. Dies präzisieren wir in der folgenden Definition.

Eine Folge (a_n) heißt **konvergent**, wenn es eine Zahl $a \in \mathbb{R}$ gibt, so dass für jedes noch so kleine $\epsilon > 0$ alle Folgenglieder bis auf endlich viele im Intervall $(a - \epsilon, a + \epsilon)$ liegen.

D.h.: Für alle $\epsilon > 0$ gilt: Es gibt einen Index $n_0 \in \mathbb{N}$, so dass für alle $n \geq n_0$ gilt:

$$|a_n - a| < \epsilon$$

a heißt dann **Grenzwert** oder auch **Limes**. Man schreibt:

$$a = \lim_{n \to \infty} a_n \qquad \text{oder} \qquad a_n \to a, \text{ für } n \to \infty \, .$$

Eine Folge heißt **divergent**, wenn sie keinen Grenzwert besitzt. Konvergiert eine Folge (a_n) gegen 0, so spricht man von einer Nullfolge.

Es gilt

$$\lim_{n \to \infty} a_n = a \qquad \Leftrightarrow \qquad \lim_{n \to \infty} |a_n - a| = 0.$$

Der *Abstand* $|a_n - a|$ der Folgenglieder a_n von a strebt also genau dann für $n \to \infty$ gegen 0, wenn (a_n) konvergent mit Grenzwert a ist.

Aus dieser Umformulierung der Definition können wir ein erstes einfaches Konvergenzkriterium ableiten: Kann man den Abstand $|a_n - a|$ nach oben durch eine Nullfolge (b_n) abschätzen, so folgt $a_n \to a$, für $n \to \infty$.

1.6.1   **Beispiel 1.6.1** Die Folge $a_n = 4 + 1/n$, $n \in \mathbb{N}$, konvergiert gegen $a = 4$. Denn für alle $n \in \mathbb{N}$ gilt:

$$|a_n - 4| = \frac{1}{n}$$

und $1/n$ ist eine Nullfolge.

1.6.2   **Beispiel 1.6.2** Man spricht von einer **geometrischen Folge**, wenn

$$a_n = c \cdot q^n$$

mit einem $q \in \mathbb{R}$ und einer Konstanten $c \in \mathbb{R}$.

Für $|q| < 1$ konvergiert (a_n) gegen 0.

Für $q = 1$ ist (a_n) konstant: $a_n = c$ für alle $n \in \mathbb{N}$.
Für $|q| > 1$ divergiert (a_n).

Es gibt viele Kriterien, um eine Folge auf Konvergenz zu untersuchen. Wir wollen hier nur eines näher besprechen, das sehr anschaulich ist und einfach anzuwenden ist.
Eine wichtige Eigenschaft einer konvergenten Folge ist ihre Beschränktheit: Eine Folge (a_n) ist **beschränkt** , wenn es eine Konstante K gibt, so dass:

$$|a_n| \leq K, \qquad \text{für alle } n \in \mathbb{N}.$$

Ist nämlich eine Folge nicht beschränkt, so kann man keine Konstante finden, die alle Folgenglieder einfängt. Dann kann es aber keine Zahl a geben, in deren Nähe sich alle Folgenglieder ab einem gewissen Index aufhalten. Somit sind unbeschränkte Folgen nicht konvergent.
Konvergente Folgen sind also beschränkt, aber beschränkte Folgen nicht unbedingt konvergent. Man denke an Folgen, die sich periodisch verhalten.
Ist jedoch eine Folge beschränkt und **monoton wachsend**, d.h.

$$a_n \leq a_{n+1} \qquad \text{für alle } n \in \mathbb{N},$$

so bleibt ihr nichts anderes übrig, als zu konvergieren: Mit wachsendem n werden die Werte a_n höchstens größer, sie können aber nicht beliebig groß werden. Solche Folgen konvergieren daher gegen die kleinste obere Schranke, die man finden kann. Genauso sind beschränkte und monoton fallende Folgen konvergent.
Der Folge

$$a_n = 4 + 1/n, \qquad n \in \mathbb{N},$$

„sieht" man den Grenzwert 4 direkt an. Es gibt jedoch auch konvergente Folgen, bei denen das nicht der Fall ist. Ein für die Biologie wichtiges Beispiel ist die **Euler'sche Zahl**

$$e = 2.71828.$$

(Leonhard Euler, 1707-1783). Es gilt:

$$e = \lim_{n \to \infty} \left(1 + \frac{1}{n}\right)^n.$$

Schaut man sich die Folge $a_n = (1 + 1/n)^n$ an, so glaubt man sofort, dass diese Folge beschränkt und streng monoton wachsend ist. Die entsprechenden Rechnungen sind jedoch recht diffizil.

Abbildung 1.1 illustriert einige konvergente Folgen, u.a. auch die Folge $(1 + 1/n)^n$. Abbildung 1.2 illustriert eine divergent Folge, die zunächst den Anschein erweckt, sie sei konvergent.

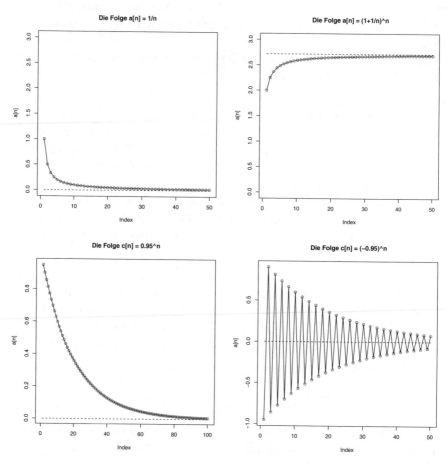

Abbildung 1.1: *Einige konvergente Folgen. Die Folgenglieder sind durch Strecken verbunden, um die Abfolge besser zu veranschaulichen.*

1.7 1.7 Reihen

❯ 1.7.1 Motivation

Einer Zelle werde zum Zeitpunkt $t = 0$ v_0 [ml] einer Substanz zugeführt. Bis zur Zeit $t = 1$ werden $p \cdot 100\%$ abgebaut. In $t = 1$ werden erneut v_0 [ml]

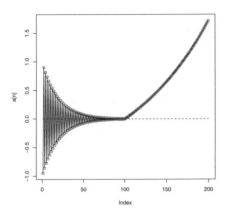

Abbildung 1.2. Eine divergente Folge

zugeführt. Dann befinden sich also

$$V_1 = v_0 \cdot q + v_0, \qquad q = 1 - p,$$

Milliliter in der Zelle. Dieser Vorgang wird nun ad infinitum fortgeführt. Zur Zeit $t = 2$ befinden sich

$$V_2 = q(v_0 \cdot q + v_0) + v_0 = v_0 q^2 + v_0 q + v_0 \ [ml]$$

in der Zelle. Zur Zeit $t = n$ erhält man den Ausdruck

$$V_n = v_0 \cdot q^n + v_0 \cdot q^{n-1} + \ldots v_0 \cdot q + v_0.$$

Was passiert nun im Zeitablauf? Wächst die Folge (V_n) über alle Grenzen oder bleibt die Menge der Substanz beschränkt, da stets hinreichend viel abgebaut wird? In der obigen Formel für V_n können wir v_0 ausklammern:

$$V_n = v_0 \cdot (1 + q + q^2 + \ldots q^n).$$

Wir erhalten die Antwort, wenn wir das Verhalten der Summe

$$S_n = 1 + q + q^2 + \cdots + q^n = \sum_{i=0}^{n} q^i$$

für wachsendes n studieren.

❯ 1.7.2 Summen (Endliche Reihen)

Die Summe von endlich vielen Gliedern einer Folge heißt **endliche Reihe**.

$$(a_0, a_1, \ldots, a_n) \rightarrow \sum_{i=0}^{n} a_i = a_0 + a_1 + \cdots + a_n.$$

Für eine gegebene Folge hängt der Wert nur von n ab und kann für einige wichtige Spezialfälle explizit berechnet werden. Hier zwei Beispiele, die wir später verwenden werden.

1.7.1   **Beispiel 1.7.1** Summe der ersten n Zahlen

$$1 + 2 + \cdots + n = \sum_{i=1}^{n} i = \frac{n(n+1)}{2}$$

Herleitung: Summiere die Zahlen 1 bis n zweimal:

```
  1   +   2   +   3   + ... +   n
+ n   + n-1 + n-2  + ... +   1   = n(n-1)
```

Die Summe der untereinander stehenden Zahlen ist jeweils $n + 1$. Insgesamt ist die Summe der beiden Zeilen $n(n + 1)$. Da wir jede Zahl doppelt gezählt haben, müssen wir das Ergebnis noch durch 2 dividieren.

1.7.2   **Beispiel 1.7.2** Endliche arithmetische Reihe. Hier sind die Folgenglieder durch

$$a_n = a_0 + nd, \qquad n = 0, 1, 2, \ldots$$

gegeben. Die Folge startet in a_0; der Abstand zwischen den Folgengliedern ist stets d. Dann ist

$$\begin{aligned}
\sum_{i=0}^{n} a_i &= a_0 + (a_0 + d) + (a_0 + 2d) + \cdots + (a_0 + nd) \\
&= (n+1)a_0 + d(1 + 2 + 3 + \cdots + n) \\
&= (n+1)a_0 + d\frac{n(n+1)}{2}
\end{aligned}$$

❯ 1.7.3 Unendliche Reihen

Es sei (a_n) eine gegebene Folge reeller Zahlen und

$$S_n = a_0 + a_1 + \cdots + a_n = \sum_{i=0}^{n} a_i$$

die n-te Partialsumme (Teilsumme). Die Partialsummen $S_0, S_1, S_2 \ldots$ bilden wieder eine Folge reeller Zahlen. Konvergiert diese gegen einen Grenzwert S, d.h.,

$$S_n \to S, \qquad \text{für } n \to \infty,$$

so sagt man, dass die unendliche Reihe konvergiert. Den Grenzwert bezeichnet man dann mit

$$\sum_{k=0}^{\infty} a_k = S.$$

Konvergiert die Folge der Teilsummen nicht, so hat die unendliche Reihe keinen Wert und heißt divergent.

❯ **1.7.4 Die (endliche) geometrische Reihe**

▷ **Summenformel der geometrischen Reihe**
Für alle $x \in \mathbb{R}\backslash\{1\}$ und $n \in \mathbb{N}$ gilt:

$$1 + x + x^2 + \cdots + x^n = \sum_{i=1}^{n} x^i = \frac{1 - x^{n+1}}{1 - x}.$$

Herleitung: Es gilt:

$$
\begin{aligned}
(1 + x + x^2 + \cdots + x^n)(1 - x) &= \quad 1 + x + x^2 + \cdots + x^n \\
&\quad\; -x - x^2 - x^3 - \cdots - x^{n+1} \\
&= \quad 1 - x^{n+1}.
\end{aligned}
$$

Da $x \neq 1$, können wir beide Seiten durch $1 - x$ dividieren:

$$1 + x + \cdots + x^n = \frac{1 - x^{n+1}}{1 - x}$$

▷ **Grenzwert der geometrischen Reihe**
Für alle $x \in \mathbb{R}$ mit $|x| < 1$ gilt:

$$\lim_{n \to \infty} \sum_{i=1}^{n} x^i = \frac{1}{1 - x}.$$

Herleitung: Für $|x| < 1$ ist x^{n+1} eine Nullfolge. Daher folgt:

$$\sum_{i=0}^{n} x^i = \frac{1 - x^{n+1}}{1 - x} \to \frac{1 - 0}{1 - x} = \frac{1}{1 - x}.$$

Fortsetzung der Motivation:
Kommen wir zur Menge V_n der Substanz in der Zelle zurück:

$$V_n = v_0 \sum_{i=0}^{n} q^i, \qquad \text{mit } q = 1 - p.$$

Da die geometrische Summe konvergent ist (bei uns ist $0 < q < 1$), konvergiert V_n:

$$V_n \to \frac{v_0}{1 - q},$$

wenn $n \to \infty$.
Zahlenbeispiel: Die Ausgangsmenge betrage $v_0 = 2$ [ml]. Pro Zeiteinheit werden 20% verbraucht. Dann nähert sich die Menge der Substanz in der Zelle im Zeitablauf dem Wert

$$\frac{v_0}{1 - q} = \frac{2}{0.8} = 2.5$$

an.

1.8 Funktionen und Abbildungen

Wir haben schon an einigen Stellen mit Funktionen zu tun gehabt, ohne eine formale Definition angegeben zu haben. Um die wichtigen Begriffe *Umkehrfunktion*, *Stetigkeit* und *Differenzierbarkeit* einführen zu können, müssen wir das nachholen:
Sei $D \subset \mathbb{R}$. f heißt **Funktion** von D nach $\mathbb{R}$, i.Z.: $f : D \to \mathbb{R}$, wenn jedem **Argument** $x \in D$ genau ein Bildelement (Bild, Funktionswert)

$$y = f(x) \in \mathbb{R}$$

zugeordnet wird. D heißt **Definitionsbereich** und

$$W = f(D) = \{ f(x) : x \in D \}$$

Wertebereich von f. Die Menge aller Paare $(x, f(x))$ für $x \in D$ nennt man den **Graph** von f.
Eine erste wichtige Eigenschaft einer Funktion ist ihr Monotonieverhalten. Eine Funktion f heißt **monoton wachsend**, wenn aus $x_1 \le x_2$ mit $x_1, x_2 \in D$ folgt: $f(x_1) \le f(x_2)$, also wenn die Ungleichheitsrelation $\le$ von f respektiert wird:

$$x_1 \le x_2 \Rightarrow f(x_1) \le f(x_2).$$

f heißt **streng monoton wachsend**, wenn gilt: $x_1 < x_2 \Rightarrow f(x_1) < f(x_2)$.
f heißt **monoton fallend**, wenn für alle $x_1, x_2 \in D$ mit $x_1 \geq x_2$ folgt:
$f(x_1) \geq f(x_2)$. f heißt **streng monoton fallend**, wenn für alle $x_1, x_2 \in D$
mit $x_1 < x_2$ folgt: $f(x_1) > f(x_2)$.
Nicht immer interessieren nur Zuordnungen zwischen Mengen von Zahlen.
Allgemeiner nennt man eine Zuordnung T, die jedem Element einer Menge A
auf eindeutige Weise ein Element aus irgendeiner anderen Menge B zuordnet
eine **Abbildung**, i.Z.: $T : A \to B$. A heißt **Urbildmenge**, B **Bildmenge** .
Funktionen sind also Abbildungen.
Ein interessantes und wichtiges Beispiel einer Abbildung ist der genetische
Code.

Beispiel 1.8.1   Der genetische Code: 1.8.1
Die DNA ist ein Doppelstrang (Doppelhelix), der aus vier verschiedenen Des-
oxyribonukleotiden[1] zusammengesetzt ist, die sich dadurch unterscheiden,
dass sie vier verschiedene Basen enthalten: Adenin (A), Thymin (T), Guanin
(G) und Cytosin (C). (Die RNA unterscheidet sich von der DNA durch einen
anderen Zucker. Zudem tritt statt Thymin Uracil (U) auf). Der genetische
Code wird durch 64 Nukleotid-Tripel realisiert, von denen 61 für 20 Aminosäuren kodieren. Ein solches Tripel nennt man auch **Kodon** . Hierdurch
wird eine Abbildung

$$G : K \to A$$

von der Menge

$$K = \{abc : a, b, c \in \{U, C, A, G\}\} = \{UUU, UUG, \ldots, GGG\}$$

der 64 dreistelligen Nukleotid-Sequenzen in die Menge der 20 natürlich vor-
kommenden Aminosäuren

$$A = \{\text{Ala}, \text{Arg}, \ldots, \text{Val}\}$$

gegeben (s. Tabelle 1.1 und Tabelle 1.2). Für eine Sequenz $S_n = a_1 a_2 a_3 \ldots a_n$
beliebiger Länge definiert man einfach

$$G(S_n) = G(a_1 a_2 a_3) \ G(a_4 a_5 a_6) \ldots G(a_{n-2} a_{n-1} a_n).$$

Dann ist bspw.

$$G(UCUCAGUCU) = \text{Ser Gln Ser}$$

---

[1]Desoxyadenosinphosphat,   Desoxythyminphosphat,   Desoxyguanosinphosphat
und Desoxycytosinphosphat.

2nd				
U	C	A	G	
1st				3rd
Phe	Ser	Tyr	Cys	U
Phe	Ser	Tyr	Cys	C
U Leu	Ser	TC	TC	A
Leu	Ser	TC	Trp	G
Leu	Pro	His	Arg	U
Leu	Pro	His	Arg	C
C Leu	Pro	Gln	Arg	A
Leu	Pro	Gln	Arg	G
Ile	Thr	Asn	Ser	U
Ile	Thr	Asn	Ser	C
A Ile	Thr	Lys	Arg	A
Met	Thr	Lys	Arg	G
Val	Ala	Asp	Gly	U
Val	Ala	Asp	Gly	C
G Val	Ala	Glu	Gly	A
Val	Ala	Glu	Gly	G

Tabelle 1.1: *Der genetische Code:* 61 *Nukleotid-Tripel (Kodons) kodieren für* 20 *Aminosäuren. TC bezeichnet Stopp-Kodons.*

Aminosäure (engl.)	Code 1	Code 2
alanine	Ala	A
arginine	Arg	R
aspartic acid	Asp	D
asparginine	Asn	N
cysteine	Cys	C
glutamic acid	Glu	E
glutamine	Gln	Q
glycine	Gly	G
histidine	His	H
isoleucine	Ile	I
leucine	Leu	L
lysine	Lys	K
methionine	Met	M
phenylalanine	Phe	F
proline	Pro	P
serine	Ser	S
threonine	Thr	T
tryptophan	Trp	W
tyrosine	Tyr	Y
valine	Val	V

Tabelle 1.2. *Die 20 Aminosäuren und ihre englischen 3- bzw. 1-Buchstaben-Codierungen.*

Ist eine Funktion $f : D \to E$ mit $E \subset \mathbb{R}$ vorgegeben, so stellen sich zwei Fragen:

1. Welche Elemente aus E werden von f angenommen?
2. Sind die Bildelemente von zwei verschiedenen Argumenten auch verschieden?

Diese Fragen geben Anlass zu zwei Definitionen: Eine Funktion f heißt **surjektiv**, wenn es zu jedem $y \in B$ ein $x \in D$ gibt mit $y = f(x)$, also wenn jedes Element aus E von f angenommen wird. Eine Funktion f heißt **injektiv**, wenn für alle $x_1, x_2 \in D$ mit $x_1 \neq x_2$ gilt: $f(x_1) \neq f(x_2)$. Bei einer injektiven Funktion sind also die Bilder verschiedener Argumente verschieden.

Der genetische Code ist surjektiv, aber nicht injektiv (warum?).

Ist eine Funktion $f : D \to E$ sowohl injektiv als auch surjektiv, so tritt jedes Element aus E als Bild auf und unterschiedlichen Argumenten aus D entsprechen unterschiedliche Bilder aus E. Die Zuordnung f heißt dann **bijektiv** . Ist f bijektiv, so ist jedem $x \in D$ genau ein (ein und <u>nur</u> ein) Element aus E zugeordnet, und umgekehrt.

Paradebeispiele für Bijektionen sind streng monoton wachsende oder streng monoton fallende Funktionen.

1.8.1   **Anmerkung 1.8.1**   Hier noch eine anschauliche, wenn auch blutrünstige Erklärung. Ein Indianer hat 10 Pfeile im Köcher, die er auf eine angreifende Truppe von Soldaten schießt. Er trifft jedesmal und jeder seiner Pfeile ist tödlich. Hierdurch wird eine Funktion f definiert, die jedem Pfeil die Nummer des getroffenen Soldaten zuordnet. f ist injektiv, wenn jeder Pfeil einen anderen Soldaten getroffen hat. f ist surjektiv, wenn alle Soldaten tot sind.

❯ 1.8.1 Komposition von Funktionen

Mitunter hat man es mit recht komplizierten Funktionen und Formeln zu tun, die nicht auf den ersten Blick zu verstehen sind. Das Generalrezept ist, sie in einzelne Bestandteile zu zerlegen. Die Funktionsvorschrift

$$h(x) = \sqrt{x^2 + 1}$$

besagt etwa, dass man zunächst $y = f(x) = x^2 + 1$ berechnet und anschließend $g(y) = \sqrt{y}$. Der Wertebereich von $f(x)$ ist $f(\mathbb{R}) = [1, \infty)$. Da dies eine Teilmenge des Definitionsbereichs von $g(y)$ ist, ist $h(x)$ für alle $x \in \mathbb{R}$ definiert. Also kann man schreiben

$$h(x) = g(f(x)), \qquad x \in \mathbb{R}.$$

Ist allgemein f eine Funktion mit Definitionsbereich D und ist g eine Funktion, dessen Definitionsbereich das Bild $f(D)$ von f umfasst, so kann man für jedes $x \in D$ die Funktion g auf $f(x)$ anwenden, also die **Komposition** $g \circ f$,

$$(g \circ f)(x) = g(f(x))$$

bilden. Zunächst wird also die Funktion f auf das Argument x angewendet und man erhält $y = f(x)$. Auf y wird nun die Funktion g angewendet, was $z = g(y) = g(f(x))$ ergibt.

❯ 1.8.2 Umkehrfunktion

Mitunter sind funktionale Zusammenhänge zwischen zwei interessierenden (biologischen) Größen „falsch" herum gegeben: Man kennt $y = f(x)$, weiß also, wie man für ein gegebenes x den zugehörigen y-Wert berechnet, hätte aber gern zu einem gegebenem y den zugehörigen x-Wert. Man möchte also die Funktion $y = f(x)$ *umkehren* zu einer Funktionsvorschrift $x = f^{-1}(y)$. Graphisch geschieht dies, indem man die Funktion f „anders herum" abliest. Doch mitunter benötigt man eine explizite Formel.

Ist $f : D \to E$ eine bijektive Funktion, so existiert eine **Umkehrfunktion** $f^{-1} : f(D) \to D$, so dass

$$
\begin{aligned}
f^{-1}(f(x)) &= x \qquad \text{für alle } x \in D \\
f(f^{-1}(y)) &= y \qquad \text{für alle } y \in f(D)
\end{aligned}
$$

Graphisch ermittelt man die Umkehrfunktion durch Spiegelung an der Winkelhalbierenden. Rechnerisch erhält man f^{-1} durch Auflösen der Gleichung $y = f(x)$ nach x.
Schema:

$$
\begin{aligned}
y = f(x) \quad &\Leftrightarrow \quad \ldots \\
&\Leftrightarrow \quad x = \underbrace{\ldots}_{=f^{-1}(y)}
\end{aligned}
$$

Ist eine Funktion in einem Intervall $[a, b]$ streng monoton, so existiert die Umkehrfunktion f^{-1}.

Beispiel 1.8.2 Die Funktion $f : [0, \infty) \to \mathbb{R}$, $y = x^2 + 4$, ist auf $D = [0, \infty)$ 1.8.2
streng monoton wachsend. Das Bild von f ist $f(D) = [4, \infty)$. Es gilt für alle

$x \geq 0$:

$$y = x^2 + 4 \quad \Leftrightarrow \quad y - 4 = x^2$$
$$\Leftrightarrow \quad x = \sqrt{y - 4}$$

Also ist $f^{-1}(y) = \sqrt{y - 4}$ mit Definitionsbereich $[4, \infty) = f(D)$.

1.9 Stetigkeit

❷ 1.9.1 Motivation

Enzymatische Reaktion: Enzyme sind an fast allen Stoffwechsel - Reaktionen beteiligt. So hängt beispielsweise bei enzymatischen Reaktionen die Aktivität y eines Enzyms von der Temperatur x ab, so dass wir $y = f(x)$ schreiben können, wenn alle anderen Einflussgrößen konstant gehalten werden. Grundsätzlich gilt, dass die Enzym-Aktivität mit steigender Temperatur zunimmt. Allerdings werden ab ca 50° Celsius die Enzyme zerstört. Somit hat die Funktion $f(x)$ eine Sprungstelle bei $x = 50$. Abbildung 1.9.1 zeigt eine hypothetische unstetige Aktivitätsfunktion. Die Enzym-Aktivität hängt auch

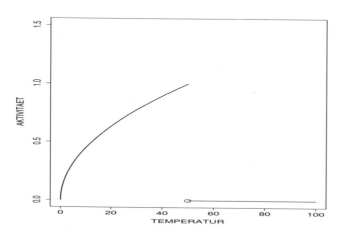

Abbildung 1.3. Eine hypothetische unstetige Aktivitätsfunktion

von anderen Größen ab, etwa dem pH-Wert: Amylase wirkt im Mund (pH-Wert: ca. 7). Gelangt a-Amylase jedoch in den Magen, so verliert sie wegen der geänderten pH-Bedingungen sofort ihre Aktivität.

❯ **1.9.2 Begriffsbildung**

Es stellt sich die Frage, ob solche funktionalen Zusammenhänge stetig verlaufen oder sich auch abrupte Änderungen ergeben können. Diesen Sachverhalt kann man wie folgt präzisieren: Von Stetigkeit wollen wir sprechen, wenn die $y-$ Änderung beliebig klein wird, wenn man die Variation des x-Werte immer kleiner wählt. Mathematisch ausgedrückt: Aus $x_n \to x_0$ für $n \to \infty$ (Konvergenz einer Folge von x-Werte gegen einen fest gewählten Wert x_0) soll $f(x_n) \to f(x_0)$ für $n \to \infty$ folgen (Konvergenz der zugehörigen y-Werte). Hier die genaue Definition:

Eine Funktion $f : D \to \mathbb{R}$ heißt **stetig im Punkt** x_0, wenn für alle Folgen (x_n) mit $x_n \to x_0$, $n \to \infty$, gilt:

$$f(x_n) \to f(x_0), \ n \to \infty.$$

f heißt stetig, wenn f stetig in allen Punkten $x \in D$ ist. Eine andere Schreibweise hierfür ist:

$$f(x) \to f(x_0) \qquad \text{für } x \to x_0.$$

Man sagt: $f(x)$ konvergiert gegen $f(x_0)$, wenn x gegen x_0 konvergiert.
Bei dieser Definition sind zwei Dinge wichtig: $f(x_n)$ muss für *alle* Folgen konvergieren (ohne Ausnahme) und das Grenzelement muss mit $f(x_0)$ übereinstimmen.
Allgemein sagt man, dass $f(x)$ gegen $a \in \mathbb{R}$ konvergiert, wenn für alle Folgen (x_n) mit $x_n \to x_0$ für $n \to \infty$ folgt: $f(x_n) \to a$. Stetigkeit liegt vor, wenn zudem $a = f(x_0)$ gilt.

Beispiel 1.9.1 $f(x)$ sei die Anzahl der die Ziellinie passierenden Skifahrer zur Zeit x. Da Skifahrer in der Realität nie exakt zur selben Zeit im Ziel ankommen, ist $f(x)$ genau dann 1, wenn ein Skifahrer im Ziel eintrifft, und sonst 0. Ist x_0 solch ein Ankunftszeitpunkt, dann gilt für die Folge $x_n = x_0 + 1/n$, $n \in \mathbb{N}$: $f(x_n) = 0$ für alle n. Also folgt für diese spezielle Folge: $f(x_n) \to 0$, wenn $n \to \infty$. Da aber $f(x_0) = 1 \neq 0$, ist f nicht stetig in $x = x_0$.

1.9.1

Wir wollen für zwei Funktionen explizit zeigen, dass sie stetig sind.

Beispiel 1.9.2 Die Funktion $f : \mathbb{R} \to \mathbb{R}$, $y = x^2$, ist stetig. Um dies einzusehen, sei $x_0 \in \mathbb{R}$ ein beliebiger Punkt aus $\mathbb{R}$ und $(x_n) \subset \mathbb{R}$ eine konvergente Folge mit Limes x_0. Dann gilt nach den Rechenregeln für konvergente Reihen.

1.9.2

$$f(x_n) = x_n^2 = x_n \cdot x_n \to x_0 \cdot x_0 = x_0^2,$$

wenn $n \to \infty$.

Hier noch ein biologisches Beispiel:

1.9.3

Beispiel 1.9.3 Biologische Zusammenhänge zwischen einer Dosis x und der zugehörigen Wirkung y können oftmals gut durch die **Michaelis - Menten - Funktion** $f : [0, \infty) \to \mathbb{R}^+$,

$$y = f(x) = \frac{bx}{a + x},$$

beschrieben werden, wobei a und b zwei positive Konstanten sind. f heißt dann auch *Dosis-Wirkung-Funktion*. Diese Funktion tritt bei enzymatischen Reaktionen auf und beschreibt dort die Geschwindigkeit y der Reaktion in Abhängigkeit von der Substrat - Konzentration x. Wir wollen nachweisen, dass f eine stetige Funktion ist. Hierzu sei (x_n) eine Folge mit $x_n \to x_0 \neq -a$, wenn $n \to \infty$. Dann folgt

$$b \cdot x_n \to bx_0, \qquad \text{für } n \to \infty$$

und

$$a + x_n \to a + x_0, \qquad \text{für } n \to \infty.$$

Da $x_0 \neq -a$, ist ab einem Index n_0 stets $a + x_n > 0$ erfüllt. Dann folgt

$$\frac{b \cdot x_n}{a + x_n} \to \frac{b \cdot x_0}{a + x_0}, \qquad \text{wenn } n \to \infty.$$

Die linke Seite ist gerade $f(x_n)$, die rechte Seite $f(x_0)$. Also gilt

$$f(x_0) = \lim_{n \to \infty} f(x_n)$$

für alle Folgen (x_n) mit $x_0 = \lim_{n \to \infty} x_n$. Damit ist die Stetigkeit von $f(x)$ gezeigt.

❯ 1.9.3 Eigenschaften stetiger Funktionen

Wir haben gesehen, dass die Dosis-Wirkung-Funktion aus Beispiel 1.9.3 stetig ist. Hier drei naheliegende Fragen:

1. Gibt es zu jeder Wirkung y eine Dosis x, die zu dieser Wirkung führt?
2. Kann die Dosis-Wirkung-Funktion so aufgeschrieben werden, dass man zu jeder Wirkung y die einzusetzende Dosis x erhält?
3. Nimmt die Dosis-Wirkung-Funktion für einen Dosierungsbereich $[a, b]$ ihr Minimum und Maximum an? D.h.: Gibt es Dosierungen $x_{\min}$ und $x_{\max}$

zwischen a und b, so dass $f(x_{\min})$ genau die minimale und $f(x_{\max})$ die maximale Wirkung über diesen Dosierungsbereich ist?

Zeichnet man die Dosis-Wirkungs-Funktion, so suggeriert der Graph, das alle drei Fragen positiv zu beantworten sind. Dies liegt jedoch nicht an der speziellen Form der Dosis-Wirkung-Funktion, sondern an ihren *qualitativen Eigenschaften*: Stetigkeit und Monotonie. Grundlage dieser Erkenntnis sind die folgenden wichtigen Eigenschaften stetiger Funktionen.

1. Zwischenwertsatz: Ist $f : [a,b] \to \mathbb{R}$ stetig, so gibt es zu jedem y mit $f(a) \leq y \leq f(b)$ ein $x \in [a,b]$ mit $f(x) = y$.
2. $f : D \to \mathbb{R}$ sei stetig und streng monoton. Dann existiert eine stetige und streng monotone Umkehrfunktion $f^{-1} : f(D) \to D$ mit

$$f^{-1}(f(x)) = x, \qquad x \in D$$

und

$$f(f^{-1}(y)) = y, \qquad y \in D.$$

3. Jede in einem abgeschlossenen Intervall $[a,b]$ stetige Funktion ist dort beschränkt und nimmt ihr Maximum und Minimum an.

1.10 Exponentialfunktion

Die Exponentialfunktion ist von fundamentaler Bedeutung. Sie verallgemeinert die Potenzbildung a^x (als Funktion von x) auf beliebige reelle Exponenten x. Potenzen a^x mit ganzen Exponenten hatten eine entscheidende Rolle bei *zeit-diskreten* Wachstumsprozessen gespielt. Die Exponentialfunktion tritt nun bei *kontinuierlichen* Wachstumsprozessen auf. Zeit-diskret heißt, dass die relevanten Zeitpunkte einzelne, isolierte Zeitpunkte sind, etwa $1, 2, 3, 4, \ldots$. Kontinuierlich (zeit-stetig) meint, dass die Zeit ein Intervall der Form $[a,b]$ (oder auch $[a,\infty)$) durchläuft.

❯ 1.10.1 Definition
Potenzen der Form $f(x) = a^x$ für eine beliebige Basis $a > 0$ und rationale Exponenten $x \in \mathbb{Q}$ waren in drei Schritten definiert worden.

1. für $x \in \mathbb{N}$: $\qquad a^x = a \cdot \cdots \cdot a \qquad$ (*n*-mal).

Erweiterung auf negative Exponenten:

$$\text{2. für } x \in \mathbb{N}: \qquad a^{-x} = \frac{1}{a^x}, \qquad a^0 = 1.$$

Und schließlich

$$\text{3. für } x = p/q \in \mathbb{Q}: \qquad a^{p/q} = \sqrt[q]{a^p}.$$

Was wir brauchen, ist die Erweiterung auf beliebige reelle Exponenten $x \in \mathbb{R}$. Wir können jede reelle Zahl x durch eine Folge von Brüchen (x_n) annähern, etwa indem wir in der Dezimalbruch-Darstellung nach der n-ten Stelle abbrechen - z.B.:

$$x = 1.1415\ldots, \ x_0 = 1, x_1 = 1.1, x_2 = 1.14, x_3 = 1.141, etc.$$

Formal: Sei (x_n) eine Folge rationaler Zahlen mit

$$x = \lim_{n \to \infty} x_n.$$

Für jedes Element der annähernden Folge können wir die Potenz a^{x_n} nach obigen Regeln berechnen. Es ist nun nahe liegend, $f(x)$ als Grenzwert der Folge der Bilder

$$f(x_0) = a^{x_0}, \ f(x_1) = a^{x_1}, \ \ldots, f(x_n) = a^{x_n}, \ldots$$

zu definieren, sofern dieser existiert. Da dieser Grenzübergang gültig ist, kann man in der Tat die Festsetzung

$$f(x) = a^x := \lim_{n \to \infty} a^{x_n}$$

treffen. Diese Funktion heißt **Exponentialfunktion zur Basis** a:

$$\exp_a : \mathbb{R} \to \mathbb{R}^+, \qquad \exp_a(x) = a^x.$$

❱ 1.10.2 Eigenschaften

Die schon formulierten Rechenregeln für Potenzen übertragen sich auf die Funktion $\exp_a(x)$.

1. **Fundamentalgleichung:** Für alle $x, y \in \mathbb{R}$ und $a > 0$ gilt:

$$\exp_a(x + y) = \exp_a(x) \cdot \exp_a(y)$$

2. $\exp_a(x) \cdot \exp_b(x) = \exp_{ab}(x)$.
3. $\exp_a(x)^y = \exp_a(xy)$
4. $\exp_a(x)$ ist streng monoton wachsend.

1.11 Kontinuierliches Wachstum

Bei vielen Wachstumsvorgängen ist es realistischer von einer zeit-stetigen Entwicklung auszugehen, anstatt von einer zeit-diskreten.

Um zeit-stetige Wachstumsprozesse unter konstanten Wachstumsbedingungen aus zeit-diskreten Überlegungen abzuleiten, wollen wir annehmen, dass für kleine Zeitabstände $\Delta t > 0$ das Populationswachstum näherungsweise proportional zur Größe der Population und zur Zeitspanne Δt ist. D.h.

$$y(t + \Delta t) \approx y(t) + \lambda y(t)\Delta t = (1 + \lambda \Delta t)y(t),$$

oder - äquivalent - dass die Wachstumsrate proportional zu Zeitspanne aber zeitlich konstant ist:

$$\frac{y(t + \Delta t) - y(t)}{y(t)} \approx \lambda \Delta t.$$

Die Proportionalitätskonstante λ heißt auch **Intensität**. Für einen festen Zeitpunkt $t > 0$ zerlegen wir nun das Zeitintervall $[0, t]$ in n gleichlange Intervalle $[t_0, t_1], [t_1, t_2], \ldots [t_{n-1}, t_n]$ der Länge $\Delta t = t/n$. D.h.:

$$t_k = k \cdot \Delta t, k = 1, \ldots, n, \ t_0 = 0, t_n = t.$$

Dann ist $t_n = t_{n-1} + t/n$, $(1 + \lambda \Delta t) = (1 + \frac{\lambda t}{n})$. Also folgt:

$$
\begin{aligned}
y(t) &= y(t_n) \\
&\approx y(t_{n-1})\left(1 + \frac{\lambda t}{n}\right) \\
&\approx y(t_{n-2})\left(1 + \frac{\lambda t}{n}\right)^2 \\
&\vdots \\
&\approx y(t_0)\left(1 + \frac{\lambda t}{n}\right)^n
\end{aligned}
$$

Was passiert nun, wenn wir die Anzahl der Teilintervalle n gegen unendlich streben lassen? Dann geht die Näherung $y(t + \Delta t) \approx (1 + \lambda \Delta t)y(t)$ wegen $\Delta t = t/n \to 0$ in eine Gleichheit über. Also:

$$y(t) = y(t_0) \cdot \lim_{n \to \infty}\left(1 + \frac{\lambda t}{n}\right)^n.$$

Es gilt nun

$$e^x = \lim_{n \to \infty}\left(1 + \frac{x}{n}\right)^n.$$

Für $x = 1$ erhält man die Euler'sche Zahl $e = 2.71828\ldots$

Wir erhalten also als Ergebnis:

$$y(t) = y(t_0) \cdot e^{\lambda t}.$$

Hierbei ist $e^{\lambda t}$ der zeit-stetige Wachstumsfaktor und λ die zeitlich konstante Intensität.

Betrachtet man nicht das Zeitintervall $[0, t]$, sondern etwas praxisnäher das Intervall $[t_0, t]$, so schreibt sich das exponentielle Wachstumsgesetz in der Form

$$y(t) = y(t_0) e^{\lambda(t-t_0)}.$$

Das radioaktive Zerfallsgesetz

Der Zerfall radioaktiver Substanzen erfolgt in sehr guter Näherung nach einem exponentiellen Gesetz, das man hier üblicherweise in der Form

$$y(t) = y(t_0) e^{-\lambda(t-t_0)}$$

aufschreibt. Der Parameter λ heißt **Zerfallskonstante**. Üblicherweise gibt man jedoch nicht die Zerfallskonstante, sondern die **Halbwertszeit** T_H. Die Halbwertszeit ist diejenige Zeitspanne, nach der die Hälfte des Materials verstrahlt ist. Also gilt

$$\frac{y(t_0 + T_H)}{y(t_0)} = \frac{1}{2} \Leftrightarrow T_H = \frac{\ln 2}{\lambda}.$$

Hierbei ist $\ln 2$ diejenige reelle Zahl x mit $e^x = 2$ (s.u.).

1.11.1   **Beispiel 1.11.1** Den Parameter λ kann man wie folgt aus Laborwerten in grober Näherung so bestimmen: Ein Zellhaufen habe sich während einer Zeiteinheit von $x(0) = 10$ auf $x(1) = 12$ Mengeneinheiten vermehrt. Es ist

$$x(1) - x(0) \approx \lambda \cdot x(0).$$

D.h.: $x(1) \approx x(0)(1 + \lambda)$. Folglich: $\lambda \approx \frac{x(1)}{x(0)} - 1 = 1.2 - 1 = 0.2$.

1.12   ## 1.12 Der Logarithmus

Die Umkehrfunktion der Exponentialfunktion $\exp_a : \mathbb{R} \to (0, \infty)$ heißt **Logarithmus zur Basis** a und wird mit

$$\log_a : (0, \infty) \to \mathbb{R}$$

bezeichnet. Der Logarithmus zur Basis e heißt **natürlicher Logarithmus** und wird mit

$$\ln(x) = \log_e(x)$$

bezeichnet. Es gilt

$$y = \exp_a(x) = a^x \Leftrightarrow \log_a(y) = x.$$

Merkregel: Der Logarithmus zur Basis a extrahiert aus einem Potenzausdruck a^x den Exponenten x. Daher gilt auch

$$\log_a(1) = \log_a(a^0) = 0 \quad \text{und} \quad \log_a(a) = \log_a(a^1) = 1.$$

Ferner kann man jede reelle Zahl schreiben als:

$$y = \exp_a(\log_a(y)) = a^{\log_a(y)}$$

❯ 1.12.1 Rechenregeln

1. $\log(xy) = \log(x) + \log(y)$
2. $\log(x/y) = \log(x) - \log(y)$
3. $\log(x^y) = y \log(x)$
4. Umrechnen von Logarithmen:

$$\log_a(x) = \log_a(b) \cdot \log_b(x)$$

Beispiel 1.12.1 Das Modell des gleichmäßigen konstanten Wachstums lautet: 1.12.1

$$x(t) = x(t_0)e^{\lambda t}.$$

Wir wollen nun diese Gleichung nach λ auflösen:

$$x(t) = x(t_0)e^{\lambda t}$$
$$\Leftrightarrow \quad \frac{x(t)}{x(t_0)} = e^{\lambda t}$$
$$\Leftrightarrow \quad \lambda t = \ln \frac{x(t)}{x(t_0)}$$
$$\Leftrightarrow \quad \lambda = \frac{1}{t} \ln \frac{x(t)}{x(t_0)}$$

Für $x(1) = 12$ und $x(0) = 10$ erhalten wir $\lambda = \ln 1.2 = 0.18$.

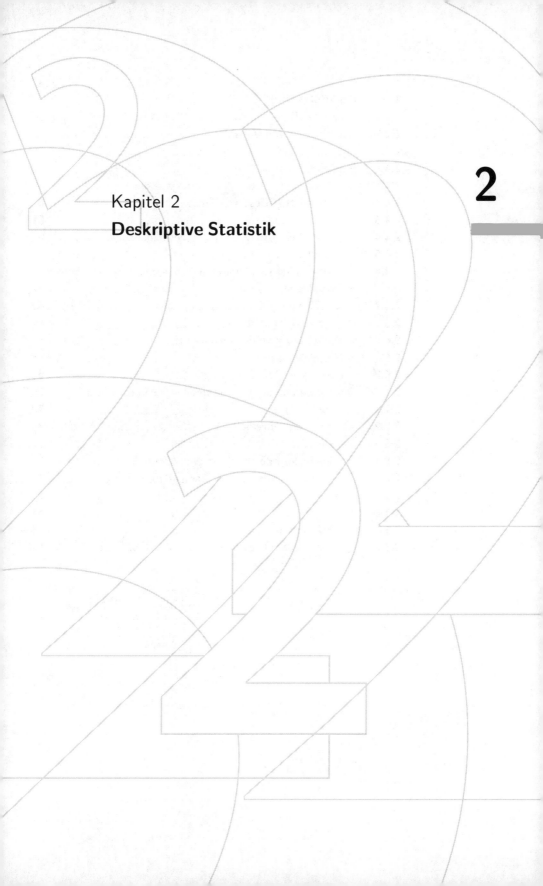

Kapitel 2

Deskriptive Statistik

2

2

2 Deskriptive Statistik

Die deskriptive (beschreibende) Statistik hat zum Ziel, empirische Daten durch Tabellen und Graphiken darzustellen und zu ordnen, sowie durch geeignete grundlegende Kenngrößen quantitativ zu beschreiben. Da keine wahrscheinlichkeitstheoretischen Modelle angenommen werden, können die Ergebnisse nur eingeschränkt interpretiert werden. Vor allem bei umfangreichem Datenmaterial ist es jedoch sehr sinnvoll, sich einen ersten Überblick über zu verschaffen.

2.1 Grundbegriffe   2.1

Jeder Datenanalyse geht eine Datenerhebung an ausgewählten **Untersuchungseinheiten** voraus, die auch **Beobachtungseinheiten, Merkmalsträgern** oder **Versuchseinheiten** (engl.: *experimental units*) genannt werden. An den Untersuchungseinheiten werden ein oder mehrere **Merkmale** (**Variablen**) festgestellt. Die Werte, die von einem Merkmal angenommen werden können, heißen **Merkmalsausprägungen** oder **mögliche Variablenausprägungen**.
Beispiele sind:

Versuchseinheit	Merkmal	Merkmalsausprägungen
Tiere einer Population	Gewicht	$\mathbb{R}^+$
	Geschlecht	M/W
	Cholesterin-konzentration	$\mathbb{R}^+$
	Rang i.d. Hierarchie	Rangstufe, z.B.: $\mathbb{N}$
Bäume eines Waldes	Schädlingsbefall	keiner/gering/mittel/stark
	Höhe, Gewicht	$\mathbb{R}$
Pflanzen	Blattlänge	$\mathbb{R}^+$
	Blütenzahl	$\mathbb{N}$
	Blütenfarbe	weiß/blaub/gelb/...
Haushalte	Einkommen	$\mathbb{R}^+$
	soziale Schicht	z.B. Unter-, Mittel- und Oberschicht
Regionen	Arbeitslosenquote	$[0, 1]$
	Wirtschaftskraft	$\mathbb{R}^+$
Ballungsräume	Populationsdichte	$\mathbb{N}$ oder $\mathbb{R}$
	politische Funktion	Mittelzentrum / Landeshauptstadt / Hauptstadt
Staaten	Bruttoinlandsprodukt	$\mathbb{R}^+$
	Verschuldung (in %)	$[0, 1]$

2.2 Klassifikation von Variablen

Ob ein statistisches Verfahren zur Analyse eines bestimmten Merkmals anwendbar ist oder nicht, entscheidet sich u.a. anhand der Informationsstruktur, die mit den Merkmalsausprägungen verbunden ist. Mögliche Strukturen sind:
— Diskrete Struktur versus Kontinuum
— Ordnungsstruktur
— Mess-Skala

Variablen (Merkmale) können grob in **quantitative** und **qualitative** Variablen unterschieden werden. Man spricht von quantitativen Merkmalen, wenn sie zahlenmäßig erfassbar sind. Sind sie nur artmäßig erfassbar, so spricht man von qualitativen Variablen.

Quantitative (numerische) Variablen können **diskret** oder **stetig** sein. Diskret bedeutet, dass die möglichen Ausprägungen isolierte Zahlenwerte sind (etwa die natürlichen Zahlen). Von stetigen Variabeln spricht man hingegen, wenn die möglichen Ausprägungen ein Intervall der reellen Zahlen bilden, wobei wir an dieser Stelle unter Intervall auch die positive bzw. negative reelle Halbachse sowie auch ganz $\mathbb{R}$ verstehen wollen.

Qualitative Merkmale gliedern sich in nominale und ordinale Merkmale auf. Bei einem **nominalen** Merkmal sind die Ausprägungen lediglich unterscheidbar. Die Ausprägungen sind dann lediglich Bezeichnungen (Labels) für Eigenschaften, die beziehungslos zueinander stehen. Man spricht dann auch von einer **Nominalskala** bzw. einem nominal skalierten Merkmal. Beispiele hierfür sind Blütenfarben oder Blutgruppen. Gibt es nur zwei mögliche Ausprägungen, so spricht man auch von einer **dichotomen** oder **binären** Variable.

Bei einer **ordinalen** Variable liegt hingegen eine **Ordinalskala** vor, d.h. die Ausprägungen können miteinander verglichen werden. Die Ausprägungen von nominalen und ordinalen Variablen können stets durch natürliche Zahlen *kodiert* werden – und dies macht man auch häufig. Beispiele für ordinal skalierte Variablen sind der Rang in einer Hierarchie, Schulnoten oder das Bildungsniveau.

Diskrete und stetige Merkmale werden auf einer sog. **metrischen Skala** (Mess-Skala) gemessen, bei der auch Differenzen und mitunter auch Quotienten interpretierbar sind. Auf einer metrischen Skala können Teile und Vielfache einer Maßeinheit abtragen. Die Nullmarke kann, aber muss nicht eindeutig sein. Im Unterschied zu einer Ordinalskala sind bei einer metrischen Skala Differenzen interpretierbar, da sie Teile bzw. Vielfache der Maßeinheit sind.

Bei einer **Intervallskala** ist der Nullpunkt willkürlich gewählt. Ein Beispiel ist die Temperaturmessung. $0°$ Celsius entsprechen $32°$ Fahrenheit. Die Umrechnung erfolgt nach der Formel $y = 1.8 \cdot c + 32$. Da die Nullmarke nicht physikalisch zwingend ist, sind Quotienten nicht interpretierbar.

Längen- und Gewichtsskalen sind hingegen dadurch charakterisiert, dass sie eine Nullmarke besitzen, die aus physikalischen Gründen nicht anders gewählt werden kann. In diesem Fall macht es Sinn, von „doppelt so groß" etc. zu sprechen; Quotienten (Verhältnisse) besitzen dann eine sinnvolle Interpretation. Solche Skalen heißen **Verhältnisskala** (**Ratioskala, Quotientenskala**). Auch Geld wird auf einer Ratioskala gemessen. Bei einer **Absolutskala** ist neben dem Nullpunkt auch die Maßeinheit eindeutig bestimmt.

2.3 Population und Stichprobe

Die Menge der Untersuchungseinheiten, über die eine Aussage getroffen werden soll, heißt **Grundgesamtheit** oder **Population**. Beispiele sind die Menge aller Menschen, die Bäume eines Waldes, die Pflanzen eines Feldes, die Menschen einer Stadt oder die Regionen eines Landes. Jede seriöse statistische Untersuchung beginnt mit der genauen Definition der Grundgesamtheit. In der Regel ist eine Untersuchung aller Elemente einer Grundgesamtheit (Totalerhebung) nicht möglich. Der Ausweg ist klar: Man untersucht eine *repräsentative* Teilauswahl. Der umgangssprachliche Begriff einer repräsentativen Auswahl meint, dass die Teilauswahl hinsichtlich aller relevanten Charakteristika *im wesentlichen* mit der zugrunde liegenden Population übereinstimmt oder ihr zumindest ähnlich ist, also die Population repräsentieren kann. Nur dann können aus der Teilauswahl abgeleitete Ergebnisse auch für die Population aussagekräftig sein. Genau an einem solchen Rückschluss ist man natürlich interessiert.

Es ist klar, dass der konkreten Selektion von Elementen der zugrunde liegenden Population entweder etwas *Willkürliches* oder etwas *Zufälliges* anhaftet. Wie soll eine solche Auswahl nun erfolgen? Menschen mit wenig oder keiner Erfahrung in Statistik und Wahrscheinlichkeitsrechnung tendieren dazu, sich bei einer solchen Selektion von ihrer – u.U. sehr persönlichen – Vorstellung leiten zu lassen, was repräsentativ ist und was nicht. Die Auswahl orientiert sich dann an Kriterien, die diese Vorstellungen vielleicht sehr präzise beschreiben, aber womöglich mit der realen Population nicht viel gemein haben. Erfolgt die Auswahl nach Inaugenscheinnahme der Kandidaten für eine Auswahl, besteht die Gefahr, dass die Selektion von unbewussten Präferenzen des Auswählenden erfolgt, die in keiner Weise nachvollziehbar oder objektivierbar sind. Analysiert man auf solche Weise gewonnene Datensätze, so kann man sicher etliches über diesen Selektionsmechanismus lernen, es ist aber sehr fraglich, ob man etwas über die zugrunde liegende Population lernt. In der Statistik präzisiert man den Begriff einer *repräsentativen* Auswahl in der Form, dass die Auswahl so erfolgen soll, dass alle Elemente der Grundgesamtheit die gleiche Chance haben, ausgewählt zu werden. Die Auswahl erfolgt also zufällig. Als vorläufige Arbeitsdefinition halten wir fest: Eine **Zufallsstichprobe (Stichprobe, Random Sample)** liegt dann vor, wenn jedes Element der Grundgesamtheit die gleiche Chance hat, ausgewählt zu werden. In der Regel verbindet man mit dem Begriff der Stichprobe zusätzlich, dass kein Zusammenhang zwischen den einzelnen Ziehungen besteht (unabhängige Ziehungen).

2.4 Studiendesigns

❯ 2.4.1 Experiment versus Beobachtungsstudie

In Abgrenzung von **Experimenten**, bei denen Merkmale von Versuchseinheiten erhoben werden, denen ein bestimmtes Charakteristikum (nämlich die Versuchsbedingungen) zugewiesen wurde, fasst man unter dem Begriff **Beobachtungsstudie** Studiendesigns zusammen, bei denen Versuchseinheiten in die Studie aufgenommen werden, die ein bestimmtes Charakteristikum aufweisen (Einschlusskriterium), die jedoch nicht vom Wissenschaftler bestimmte Versuchsbedingungen zugewiesen bekommen.

Im strengen Sinne erlauben lediglich experimentelle Studien Rückschlüsse auf kausale Zusammenhänge. Sie sind daher Beobachtungsstudien vorzuziehen, wenn dies möglich ist. Auf der anderen Seite sind auch bei Experimenten nicht immer alle Einflussgrößen durch das Versuchsdesign kontrollierbar. Verbleibende, nicht explizit kontrollierbare Variablen müssen dann zusätzlich erhoben und in der statistischen Analyse berücksichtigt werden.

Bei Beobachtungsstudien unterscheidet man zwischen Fall-Kontroll-Design (case-control design) und Kohortendesign (cohort design). Um den Unterschied klar zu machen, betrachten wir die folgende grundlegende Situation: Auf die Untersuchungseinheiten wirkt ein Einflussfaktor, der eine risikobehaftete Exposition darstellt. Die Exposition (E) beeinflusst (möglicherweise) eine Statusvariable (S), die bspw. anzeigt, ob die Versuchseinheit nach der Exposition in einem bestimmten Zustand ist.

Einge wenige Beispiele:

Exposition	Status
Rauchen	Lungenkrebs ja/nein
Wirtschaftsförderung	Arbeitslosenquote sinkt ja/nein
Einführung des Kats	NO_x-Gehalt sinkt ja/nein

❯ 2.4.2 Fall-Kontroll-Design
Die Gesamtstichprobe teilt sich nach der Statusvariablen in Vergleichsgruppen auf, wobei die Stichprobenumfänge vorgegeben werden. Zu Beginn der Untersuchung werden also Fälle und Kontrollen ausgewählt. Der Expositionsstatus der so definierten Gruppen wird dann verglichen, um zu analysieren, ob eine Assoziation zwischen Expositionsvariable und Status besteht.
Fall-Kontroll-Studien sind vor allem dann sinnvoll, wenn die **Prävalenz**, d.h. die Rate, mit der Fälle in der Population beobachtet werden, sehr klein ist.

Beispiel 2.4.1 Um zu untersuchen, ob das Allel 8 des HLA-B-Locus mit dem Auftreten von Morbus Addison assoziiert ist, wurden 38 Fälle (Patienten) und 1967 Kontrollen typisiert. Man erhielt folgende Daten:

	HLA-B8 ja	nein
Fälle	22	16
Kontrollen	467	1500

2.4.1

Das Allel 8 kommt unter den Fällen deutlich häufiger vor $(22/(22+16) = 0.579)$ als unter den Kontrollen $(467/(476+1500) = 0.237)$.

❯ 2.4.3 Kohortenstudie
Die Gesamtstichprobe teilt sich nach dem vorliegenden (retrospektiv erhobenen) Expositionsstatus in Vergleichsgruppen auf. Zu Beginn der Studie bildet man also zwei (i.d.R. gleichstarke) Gruppen von Exponierten und Nicht-Exponierten. Man untersucht dann, ob bei den Exponierten oder den Nicht-Exponierten das Ereignis häufiger auftritt.

❯ 2.4.4 Querschnittsstudie versus Longitudinalstudie
Bei einer Querschnittsstudie (cross-sectional study) werden nur zu einem Zeitpunkt Variablen erhoben. Das Ziel ist es, Aussagen über die zugrunde liegende Population zu gewinnen, aus der gezogen wurde wurde.
Im Gegensatz hierzu werden bei einer Longitudinalstudie an einem festen Kollektiv Beobachtungen über die Zeit genommen. Das primäre Ziel ist die Analyse von zeitlichen Entwicklungen.

Schema:

	t_1	t_2	$\dots$	t_n
$i = 1$				
$i = 2$				
$\vdots$				

Longitudinalstudien sind zunächst Beobachtungsstudien, da ja gewisse Variablen über die Zeit beobachtet werden.

2.4.2

Beispiel 2.4.2 Das sozioökonomische Panel (SOEP) ist eine Längsschnittstudie privater Haushalte in der Bundesrepublik seit 1984. Etwa 12000 ausgewählte Haushalte mit rund 20000 Deutschen, Ausländern und Zuwanderern werden jährlich befragt. Themenschwerpunkte sind Haushaltszusammensetzung, Erwerbs- und Erwerbs- und Familienbiographie, berufliche Mobilität, Einkommensverläufe, Gesundheit und Lebenszufriedenheit.

Mitunter gibt es jedoch auch eine Experimentkomponente, etwa wenn Versuchseinheiten auf mehrere Versuchsgruppen verteilt werden mit dem Ziel, verschiedene Dosierungsstrategien und Therapiearten (z.B. stationäre oder ambulante Behandlung) zu vergleichen. Neben den experimentell kontrollierten Variablen (Dosis, Therapieart) wird man auch andere Variablen erheben, die einen Einfluss ausüben können (Geschlecht, Alter, etc.).

❯ **2.4.5 Randomisierte Studien/Experimente**
Bei einer randomisierten Studie werden die Untersuchungseinheiten zufällig auf die Versuchsgruppen verteilt, die durch unterschiedliche Versuchsbedingungen definiert sind. Die verschiedenen Versuchsbedingungen ergeben sich i.d.R. als Kombinationen verschiedener Ausprägungen (Faktorstufen) von wichtigen Einflussgrößen (Einflussfaktoren), bspw. Dosierungen eines Präparat, vorgewählte Temperaturen oder Drücke bei chemischen Reaktionen, verschiedene Umweltbedingungen (Käfighaltung ja/nein) bei experimentellen Tierstudien.
Aufgrund der zufälligen Zuteilung sind die Versuchsbedingungen strukturgleich hinsichtlich aller anderen Merkmale. Somit ist etwa ausgeschlossen, dass sich in einer Versuchsgruppe alte Versuchstiere häufen, in einer anderen jedoch junge.

❯ **2.4.6 Vollständige Randomisierung ohne/mit Ausgleich, Schichtenbildung**
Bei einer vollständigen Randomisierung ohne Ausgleich werden die Untersuchungseinheiten zufällig auf zwei Behandlungsgruppen aufgeteilt. Bei zwei

Behandlungsgruppen kann man die Versuchseinheiten einfach per Münzwurf auf die Gruppen verteilen. Bei mehreren Gruppen führt man entsprechend für jede Versuchseinheit ein Zufallsexperiment durch, dessen Ausgang die Zuteilung zu einer Versuchsgruppe festlegt. Hierdurch können sich ungleiche Stichprobenumfänge ergeben, was eine statistische Auswertung erschweren kann. Man geht daher anders vor.

Die statistische Analyse ist in aller Regel leichter und führt zu besseren Ergebnissen, wenn die Stichprobenumfänge der Versuchsgruppen im Vorfeld festgelegt werden. Eine Randomisierung, die dies berücksichtigt, nennt man Randomisierung mit Ausgleich. Die Grundidee ist es, für jeden Platz im Versuchsplan ein Zufallsexperiment durchzuführen, dass festlegt, welche Versuchseinheit diesem Platz zugewiesen wird. Das Zufallsexperiment kann einfach darin bestehen, eine entsprechende Nummer (ohne Zurücklegen) zu ziehen.

Mitunter möchte man die Blöcke noch zusätzlich hinsichtlich eines weiteren Einflussfaktors balancieren, von dem bekannt ist, dass er einen starken Einfluss hat, z.B. junge/alte Versuchstiere, der jedoch nicht bei der Definition der Blöcke berücksichtigt wurde. Man spricht dann von geschichteter Randomisierung. In jedem Block werden entsprechend viele Plätze reserviert und beim zufälligen Zuordnen zieht man nur aus den zur Verfügung stehenden Versuchseinheiten dieser Schicht.

Dieses Vorgehen hat den Vorteil, dass Einflussfaktoren, deren Einfluss gar nicht untersucht werden soll, nicht als Versuchsfaktor berücksichtigt werden müssen. Dies reduziert den Arbeitsaufwand oft erheblich und vereinfacht die statistische Analyse.

Beispiel 2.4.3 Im Rahmen eines randomisierten Experiments sollen drei Vergleichsgruppen mit je 10 Versuchstieren untersucht werden. Der Faktor *Alter* soll in den drei Vergleichsgruppen im Verhältnis 3 : 7 balanciert werden.

2.4.3

Gruppe 1	Gruppe 2	Gruppe 3
1. alt	1. alt	1. alt
2. alt	2. alt	2. alt
3. alt	3. alt	3. alt
4. jung	4. jung	4. jung
⋮	⋮	⋮
10. jung	10. jung	10. jung

❯ 2.4.7 Probleme bei Beobachtungsstudien

Ist ein beobachteter Zusammenhang zwischen Exposition und Ereignis nicht durch die Expositionsvariable bedingt, sondern durch eine dritte Hintergrundvariable, die mit der Exposition korreliert, so spricht man von **Con-founding**. Typische Confoundee sind Alter und Zeit (engl: *to confound* = vereiteln, verwechseln, durcheinander bringen).

Generell besteht daher bei Beobachtungsstudien das Problem, dass im strengen Sinne keine Kausalbeziehungen abgeleitet werden können. Dies ist im Grunde nur durch randomisierte experimentelle Studien möglich, bei denen die eventuell verzerrenden Einflüße von Merkmalsausprägungen, welche die Versuchseinheiten nun einmal mitbringen, durch die Randomisierung gleichmäßig auf die Gruppen verteilt werden. Durch diese Homogenisierung können Unterschiede auf die experimentell kontrollierten Variablen zurückgeführt werden. Besteht - wie z.B. bei den meisten sozialwissenschaftlichen Studien - keine Möglichkeit zur Randomisierung, so muss durch zusätzliche Studien versucht werden, den Einfluss von bekannten Confoundern auszuschließen.

2.5 Datenmatrix (Datenbasis)

Die Auflistung aller erhobenen Daten bezeichnet man als **Urliste**. Übersichlich und in der für statistische Belange zweckmäßigsten Form geschieht dies *fallweise* in Form einer Datenmatrix. In der i-ten Zeile werden die an der i-ten Untersuchungseinheit erhobenen Variablenausprägungen verzeichnet.

VE Nr.	Geschlecht	Alter	Gewicht	Gruppe	Messwert
1	M	4	20.2	0	10.2
2	W	5	18.7	0	9.5
$\vdots$					$\vdots$
n	W	3	15.6	1	5.6

In der der j-ten Spalte stehen die n beobachteten Werte der j-ten Variable. Die konkrete Datenerfassung kann direkt in Statistikprogrammen oder durch eine spezielle Datenbank-Software erfolgen. Die Sprache der Datenbanken verwendet eine anderer Terminologie als die Statistik. *Table* steht für Datenmatrix, statt von Merkmalen oder Variablen spricht man *Attributen*. Die Zeilen heißen meist *Tupel*.

2.6 Visualisierung empirischer Daten (I)

In einem ersten Schritt verschafft man sich einen Überblick über die empirische Verteilung wichtiger Merkmale. Ausgangspunkt ist also eine Datenreihe $x_1, \ldots, x_n$ (n Beobachtungen), sei es, dass dies die Gesamtpopulation darstellt (Totalerhebung) oder eine Teilauswahl ist. In Abhängigkeit von der

Skalierung der Daten sollten unterschiedliche Größen graphisch visualisiert werden.

Grundsätzlich sollte man bei der Darstellung von Zahlenmaterial das **Prinzip der Flächentreue** beachten:

> Sollen Zahlen graphisch durch Flächenelemente visualisiert werden, so müssen die Flächen proportional zu den Zahlen gewählt werden.

Der Grund: Das menschliche Auge spricht auf Flächen an. Zeichnet man etwa Kreise, so wird der Kreis als *groß* empfunden, wenn seine Fläche groß ist ($F = 2\pi r^2$). Man sollte daher den Radius nicht proportional zu den darzustellenden Zahlen wählen, sondern proportional zur Quadratwurzel der Zahl wählen.

2.6.1 Nominale Daten

Liegt ein diskretes Merkmal mit den Ausprägungen $a_1, \ldots, a_k$ vor, so interessieren die **absoluten Häufigkeiten** (engl.: *frequencies, counts*) n_i sowie die **relativen Häufigkeiten** h_i (engl.: *relative Frequencies*), mit denen die entsprechende Ausprägung a_i in der Stichprobe vorliegt. Die Summe der absoluten Häufigkeiten

$$n_i = \text{Anzahl der Beobachtungen } x_j \text{ mit } x_j = a_i$$

summiert sich zu n, die relativen Häufigkeiten

$$h_i = \frac{n_i}{n}, \qquad i = 1, \ldots, k,$$

summieren sich zu 1.

Als graphische Darstellungen bieten sich das **Stabdiagramm, Balkendiagramm** oder **Kreisdiagramme** an. Bei einem Stabdiagramm zeichnet man über den möglichen Ausprägungen Stäbe, deren Höhe entweder den absoluten oder den relativen Häufigkeiten entspricht. Liegt ein ordinales Merkmal vor, besitzen also die Ausprägungen eine Anordnung (z.B. Entwicklungsphasen), so ordnet man sinnvollerweise die Ausprägungen von links nach rechts an. Bei einem Kreisdiagramm (Kuchendiagramm) teilt man die Winkelsumme von 360° entsprechend den absoluten oder relativen Häufigkeiten auf. Zu einer relativen Häufigkeit h_i gehört also ein Winkel $\varphi_i = h_i \cdot 360$.

Häufig will man die empirischen Verteilung von mehreren Vergleichsgruppen gegenüberstellen. Hierzu kann man etwa die Stabdiagramme der relativen Häufigkeiten in eine Grafik zeichnen.

2.6.2 Metrische Daten

Bei quantitativen Daten (diskret oder stetig) ist es sinnvoll, die Datenpunkte $x_1, \ldots, x_n$ zunächst auf der Zahlenachse zu markieren (Streudiagramm). Hat man es mit zirkulären Daten zu tun (Richtungen, Zeitangaben, Winkel), so markiert man die Punkte auf einem Kreis.

▷ **Stemleaf-Diagramm**

Ein Stemleaf - Diagramm (Stamm - Blätter - Diagramm) ist eine verbesserte Strichliste. Im Gegensatz zu einer gewöhnlichen Strichliste können wir die Originalwerte rekonstruieren und erhalten schon einen ersten Einblick, wie sich die Daten über die möglichen Ausprägungen verteilen.

Angenommen, es wird ein Merkmal mit Merkmalsausprägungen von 0 bis 99 beobachtet. Man schreibt die Ziffern 0 bis 9 untereinander (sie bilden den Stamm). Jede Beobachtung wird nun in der entsprechenden Zeile vermerkt, allerdings nicht durch einen Strich, sondern durch ihre zweite Ziffer. Müssen auch Nachkommastellen berücksichtigt werden, schreibt man diese so hin, dass für jeden Datenpunkt derselbe Raum verbraucht wird.

2.6.1   **Beispiel 2.6.1** Gemessen wurden die pH-Werte

$$4.1, 4.22, 4.03, 4.34, 4.39, 4.36, 4.43, 4.28$$

Das zugehörige (verkürzte) Stemleaf-Diagramm hat die Gestalt:

```
4.0 |3
4.1 |0
4.2 |28
4.3 |469
4.4 |3
```

▷ **Histogramm**

Das Histogramm stellt eine naheliegende Verfeinerung des Steamleaf - Diagramms dar. Zunächst wird der relevante Messbereich der Daten in, sagen wir, k Gruppen (Klassen) einzuteilen. Man wählt also $k + 1$ Gruppengrenzen

$$g_1 < g_2 < \cdots < g_{k+1},$$

die k Gruppen (Klassen, Intervalle)

$$[g_1, g_2], (g_2, g_3], (g_3, g_4], \ldots, (g_k, g_{k+1}]$$

definieren. Wir verwenden hier die Konvention, bei dem ersten Intervall die linke Grenze hinzu zu nehmen und die übrigen Intervalle links offen zu lassen und rechts abzuschließen. Zur Klasse $(3, 5]$ gehört also die 5 hinzu, die 3 jedoch nicht. Als nächstes zählt man aus, wie viele Messungen in jeder Klasse liegen.

Es werden also die Besetzungszahlen (engl.: *counts*)

$$n_i = \text{Anzahl der Beobachtungen in Klasse } i$$

zusammengestellt. Hieraus gewinnt man die relativen Klassenhäufigkeiten

$$h_i = \frac{n_i}{n}.$$

Es ist nun naheliegend, die relativen Häufigkeiten über den Klassen abzutragen, also über den Klassen Rechtecke der Höhe h_i zu zeichnen. Doch dies
verletzt das Prinzip der Flächentreue! Wollen wir relative Häufigkeiten darstellen, müssen wir Rechtecke der Fläche h_i zeichnen. Da die Fläche eines
Rechtecks durch das Produkt von Höhe und Breite gegeben ist, muss man also die relativen Häufigkeiten noch durch die Gruppenbreiten dividieren: Man
zeichnet also über den Gruppen ein Rechteck der Höhe

$$l_i = \frac{h_i}{g_{i+1} - g_i}$$

Die l_i sind nur dann proportional zu den h_i, wenn alle Gruppen gleich breit
sind. Dies ist aber oft nicht der Fall. Man kann sich auch so klar machen,
dass das Zeichnen von Rechtecken der Höhe h_i Unsinn produziert: Vergrößert
man die äußerst rechte Klasse, so kann man die Fläche des Rechtecks beliebig
vergrößeren, obwohl nicht ein einziger Datenpunkt hinzukommt, bis dieses
Rechteck das optische Erscheinungsbild vollständig dominiert. Es entsteht
der völlig falsche Eindruck, dass hier viele Messungen liegen. Dividiert man
jedoch durch die Gruppenbreite, so verkleinert sich die Höhe des Rechtecks.
Die hierdurch entstehende Treppenfunktion

$$f_n(x) = l_i = \frac{h_i}{g_{i+1} - g_i}, \qquad \text{wenn } g_i < x \le g_{i+1},$$

heißt **Häufigkeitsdichte**. Warum Dichte? Nach unserer Anschauung liegen
die Datenpunkte dicht, wenn pro x-Achsen-Maßeinheit viele Datenpunkte zu
verzeichnen sind. Die l_i besitzen gerade diese Interpretation: l_i ist der Anteil
der Daten in der i-ten Klasse, ausgedrückt pro x-Achsen-Maßeinheit.
Die Interpretation eines Histogramms läßt sich also so zusammenfassen:

— Die Fläche repräsentiert relative Häufigkeit.
— Die Höhe repräsentiert Dichte der Daten.
— Die Gesamtfläche unter dem Histogramm ist 1.

▷ **Kerndichteschätzung**
Mitunter möchte man die Verteilung der Daten nicht in Form einer stückweise
konstanten Funktion darstellen, wie es das Histogramm tut, sondern durch

eine glatte Funktion. Der Kerndichteschätzer nach Parzen und Rosenblatt ersetzt hierzu jeden Datenpunkt x_i durch eine glockenförmige Funktion, so dass die Fläche unter dieser Kurve gerade $1/n$ ist:

$$H_i(x) = \frac{1}{n} K_h(x - x_i)$$

Hierbei ist $K_h(z)$ eine meist glockenförmige Funktion mit Maximum in $z = 0$ und $h > 0$ eine sog. Bandbreite, die angibt, wie breit die 'Glocke' ist. Die Funktion $H_i(x)$ soll angeben, mit welchem Gewicht die i-te Beobachtung in die Schätzung einfließen soll, wenn wir die Dichte der Daten an der Stelle x schätzen wollen. Ist $H_i(x) = 0$, so wird der Datenpunkt ignoriert. Üblicherweise verwendet man eine Grundfunktion $K(z)$ und setzt dann:

$$K_h(z) = \frac{1}{h} K\left(\frac{z}{h}\right)$$

Für $0 < h < 1$ ist K_h spitzer als K, für $h > 1$ hingegen breiter und flacher. Hier einige gebräuchliche Wahlen:

— Gaußsche Glockenkurve

$$K(z) = \frac{1}{\sqrt{2\pi}} \exp(-z^2/2)$$

— Epanechnikov-Kern

$$K(z) = 0.75 \cdot (1 - z^2), \text{ wenn } |z| \leq 1, \qquad K(z) = 0, \text{ wenn } |z| > 1.$$

— Dreieckskern

$$K(z) = 1 - |z|, \text{ wenn } |z| \leq 1, \qquad K(z) = 0, \text{ wenn } |z| > 1.$$

— Gleichverteilungskern

$$K(z) = 1/2, \text{ wenn } |z| \leq 1, \qquad K(z) = 0, \text{ wenn } |z| > 1.$$

Addiert man nun die n Funktionen $H_1(x), \ldots, H_n(x)$, so erhält man die Funktion

$$f_{nh}(x) = \frac{1}{nh} \sum_{i=1}^{n} K\left(\frac{x - x_i}{h}\right), \qquad x \in \mathbb{R}.$$

Ist $K(z)$ der Gleichverteilungskern, so läßt sich die Berechnung leicht nachvollziehen: Bei der Ermittlung von $f_{nh}(x)$ werden nur Datenpunkte x_i berücksichtigt, für die $K_h(x - x_i) > 0$ ist. Dies ist gleichbedeutend mit $\frac{|x - x_i|}{h} \leq 1$, also mit $|x - x_i| \leq h$. Folglich werden nur Datenpunkte berücksichtigt, die höchstens h Einheiten von x entfernt sind. Sie erhalten das Gewicht

$K_h(x - x_i) = \frac{h}{2}$. Ist $k(x)$ die Anzahl die Anzahl dieser Beobachtungen, so nimmt $f_{nh}(x)$ den Wert $\frac{k(x)}{n}$ an. Der Kerndichteschätzer ist in diesem Fall also gerade der Anteil der Beobachtungen im *Beobachtungsfenster* $[-h, h]$. In diesem Sinne stellt $f_{nh}(x)$ eine lokalisierte Schätzung der Dichte der Daten dar.

Beispiel 2.6.2 Bei 74 Fruchtfliegen wurde die Breite des Aedeagus gemessen. In der Abbildung 2.1 sind neben der Dichteschätzung $f_n(x)$ für jede fünfte Beobachtung die Funktionen $H_i(x)$ eingezeichnet (Bandbreite $h = 4$).

2.6.2

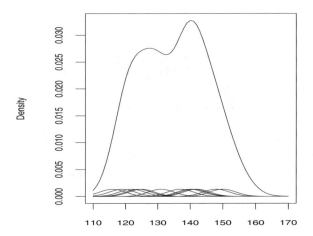

Abbildung 2.1. Dichteschätzung der Breite des Aedeagus von 74 Fruchtfliegen.

Im Kapitel über Wahrscheinlichkeitsrechnung werden wir das theoretische Pendant zum Histogramm und dem Kerndichteschätzer kennen lernen: Die Dichtefunktion, welche die Verteilung eines stetigen Merkmals in der Grundgesamtheit angibt. Histogramm und Kerndichteschätzer versuchen gute datenbasierte Näherungen dieser Dichtefunktion zu sein.

▷ **Zirkuläre Daten**

Von zirkulären Daten spricht man, wenn die Daten durch Winkelangaben zwischen $0°$ und $360°$ (Grad) bzw. 0 und 2π (Bogenmaß) gegeben sind. Hierzu zählen Himmelsrichtungen sowie Tages- oder Jahreszeiten. Bei solchen

Richtungsdaten ist es üblich, die Winkel ausgehend von 0° (Norden) im Uhr-
zeigersinn abzutragen.
Zeitangaben rechnet man wie folgt in Winkel um: Zu einer Zeit t mit k
Zeiteinheiten (z.B.: Minuten ($k = 60$), Stunden ($k = 24$), etc.) gehört die
Richtung

$$a = \frac{360°}{k} \cdot t.$$

Beispiel: $6[h] = \frac{360°}{24} \cdot 6 = 90°$.
Wir gehen nun davon aus, dass die zirkulären Daten $\alpha_1, \ldots, \alpha_n$ bereits als
Winkel zwischen 0° und 360° vorliegen. Einen ersten Überblick verschafft
man sich, indem man die zu den Winkeln α_i gehörenden Punkte auf dem
Einheitskreis (Kreis mit Radius 1) markiert.
Bei einem **zirkulären Histogramm** gruppiert man wiederum die Winkel in
k Klassen und zeichnet für jede Klasse einen Strich (Balken), dessen Länge
der relativen Häufigkeit entspricht. Man verwendet die Gruppenmitten als
Winkel des Strichs (Balkens). Das zirkuläre Histogramm ist (leider) nicht
das Analogon zum obigen Histogramm. Es entspricht eigentlich einem Stabdiagramm. Die Bezeichnung zirkuläres Histogramm hat sich dennoch eingebürgert.
Alternativ kann man ein **zirkuläres Rosendiagramm** zeichnen. Hier zeichnet man für jede Gruppe i einen Kreissektor, dessen Fläche proportional zur
relativen Häufigkeit h_i ist. Da die Fläche eines Kreissektors mit Winkel d
und Radius r gerade durch $F = \frac{d\pi r^2}{360}$ gegeben ist, muss man den Radius
proportional zu $\sqrt{h_i}$ wählen.

2.7 Quantifizierung der Gestalt empirischer Verteilungen

Insbesondere um Messreihen miteinander zu vergleichen, ist es von Interesse,
die wesentlichen Charakteristika in wenigen Kennzahlen zu verdichten. Die
wesentlichen Aspekte sind hierbei:
- Lage (Zentrum)
- Streuung (Dispersion, Variabilität)
- Gestalt: Schiefe versus Symmetrie

2.7.1 Lagemaße
Lagemaße sollen das Zentrum repräsentieren, um das die Daten streuen. Je-
dem Datenvektor $(x_1, \ldots, x_n)$ soll also eine Zahl $L(x_1, \ldots, x_n) \in \mathbb{R}$ zugeordnet werden, die als Lage interpretiert werden kann.
Kurzer Exkurs: Man kann nur dann sinnvollerweise von einem Lagemaß sprechen, wenn Lageänderungen eines festen Datensatzes durch Addition einer

Konstanten nachvollzogen werden:

$$L(x_1 + a, \ldots, x_n + a) = a + L(x_1, \ldots, x_n).$$

Genauso muss sich das Lagemaß mit um den Faktor b ändern, wenn alle Datenpunkte mit b multipliziert werden:

$$L(b \cdot x_1, \ldots, b \cdot x_n) = b \cdot L(x_1, \ldots, x_n).$$

Es gibt sehr viele Lagemaße, die diese Eigenschaften erfüllen. Welches Lagemaß wann in sinnvoller Weise verwendet werden kann oder sollte, hängt von mehreren Dingen ab:

— Welche Information liegt vor?
— Welches Skalenniveau hat die Variable?
— Welche statistischen Eigenschaften sind erwünscht?
— Welche Interpretation soll das Lagemaß haben?

Wir wollen an Hand des folgenden Datensatzes verschiedene Lagemaße betrachten.

Beispiel 2.7.1 Die Messung der maximalen Ozonkonzentration (in 1000) [ppm])   2.7.1
an 13 aufeinander folgenden Tagen ergab:

Tag	1	2	3	4	5	6	7	8	9	10	11	12	13
Wert	66	52	49	64	68	26	86	52	43	75	87	188	118

Die Messungen liegen also zwischen $x_{\min} = 52$ und $x_{\max} = 188$. (Für Ozon gilt: 0.1 [ppm] = 0.2 [mg/m^3] = 0.0002 [g/m^3].

Angenommen, wir kennen nur einen Messwert, etwa den ersten: 66. Uns bleibt gar nichts anderes übrig, als diesen einen Messwert als Lagemaß zu verwenden. Wissen wir - etwa aus einer Veröffentlichung - dass die Messungen zwischen einem Minimalwert $x_{\min}$ und einem Maximalwert $x_{\max}$ liegen, so legt der gesunde Menschenverstand nahe, die Lage durch die Mitte (Midrange)

$$m^* = \frac{x_{\min} + x_{\max}}{2}$$

zu beziffern. Warum eigentlich? Nun, aus geometrischer Sicht ist m^* gerade der Punkt mit dem minimalen Abstand von beiden Intervall-Enden. Rechnerisch führt dies auf die Formel $\frac{1}{2}x_{\min} + \frac{1}{2}x_{\max}$. Jedem der beiden Werte wird das gleiche Gewicht 1/2 zugeordnet, und es gibt keinen vernünftigen Grund, andere Gewichte zu verwenden. Für die Ozondaten aus Beispiel 2.7.1 ergibt sich also $m^* = (26 + 188)/2 = 107$.

▷ Das arithmetische Mittel

Wir gehen nun davon aus, dass eine Datenreihe $x_1, \ldots, x_n$ gegeben ist. Hierbei wollen wir annehmen, dass alle n Werte die gleiche 'Qualität' haben und somit das gleiche Recht haben, in die Berechnung eines Lagemaßes Eingang zu finden. Da wir (alle) n Werte kennen, die wir als gleichwertig ansehen, sollte jede Beobachtungen das Gewicht $\frac{1}{n}$ erhalten.

Das **arithmetische Mittel** (engl.: *arithmetic mean*) ist definiert als

$$\overline{x} = \frac{1}{n} \sum_{i=1}^{n} x_i = \frac{1}{n} \cdot (x_1 + \cdots + x_n).$$

In die Berechnung gehen alle Beobachtungen mit gleichem Gewicht $1/n$ ein. Es minimiert die Summe der Abstandsquadrate.

Für die Ozondaten erhalten wir

$$\sum_{i=1}^{n} x_i = 974 \qquad \Rightarrow \overline{x} = 74.923.$$

Liegen die Daten in gruppierter Form vor, etwa bei einem Histogramm, so kann man das arithmetische Mittel nur näherungsweise bestimmen. Man verwendet üblicherweise die gewichtete Summe der Gruppenmitten,

$$\overline{x}_g = \sum_{i=1}^{n} h_i \cdot m_i = h_1 \cdot m_1 + \cdots + h_k \cdot m_k,$$

wobei man die relativen Häufigkeiten h_i als Gewichte verwendet.

Schwerpunkteigenschaft:

Das arithmetische Mittel besitzt eine sehr anschauliche physikalische Interpretation: Stellt man sich die Datenpunkte $x_1, \ldots, x_n$ als Kugeln gleicher Masse vor, die man an den entsprechenden Stellen auf ein Lineal legt, das von x_{min} bis x_{max} reicht, so ist $\overline{x}$ genau die Stelle, an der man einen Stift ansetzen muss, damit das Lineal im Gleichgewicht ist.

Hochrechnungen:

Weiß man, dass in einer Reihe von 10 Versuchen durchschnittlich (d.h. über die Experimente gemittelt) 2.5 [ml] einer toxischen Substanz verbraucht wurden, so ist der Gesamtverbrauch kein Geheimnis mehr: Er betrug 25 [ml]. Hochrechnungen dieser Art sind bei Verwendung des arithmetischen Mittels per definitionem exakt: Stehen die x_i für Bestände, so kann man anhand von $\overline{x}$ und n den Gesamtbestand per Hochrechnung erhalten: $x_1 + \cdots + x_n = n \cdot \overline{x}$.

Verhalten unter linearen Transformationen:

Häufig werden bei einer Auswertung die Beobachtungen noch in vielfältiger Weise transformiert. Zu den wichtigsten gehört die Umrechnung von Einheiten ([mg] in [g], [EUR] in [USD], etc.) Dies sind i.d.R. lineare Transformationen der Form

$$y_i = a \cdot x_i + b, \qquad i = 1, \ldots, n.$$

Werden die Daten einer solchen linearen Transformation unterworfen, so vollzieht das arithmetische Mittel diese Transformation nach:

$$\bar{y} = a \cdot \bar{x} + b.$$

Das Ausreißerproblem:

Das arithmetische Mittel hat auch eine unerfreuliche Eigenschaft: Es ist sehr empfindlich bei Vorliegen von **Ausreißern**. Dies sind Beobachtungen, die in auffälliger Weise weit entfernt vom zentralen Bereich der Messungen liegen. Ausreißer können durch Tippfehler, Übertragungsfehler oder einfach ungewöhnlich starke Messfehler zustande kommen, also für das zu untersuchende Phänomen vollkommen uninformativ sein. Die Daten sind *verschmutzt* (kontaminiert). In anderen Fällen steckt in Ausreißern gerade die interessante Information: Auffällige Messergebnisse, die ihren Ursprung bisher unbekannten Effekten haben. Es ist daher sehr wichtig zu wissen, ob die verwendeten Statistiken **robust** oder **sensitiv** bzgl. Ausreißer sind. In dem ersten Fall beeinflussen Ausreißer das Ergebnis nicht oder kaum. Robuste Verfahren sind also zur Datenanalyse von potentiell verschmutzten Daten geeignet. Zur explorativen Aufdeckung von Ausreißern ist es sinnvoll, die Ergebnisse einer robusten Analyse und einer nicht-robusten zu vergleichen. Starke Unterschiede legen den Verdacht nahe, dass Ausreißer vorhanden sind. Bei den Ozondaten ist die Messung 188 ein möglicher Ausreißer, der vielleicht zu einem Smog-Tag korrespondiert.

Da beim arithmetischen Mittel jeder Werte mit gleichem Gewicht eingeht,

$$\bar{x} = \frac{x_1}{n} + \frac{x_2}{n} + \ldots \frac{x_n}{n},$$

kann der Wert von $\bar{x}$ jeden beliebigen Wert annehmen, wenn nur eine Beobachtungen geändert wird! Man sagt, dass das arithmetische Mittel nicht **robust** ist.

Minimierungseigenschaft:

Das arithmetische Mittel besitzt die folgende Minimierungseigenschaft: $\bar{x}$ minimiert die Summe der Abstandsquadrate

$$Q(m) = (x_1 - m)^2 + (x_2 - m)^2 + \cdots + (x_n - m)^2.$$

Wir werden diesen Sachverhalt später verifizieren. Betrachtet man also den quadrierten Abstand eines Kandidaten m zu allen einzelnen Datenpunkten, so ist $\bar{x}$ der in diesem Sinne optimale Kandidat.

▷ **Der Median**

Angenommen, Sie wollen das 'mittlere' Einkommen eines Dorfes bestimmen, sagen wir, um zu untersuchen, ob das Dorf arm oder reich ist. Wohnen in dem Dorf neun arme Bauern die 1000 Euro verdienen und ein reicher Zahnarzt, der ein Einkommen von 20000 Euro erzielt, so erhalten wir als arithmetisches Mittel $\bar{x} = (9/10) \cdot 1000 + (1/10) \cdot 20000 = 2900$. Konklusion: Dem Dorf geht es erstaunlich gut! Doch Zweifel sind erlaubt: Ist die Verwendung des arithmetischen Mittels wirklich sinnvoll, wo doch 90% der Dorfbewohner nicht mehr als 1000 Euro haben?

Als Alternative bietet sich folgende Überlegung an: Welches Einkommen x hat folgende Eigenschaft: Die Hälfte der Dorfbewohner hat höchstens x Euro, die andere Hälfte liegt drüber. Welcher Wert teilt also die Einkommensverteilung (und somit die Dorfbewohner) in 'reiche' und 'arme' Dörfler.

Diese Überlegung führt auf den **empirischen Median** (engl.: *empirical median*)

$$\tilde{x}_{med} = \begin{cases} x_{\left(\frac{n+1}{2}\right)}, & n \text{ ungerade} \\ \frac{1}{2}\left(x_{\left(\frac{n}{2}+1\right)} + x_{\left(\frac{n}{2}\right)}\right), & n \text{ gerade} \end{cases},$$

der die geordnete Datenreihe (**Ordnungsstatistik**) (engl: *order statistic*)

$$x_{(1)} \leq x_{(2)} \leq \cdots \leq x_{(n)}$$

in der Hälfte teilt, so dass mindestens 50% der Datenpunkte kleiner gleich und mindestens 50% der Datenpunkte größer gleich als $\tilde{x}_{med}$ sind.

2.7.2 **Beispiel 2.7.2** Wir wollen dies am Beispiel betrachten: Die Messung der maximalen Ozonkonzentration an 13 aufeinander folgenden Tagen ergab

66   52   49   64   68   26   86   52   43   75   87   188   118

Wir sortieren die Werte, gehen also von $x_1, \ldots, x_n$ zur Ordnungsstatistik $x_{(1)} \leq \cdots \leq x_{(n)}$ (Merke: Klammerung der Indizes heißt Sortierung) über:

26   43   49   52   52   64   66   68   75   86   87   118   188

Der Median dieser 13 Messungen, die Median-Ozonkonzentration, ist also gerade der 7-te Wert, 66, der sortierten Messungen. Von den drei Lagemaßen, die wir für diesen Datensatz bisher berechnet haben, ist der Median das einzige, das nicht von dem Ausreißer 188 abhängt.

Robustheit:
Im Gegensatz zum arithmetischen Mittel ist der Median sehr robust. Da der Median seinen Wert nicht ändert, solange sich die Anordnung der Messungen nicht ändert, ändern selbst beträchtliche Änderungen der Daten den Median nicht oder nur wenig. Insbesondere können die extremen Beobachtungen wie Minimum $x_{(1)}$ oder Maximum $x_{(n)}$ beliebig nach außen gezogen werden, ohne dass sich der Median ändert.

Verhalten unter monotonen Transformationen
Der Median einer Datenreihe, die einer montonen Transformation (z.B: $\log(x)$, e^x, $\sqrt{x}$) unterworfen wird, ist der Median der transformierten Werte.

Minimaleigenschaft
Zu jedem potentiellen Zentrum m kann man die n Abstände

$$|x_1 - m|, \ldots, |x_n - m|$$

zu den Beobachtungen betrachten. Das Zentrum soll dasjenige m sein, welches diese Abstände gleichmäßig klein macht. Es ist daher naheliegend, die Summe der Abstände,

$$Q(m) = \sum_{i=1}^{n} |x_i - m|$$

zu minimieren. Wir werden später sehen, dass der oben definierte Median eine Lösung ist.

▷ **Getrimmte und winsorisierte Mittel**
Vermutet man Ausreißer in den Daten, jedoch nicht mehr als $2a \cdot 100\%$, so ist folgende Strategie naheliegend: Man läßt die kleinsten $k = [na]$ und die k größten Beobachtungen weg und berechnet von den verbliebenen $n - 2k$ (zentralen) Beobachtungen das arithmetische Mittel. Hierbei ist $[x]$ die größte natürliche Zahl, die kleiner oder gleich x ist (Bsp: $[2.45] = 2, [8.6] = 8$). Als Formel:

$$\bar{x}_a = \frac{x_{(k+1)} + \cdots + x_{(n-k)}}{n - 2k}$$

Übliche Werte für a liegen zwischen 0.05 und 0.2.
Beim **winsorisierten Mittel** werden die $2[na]$ extremen Beobachtungen nicht weggelassen, sondern durch den nächst gelegenen der zentralen $n - 2[na]$ Werte ersetzt.

❯ 2.7.2 Mittlerer Winkel

Ein Spezialfall ist die Mittelung von Richtungsdaten. Wir gehen nun also davon aus, dass die vorliegenden Daten Richtungsangaben (Winkel) sind. In diesem Abschnitt notieren wir die Winkel mit $\alpha_1, \ldots, \alpha_n$. Die Winkel werden im Uhrzeigersinn ausgehend von $0°$ (Norden) abgetragen und können mit den zugehörigen Punkten auf einem Einheitskreis identifiziert werden.

Zunächst stellt sich die Frage, ob man nicht einfach das arithmetische Mittel der Winkel nehmen kann. An folgendem Beispiel erkennt man, dass dies schnell zu unsinnigen Resultaten führt: Angenommen, man beobachtet ein Vogelnest. Bei der ersten Beobachtung fliegt der Vogel in Richtung $10°$ vom Nest weg, bei der zweiten Beobachtung in Richtung $350°$, also im Prinzip ist er beide Male 'fast genau' nach Norden weg geflogen. Das arithmetische Mittel ist jedoch $180°$, was bekanntlich Süden entspricht.

Ganz allgemein kann man jeden Punkt entweder durch Angabe der x– und y–Koordinaten im **rechtwinkligen Koordinatensystem** charakterisieren oder durch Angabe der **Polarkoordinaten**, also durch Angabe von Winkel α und Radius r.

In der Analyse von Richtungsdaten hat es sich eingebürgert, die horizontale Achse als y-Achse zu bezeichnen und die vertikale als x-Achse. Dies steht im Gegensatz zur üblichen Bezeichnungsweise, soll aber hier so verwendet werden.

Sind Winkel α_i und Radii r_i gegeben, also Polarkoordinaten, so erhält man die zugehörigen x– und y–Koordinaten durch

$$x_i = r_i \cdot \cos(\alpha_i), \qquad i = 1, \ldots, n,$$

und

$$y_i = r_i \cdot \sin(\alpha_i), \qquad i = 1, \ldots, n.$$

Da wir die Richtungen $\alpha_1, \ldots, \alpha_n$ mit den entsprechenden Punkten auf dem Einheitskreis identifizieren, erhalten wir die x- und y-Koordinaten also zu $\cos(\alpha_i)$ bzw. $\sin(\alpha_i)$.

Die Idee, einen mittleren Winkel zu definieren, ist es nun, denjenigen Winkel zu wählen, der zu den durchschnittlichen Koordinaten gehört. Man bestimmt also:

$$\overline{x} = \frac{1}{n} \sum_{i=1}^{n} \cos(\alpha_i), \qquad \overline{y} = \frac{1}{n} \sum_{i=1}^{n} \sin(\alpha_i).$$

Liegen die Daten in gruppierter Form vor, so verwendet man analog das gewichtete Mittel der Gruppenmittel

$$\overline{x} = \sum_{i=1}^{k} h_i \cdot \cos(m_i), \qquad \overline{y} = \sum_{i=1}^{k} h_i \cdot \sin(m_i),$$

wobei m_i die Gruppenmitten und h_i die relativen Häufigkeiten der k Gruppen sind

Der Punkt $(\overline{x}, \overline{y})$ liegt nun i.a. nicht auf dem Einheitskreis. Seine Länge ist

$$r = \sqrt{\overline{x}^2 + \overline{y}^2}.$$

Durch Normierung erhalten wir den zugehörigen Punkt $(\overline{x}/r, \overline{y}/r)$ auf dem Einheitskreis. Der mittlere Winkel $\overline{\alpha}$ ist nun derjenige Winkel, der zu diesem Punkt gehört.

Für $\overline{x} > 0$ ist $\overline{\alpha} = tan^{-1}(\overline{y}/\overline{x})$. Ist $\overline{x} < 0$, so ist $\overline{\alpha} = 180 + \tan^{-1}(\overline{y}/\overline{x})$.

2.8 Streuung

In diesem Abschnitt besprechen wir die wichtigsten Maßzahlen, um die Streuung in realen Daten zu messen.

❯ 2.8.1 Nominale/ordinale Merkmale: Wiener-Shannon

Bei nominal skalierten Variablen bieten sich Diversitätsindizes zur Beurteilung der Streuung an. Diese Indizes werden z.B. routinemäßig verwendet, um das Artenreichtum (die Biodiversität) zu untersuchen.

Unsere Anschauung legt es nahe, eine empirische Häufigkeitsverteilung eines Merkmals mit k möglichen Ausprägungen als *breit streuend* zu charakterisieren, wenn sich die Beobachtungen gleichmäßig auf viele Kategorien verteilen, und den Fall, dass nur eine Kategorie besetzt ist, als *nicht streuend* anzusehen.

Streut eine nominale Variable stark, so sind viele Kategorien besetzt. Ein sinnvolles Streuungsmaß sollte also in geeigneter Weise die Anzahl der besetzten Kategorien zählen, wobei die relativen Häufigkeiten der Kategorien zusätzlich berücksichtigt werden sollten.

Für den Fall, dass alle k Kategorien gleichmäßig besetzt sind, d.h. $h_i = 1/k$ für $i = 1, \ldots, k$, können wir die Streuung messen, indem wir die Anzahl der binären Speicherstellen zählen, die man braucht, um die möglichen Ausprägungen zu speichern. Mit l Speicherstellen kann man $r = 2^l$ Kategorien speichern. Umgekehrt: $l = \log_2(r)$ Speicherstellen werden benötigt, um r (r

gerade) Kategorien zu speichern. Bei k Kategorien also

$$\log_2(k) = -\log_2\left(\frac{1}{k}\right).$$

Eine zweite Erklärung: Wir fragen danach, wieviele binäre Entscheidungen notwendig sind, um zu entscheiden, ob ein neues Individuum zu den k Arten gehört. Für $k = 4$ sind $\log_2(4) = 2$ Entscheidungen zu treffen. In der Tat: Bezeichnen wir die Arten mit A, B, C, D, so können wir erst entscheiden, ob das Individuum zu den Arten A oder B bzw. zu den Arten C oder D gehört. Im zweiten Schritt entscheiden wir dann zwischen A und B bzw. C und D. Die Maßzahl $\log_2(k)$ wird nun auf die k Kategorien umgelegt. Jeder Kategorie wird der Anteil

$$-\frac{1}{k}\log_2\left(\frac{1}{k}\right) = -h_i\log_2(h_i)$$

zugeordnet. In dieser Darstellung kann der Ansatz von der Gleichverteilung $h_i = 1/k$ auf beliebige Verteilungen übertragen werden: Pro Kategorie mit relativer Häufigkeit h_i wird der Streuungsbeitrag $-h_i\log_2(h_i)$ zugeordnet. Die Gesamtstreuung ergibt sich als Summe der einzelnen Streuungsbeiträge:

$$H = -\sum_{i=1}^{k} h_i \cdot \log_2(h_i).$$

Diese Maßzahl heißt **Shannon - Wiener Diversitätsindex**, **Shannon - Entropie** oder kürzer **Entropie**. Man verwendet häufig auch den natürlichen Logarithmus ln oder den Logarithmus $\log_{10}$ zur Basis 10. Das Umrechnen von Logarithmen zu verschiedene Basen erfolgt mit der Formel

$$\log_a(x) = \log_a(b) \cdot \log_b(x).$$

Die Maßzahlen gehen also durch Multiplikation mit dem entsprechenden Umrechnungsfaktor auseinander hervor. Die im Folgenden zu besprechenden Eigenschaften hängen nicht von der Wahl des Logarithmus ab. Wir schreiben daher nun log.

H misst sowohl die Anzahl der besetzten Kategorien als auch die Gleichheit der relativen Häufigkeiten. Je mehr Kategorien besetzt sind und je ähnlicher die Häufigkeitsverteilung der diskreten Gleichverteilung ist, desto größer ist der Wert von H.

Für eine Einpunktverteilung, etwa $h_1 = 1$ und $h_2 = 0, \ldots, h_k = 0$, erhält man den Minimalwert

$$h_1 \cdot \log(h_1) = \log(1) = 0.$$

Der Maximalwert wird für die empirische Gleichverteilung auf den Kategorien angenommen:

$$-\sum_{i=1}^{k} \frac{1}{k} \log\left(\frac{1}{k}\right) = -\log\left(\frac{1}{k}\right) = \log(k).$$

Der Shannon-Wiener-Index hat zwei Nachteile: Sein Wert hängt vom verwendeten Logarithmus ab und er ist nicht normiert. Man verwendet daher i.d.R. die **relative Entropie** (Äquität, engl.: *evenness*)

$$J = \frac{H}{\log(k)},$$

die man durch Normieren mit dem Maximalwert $\log(k)$ erhält. Der Index J hängt nicht von der Wahl des Logarithmus ab, da sich die Umrechnungsfaktoren herauskürzen. Zudem können nun Indexwerte von Verteilungen verglichen werden, die unterschiedlich viele Kategorien besitzen.

❯ 2.8.2 Stichprobenvarianz und Standardabweichung

Messen wir auf einer metrischen Skala, etwa Gewichte, Längen oder Konzentrationen, so streuen Messungen um ein Lagemaß, wenn sie nicht mit dem Lagemaß übereinstimmen. Sind viele Beobachtungen weit weg vom Lagemaß, so ist die Streuung groß, andernfalls klein. Streuung wird man also dadurch sinnvoll messen können, dass man die Abstände der Messungen von einem Lagemaß geeignet zu einer Kennzahl verdichtet.
Wählt man das arithmetische Mittel als Lagemaß, das ja die Summe der quadrierten Abstände minimiert, so kann man n quadratische Abstandsmaße

$$(x_1 - \overline{x})^2, (x_2 - \overline{x})^2, \ldots, (x_n - \overline{x})^2,$$

berechnen. Da alle Datenpunkte x_i gleichberechtige Messungen desselben Merkmals sind, ist es naheliegend, diese n Kandidaten zur Streuungsmessung zu mitteln, und zwar wieder durch das arithmetische Mittel.

$$s^2 = \frac{1}{n} \sum_{i=1}^{n} (x_i - \overline{x})^2$$

heißt **empirische Varianz** oder **Stichprobenvarianz**. s^2 ist das in natürlicher Weise zu $\overline{x}$ korrespondierende Streuungsmaß. Zur Berechnung von s^2 kann man den **Verschiebungssatz** verwenden:

$$\sum_{i=1}^{n} (x_i - \overline{x})^2 = \sum_{i=1}^{n} x_i^2 - n \cdot (\overline{x})^2.$$

Nach Ausquadrieren $(x_i - \overline{x})^2 = x_i^2 - 2x_i\overline{x} + (\overline{x})^2$ erhält man durch Summation

$$\sum_{i=1}^{n} x_i^2 - 2\overline{x} \sum_{i=1}^{n} x_i + (\overline{x})^2.$$

Berücksichtigt man, dass $\sum_i x_i = n \cdot \overline{x}$ gilt, so erhält man tatsächlich den Verschiebungssatz.

Hier ein Vorgriff: Wir werden später sehen, dass die Statistik s^2 zwar durch das Likelihood-Prinzip gerechtfertigt werden kann, aber nicht um den zugehörigen Populationsparameter, die theoretische Varianz σ^2, streut. Daher korrigiert man i.d.R. um diese Verzerrung und verwendet die erwartungstreue Varianzschätzung

$$s^2 = \frac{1}{n-1} \sum_{i=1}^{n} (x_i - \overline{x})^2.$$

Beide Definitionen sind verbreitet und spielen in der Statistik eine ausgezeichnete Rolle. In großen Stichproben schätzen beide denselben Populationsparameter. Die Stichprobenvarianz ist durch die Maximum-Likelihood-Method motiviert und taucht an vielen Stellen in statistischen Formeln auf. Im Rahmen der deskriptiven Statistik verwendet man fast ausschließlich die erwartungstreue Version. Wir verwenden dasselbe Symbol s^2, wobei die konkrete Definition aus dem Kontext hervorgeht.

Die Maßzahl s^2 hat einen Schönheitsfehler: Da die Abstände quadriert werden, ist die Dimension von s^2 das Quadrat der Dimension der Beobachtungen x_i. Um die Streuung auf derselben Skala zu messen, verwendet man daher die **empirische Standardabweichung**

$$s = \sqrt{s^2}.$$

▷ **MAD**

Verwendet man den Median zur Kennzeichnung der Lage der Daten, so werden die Abstände zu den Beobachtungen durch den Absolutbetrag gemessen. Dies liefert n Abstände

$$|x_1 - \widetilde{x}_{med}|, \dots, |x_n - \widetilde{x}_{med}|,$$

deren Mittel ein naheliegendes Streuungsmaß liefert, nämlich die **mittlere absolute Abweichung** (Mean Average Deviation, MAD),

$$\text{MAD} = \frac{1}{n} \sum_{i=1}^{n} |x_i - \widetilde{x}_{med}|.$$

Die Dimension der MAD stimmt mit der Dimension der Beobachtungen überein. $n \cdot MAD$ ist gerade der Minimalwert der Zielfunktion, die vom empirischen Median minimiert wird.

Im Gegensatz zum Median ist der MAD nicht robust bzgl. von Ausreißer-Abständen $x_i - \tilde{x}_{med}$. Daher verwendet man zur Mittelung der n Abstände häufig nicht das arithmetische Mittel, sondern wiederum den Median:

$$\text{Med}(|x_1 - \tilde{x}_{med}|, \ldots, |x_n - \tilde{x}_{med}|).$$

2.9 Quantile

Mitunter interessiert nicht nur die Lage des Zentrums einer Datenmenge (empirischen Verteilung), sondern etwa die Lage der unteren oder oberen $p \cdot 100\%$. Man nennt solch einen Wert **Quantil** bzw. **Perzentil**. Ein konkretes Anwendungsbeispiel: Für viele wichtigen Laborwerte wie z.B. den Blutdruck benötigt man sog. Normalbereiche, die einen großen Teil (z.B. 99%) der Population umfassen. Ein zentraler Normalbereich, der $(1 - p) \cdot 100\%$ der Population einschließt, ist also ein Intervall $[a, b]$ mit der Interpretation: $p/2 \cdot 100\%$ der Population haben einen Wert $< a$ und $p/2 \cdot 100\%$ einen Wert $> b$. Liegt ein Messwert außerhalb eines solchen Normalbereiches, so wird man nach der Ursache forschen. Da man die wahren Perzentile der Population nicht kennt, berechnet man Pendants aus Stichproben und verwendet diese Werte als Schätzungen.

Als empirisches Gegenstück des p-Quantils bietet sich der $(n + 1) \cdot p$-te geordnete Datenpunkt einer Stichprobe $x_1, \ldots, x_n$, sofern es ihn gibt:

$$x_{(1)} \leq \cdots \leq x_{(v)} \leq \cdots x_{(n)}$$

mit $v = (n + 1)p$. Wir bezeichnen also

$$\tilde{x}_p = x_{(v)}$$

als das (empirische) p-**Quantil**. Gibt es diesen Datenpunkt nicht, so rundet man oder verwendet lineare Interpolation. Bei letzterer schreibt man:

$$(n + 1)p = v.r$$

wobei v den ganzzahligen Teil und r den Nachkommateil bezeichnet. Nun setzt man:

$$\tilde{x}_p = x_{(v)} + r \cdot (x_{(v+1)} - x_{(v)}).$$

Diese Festlegung ist eine Konvention, wobei auch andere verwendet werden.

Quartile: Das 0.25-Quantil bezeichnet man auch als unteres Quartil, das 0.75-Quantil als oberes Quartil. Zusammen mit Median, Minimum und Maximum unterteilen die beiden Quartile einen Datensatz in vier Bereiche mit gleichen Anteilen.

2.9.1

Beispiel 2.9.1   Gegeben sei ein Datensatz mit $n = 10$ Beobachtungen. Wir wollen das p-Quantil nach obigem Schema für $p = 0.25, 0.5, 0.75$ berechnen. Für $p = 0.25$:

$$(n+1)p = 11 \cdot 0.25 = 2.75 \Rightarrow \widetilde{x}_{0.25} = x_{(2)} + 0.75(x_{(3)} - x_{(2)}).$$

Für $p = 0.5$:

$$(n+1)p = 11 \cdot 0.5 = 5.5 \Rightarrow \widetilde{x}_{0.5} = x_{(5)} + 0.5(x_{(6)} - x_{(5)}).$$

Dies stimmt mit unserer Definition des Medians überein.
Für $p = 0.75$:

$$(n+1)p = 11 \cdot 0.75 = 8.25 \Rightarrow \widetilde{x}_{0.75} = x_{(8)} + 0.25(x_{(9)} - x_{(8)}).$$

2.10

2.10   Schiefe versus Symmetrie

Die Schiefe einer empirischen Verteilung wollen wir versuchen anschaulich fassen. Eine Funktion $f(x)$ heißt symmetrisch zu einem Symmetriezentrum m, wenn für alle $x \in \mathbb{R}$ gilt:

$$f(m + x) = f(m - x).$$

Eine (empirische) Verteilung ist symmetrisch, wenn die Häufigkeitsdichte $f_n(x)$ diese Eigenschaft hat. Dann ist m insbesondere der Median. Für den praktischen Gebrauch muss man die Gleichheitsbedingung aufweichen zu $f(m + x) \approx f(m - x)$.
Linksschiefe liegt vor, wenn für alle $a > 0$ der Anteil der Beobachtungen mit $x_i > m + a$ größer ist als der Anteil der Beobachtungen mit $x_i < m - a$. Ist es genau umgekehrt, so spricht man von Rechtsschiefe. Eine Verteilung ist symmetrisch, wenn Gleichheit vorliegt.
Zunächst verraten sich schiefe Verteilungen dadurch, dass arithmetisches Mittel und Median deutlich verschieden sind.
Das bekannteste Schiefemaß ist das dritte standardisierte Moment

$$m_3^* = \frac{1}{n} \sum_{i=1}^{n} \left(\frac{x_i - \overline{x}}{s} \right)^3.$$

Die standardisierten Variablen

$$x_i^* = \frac{x_i - \overline{x}}{s}$$

sind bereinigt um die Lage und die Streuung, d.h. ihr arithmetisches Mittel ist 0 und ihre Streuung 1. Ist die Verteilung rechtsschief, so gibt es viele x_i für die $x_i - \overline{x}$ sehr groß ist. In diesem Fall wird das arithmetische Mittel der

$$(x_i^*)^3 = \left(\frac{x_i - \overline{x}}{s}\right)^2 \cdot \frac{x_i - \overline{x}}{s}$$

positiv sein. Bei Linksschiefe sind hingegen sehr viele $x_i - \overline{x}$ sehr klein (und negativ), so dass m_3^* tendenziell negativ ist. Somit zeigt $m_3^* > 0$ Rechtsschiefe und $m_3^* < 0$ Linksschiefe an. Für symmetrische Daten ist $m_3^* \approx 0$.

2.11 Der Boxplot

Der Boxplot ist eine graphische Darstellung der **Fünf - Punkte - Zusammenfassung** (engl.: *five-point summary*) bestehend aus Minimum $x_{\min}$, unterem Quartil $Q_1 = \widetilde{x}_{0.25}$, Median $\widetilde{x}_{med} = \widetilde{x}_{0.5}$, oberem Quartil $Q_3 = \widetilde{x}_{0.75}$ und Maximum $x_{\max}$. Man zeichnet eine Box von Q_1 bis Q_3, die einen Mittelstrich beim Median erhält. An die Box werden Striche (engl: *whiskers*, Schnurrhaare einer Katze) angesetzt. Hierbei gibt es verschiedene Strategien: Oft markiert man durch die Whiskers Minimum und Maximum. Insbesondere in großen Stichproben können Minimum und Maximum divergieren, da in diesem Fall extreme Beobachtungen häufiger beobachtet werden. Man ersetzt daher $x_{\min}$ und $x_{\max}$ häufig durch geeignet gewählte Quantile, bspw. durch $\widetilde{x}_{0.005}$ und $\widetilde{x}_{0.995}$, so dass zwischen den Whiskers 99% der Daten liegen, oder $\widetilde{x}_{0.05}$ und $\widetilde{x}_{0.95}$, was einer Eingrenzung von 90% der Beobachtungen entspricht. Die Whiskers markieren also den tatsächlichen Messbereich oder einen Bereich, in dem fast alle der Beobachtungen liegen. Die Box visualisiert den Bereich, in dem die zentralen 50% der Datenpunkte liegen. Der Mittelstrich markiert den Median, der die Verteilung teilt. Schiefe Verteilungen erkennt man daran, dass der Medianstrich deutlich von der Mittellage abweicht.

Zusätzlich werden häufig extreme Beobachtungen geplottet, z.B. die kleinsten fünf und die größten fünf Beobachtungen. Eine andere Konvention besagt, dass zur Aufdeckung von Ausreißern Beobachtungen eingezeichnet werden, die unterhalb der unteren Ausreißergrenze

$$Q_1 - 1.5 \cdot (Q_3 - Q_1)$$

bzw. oberhalb der oberen Ausreißergrenze

$$Q_3 + 1.5 \cdot (Q_3 - Q_1)$$

liegen. Die Grundüberlegung bei Verwendung solcher Ausreißerregeln ist es, verdächtige Beobachtungen aufzudecken, die darauf hindeuten, dass ein gewisser Teil der Beobachtungen ganz anders verteilt ist als die Masse der Daten. Diese Ausreißergrenzen sind jedoch mit Vorsicht zu genießen. Wir werden später die sog. Normalverteilung kennen lernen, von der viele elementare statistische Verfahren ausgehen. Hat man den Verdacht, dass eventuell ein Teil der zu untersuchenden Daten nicht normalverteilt ist (Kontamination), sondern von der Normalverteilung abweicht (z.B. stärker streut), so liegt es nahe, obige Ausreißerregeln anzuwenden. Wendet man die obigen Ausreißerregeln auf normalverteilte Datensätze an, so werden jedoch zu häufig fälschlicherweise Beobachtungen als 'auffällig' klassifiziert. Liegt n zwischen 10 und 20, so wird im Schnitt in jeder zweiten Stichprobe 1 Beobachtung fälschlicherweise als auffällig klassifiziert, obwohl ja gar keine Kontamination vorliegt. Man schließt also viel zu häufig auf ein Ausreißerproblem, da die Regeln sehr sensitiv sind.

2.11.1 **Beispiel 2.11.1** Bei 74 Fruchtfliegen der Gattung Chaetocnema, die aus den drei Spezies Concinna (Con), Heikertingeri (Hei) sowie Heptapotamica (Hep) besteht, wurde die Breite und der Winkel des Aedeagus vermessen (Quelle: Data and Story Library, http://lib.stat.cmu.edu/DASL/).

Die Boxplots zeigen, dass sich die drei Spezies hinsichtlich des Merkmals *Breite* unterscheiden, wobei sich jedoch insbesondere die Verteilungen von Heikertingeri und Heptapotamica überlappen. Die Whiskers zeigen Minimum und Maximum an.

2.12 ## 2.12 QQ-Plot (Quantildiagramm)

Während der Boxplot lediglich 3 (bzw. 5) Quantile gegenüberstellt, werden beim QQ-Plot deutlich mehr Quantile verglichen. Konkret werden für ausgewählte Anteile p die p-Quantile des y-Datensatzes gegen die p-Quantile des x-Datensatzes aufgetragen. Im Idealfall, dass die Verteilungen der Datensätze übereinstimmen, ergibt sich die Winkelhalbierende. Unterschiede schlagen sich in Abweichungen von der Winkelhalbierenden nieder. Gegeben seien also zwei Datensätze

$$x_1, \ldots, x_n \quad \text{und} \quad y_1, \ldots, y_m.$$

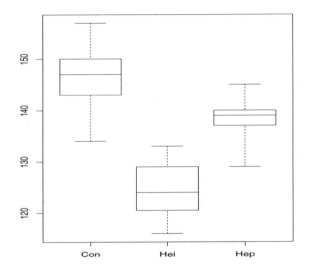

Abbildung 2.2. Boxplots der Breite des Aedeagus von 74 Fruchtfliegen (nach Spezies).

Gilt $n = m$, so verwendet man die p_i-Quantile mit

$$p_i = i/n, \qquad i = 1, \ldots, n,$$

welche gerade durch die Ordnungsstatistiken $x_{(i)}$ und $y_{(i)}$ gegeben sind. Man trägt also lediglich die geordneten Werte gegeneinander auf. Bei ungleichen Stichprobenumfängen verwendet man die p_i-Werte des kleineren Datensatzes und muss daher lediglich für den größeren Datensatz die zugehörigen Quantile berechnen. Zur Interpretation halten wir fest:

— In Bereichen, in denen die Punkte unterhalb der Winkelhalbierenden liegen, sind die y-Quantile kleiner als die x-Quantile. Die y-Verteilung hat daher mehr Masse bei kleinen Werten als die x-Verteilung.

— Liegen alle Punkte (nahezu) auf einer Geraden, so gehen die Datensätze durch eine lineare Transformation auseinander hervor: $y_i = ax_i + b$ bzw $x_i = (1/a)y_i - b/a$. Es liegt daher eine Lageverschiebung sowie eine Skalenänderung vor.

Die Abbildungen 2.3, 2.4 und 2.5 zeigen QQ-Plots für einige typische Situationen. Die x-Stichprobe ist jeweils dieselbe. Der Stichprobenumfang beträgt $n = 100$.

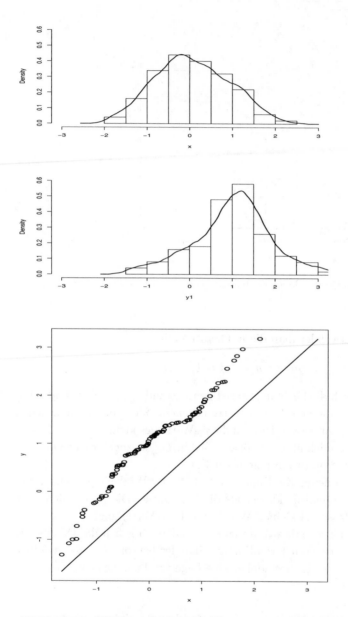

Abbildung 2.3: QQ-Plot und zugehörige Histogramme mit Kerndichteschätzungen bei einer Lageverschiebung.

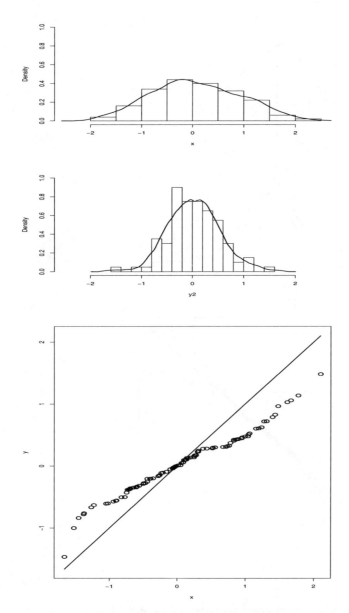

Abbildung 2.4. Auswirkung einer Skalenänderung auf Histogramme und QQ-Plot.

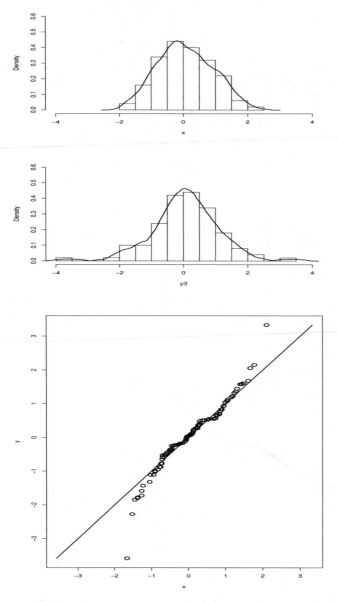

Abbildung 2.5: QQ-Plot bei Vergleich mit einer Verteilung, die mehr Masse in den Schänzen hat.

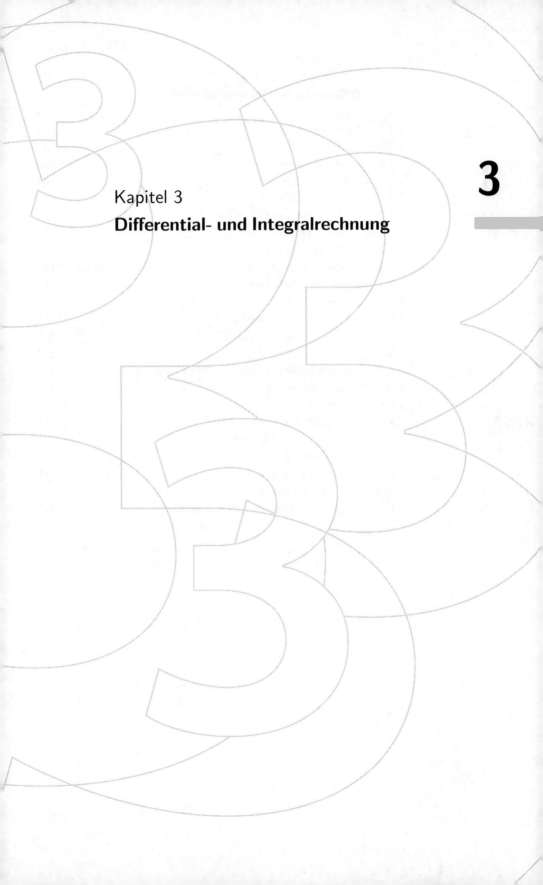

Kapitel 3

Differential- und Integralrechnung

3

3   **Differential- und Integralrechnung**

3 Differential- und Integralrechnung

3.1 Motivation

Im Rahmen einer biologischen Studie wurde die räumliche Verteilung der Allelfrequenz des Lap^{94}–Allels der Muschel Mytilus Edulis untersucht. Die Allelfrequenz ist hierbei die Auftretensrate eines Alells in einer Population. Die genaue Definition der erhobenen Variablen ist wie folgt:

x : „Abstand in östlicher Richtung von Southport, Conneticut (in Meilen)"

y : „Arkussinus der Allelfrequenz"

x kann also als Ortsvariable interpretiert werden. Es ist nahe liegend (aber nicht zwingend) anzunehmen, dass die Allelfrequenz eine „glatte" Funktion des räumlichen Abstandes x ist. „Glatt" soll hierbei zum Ausdruck bringen, dass sich die Allelfrequenz bei Variation von x nur kontinuierlich ändert und keine Knickstellen besitzt. Es stellen sich u.a. folgende Fragen:

— An welchen Orten ist die Allelfrequenz minimal/maximal?
— In welchen Bereichen erhöht bzw. erniedrigt sich die Allelfrequenz, wenn man sich in östlicher Richtung fortbewegt?
— Was kann man über das Krümmungsverhalten („Linkskrümmung" bzw. „Rechtskrümmung") sagen?

Antworten auf diese Fragen stellen eine wichtige Grundlage für die biologische Interpretation der beobachteten räumlichen Verteilung der Allelfrequenz dar. Die empirisch gewonnenen Daten legten den folgenden funktionalen Zusammenhang zwischen x und y nahe:

$$y = f(x) = 26.2232 - 0.9441 \cdot x + 0.042 \cdot x^2 - 0.00035 \cdot x^3, \qquad x \in [0, 70].$$

(Das hierbei angewandte statistische Verfahren können wir an dieser Stelle nicht näher besprechen.) Der Graph von f ist in Abbildung 3.1 dargestellt.

3.2 Differenzierbarkeit

Das obige Beispiel zeigt, dass oftmals nicht nur der Funktionswert $y = f(x)$ für vorgegebenes $x \in D$ interessiert, sondern die Veränderung der y-Werte bei Änderung der x-Werte. Man betrachtet daher das *Verhältnis* zwischen einem *y-Zuwachs*

$$\Delta y = f(x + \Delta x) - f(x)$$

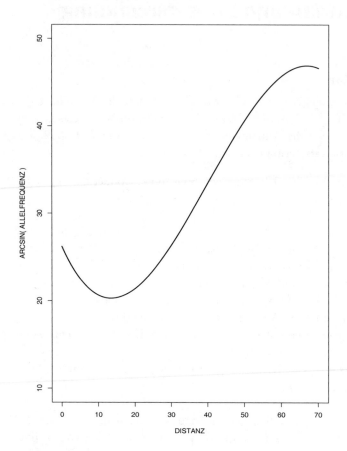

Abbildung 3.1. Allelfrequenz als Funktion des räumlichen Abstandes

und einem *x-Zuwachs* Δx im Punkt x, also die **Veränderungsrate (Diffe-renzenquotient)**

$$\frac{\Delta y}{\Delta x} = \frac{f(x + \Delta x) - f(x)}{\Delta x}.$$

Dies ist gerade die Steigung der Sekanten durch die Punkte $(x, f(x))$ und $(x + \Delta x, f(x + \Delta x))$ des Graphen von f. Insbesondere wenn x für eine numerische Größe - etwa die Zeit - steht, ist man daran interessiert, Δx gegen 0 streben zu lassen, also die Veränderungsrate $\Delta y/\Delta x$ für infinitesimal (unendlich) kleine x-Änderungen zu betrachten. Funktionen, bei denen $\Delta y/\Delta x$ für $\Delta x \to 0$ konvergiert, heißen differenzierbar. Bei einer differenzierbaren Funk-

tion konvergiert also die Sekanten-Steigung gegen die Tangenten-Steigung.
Präziser:

Eine Funktion $f : D \to \mathbb{R}$ heißt **im Punkt** $x \in D$ **differenzierbar** , wenn
der Grenzwert

$$f'(x) = \lim_{\Delta x \to 0} \frac{f(x + \Delta x) - f(x)}{\Delta x}$$

existiert. $f'(x)$ heißt dann **Ableitung von f im Punkt** x. Ist f in jedem
Punkt $x \in D$ differenzierbar, so heißt f **differenzierbar**. In diesem Fall
haben wir eine neue Funktion $f' : D \to \mathbb{R}$ definiert, die **Ableitung** von f.
Andere gängige Schreibweisen für die Ableitung sind:

$$y' \text{ und } \frac{df(x)}{dx}.$$

Erstere sollte nur verwendet werden, wenn die abhängige Variable x aus dem
Kontext hervorgeht.

Ist f in x_0 differenzierbar, so kann f für Argumente nahe dem Punkt x_0
durch eine *lineare Funktion* angenähert werden,

$$f(x_0 + \Delta x) \approx f(x_0) + f'(x_0)\Delta x.$$

Setzt man $x = x_0 + \Delta x$, so ist $\Delta x = x - x_0$ und man erhält die etwa gängigere
Formel

$$f(x) \approx f(x_0) + f'(x_0)(x - x_0),$$

die besagt, wie wir $f(x)$ näherungsweise aus Funktionswert $f(x_0)$ und Ableitung $f'(x_0)$ an der Stelle x_0 berechnen können.

Für elementare Funktionen prüft man die Differenzierbarkeit, indem man
direkt die Definition nachweist, also den Differenzen-Quotienten $\Delta y/\Delta x$ ausrechnet bzw. umformt und auf Konvergenz für $\Delta x \to 0$ untersucht.

Beispiel 3.2.1 Die Punkt-Steigungs-Form einer Geraden ist gegeben durch   3.2.1

$$f(x) = a \cdot x + b, \qquad x \in \mathbb{R},$$

mit Steigung a und y-Achsenabschnitt b. Der Differenzenquotient ist hier

$$\frac{f(x + \Delta x) - f(x)}{\Delta x} = \frac{a \cdot (x + \Delta x) + b - ax - b}{a} = a.$$

Also ist $f(x)$ differenzierbar mit Ableitung $f'(x) = a$. Dies gilt für alle $x \in \mathbb{R}$.

3.2.2   **Beispiel 3.2.2** Die Funktion $f : \mathbb{R} \to \mathbb{R}^+$, $f(x) = x^2$ ist differenzierbar mit $f'(x) = 2x$:

$$\begin{aligned}
\frac{\Delta y}{\Delta x} &= \frac{(x + \Delta x)^2 - x^2}{\Delta x} \\
&= \frac{x^2 + 2x\Delta x + (\Delta x)^2 - x^2}{\Delta x} \\
&= \frac{2x\Delta x + (\Delta x)^2}{\Delta x} \\
&= 2x + \Delta x \\
&\to 2x, \qquad \text{für } \Delta x \to 0.
\end{aligned}$$

Diese Rechnung ist für *jedes* $x \in \mathbb{R}$ richtig.

❷ 3.2.1 Erste Anwendungen

Wir wollen einige Beispiele besprechen, bei denen die Ableitung eine konkrete anschauliche Bedeutung hat.

3.2.3   **Beispiel 3.2.3** Ein Schlafmittel sollte die Eigenschaft haben, dass sich die Schlafdauer erhöht, wenn die Dosis gesteigert wird. Für einen gewissen Dosierungsbereich ist es sicher nicht ganz falsch, einen linearen Zusammenhang zu unterstellen. Ob das tatsächlich so ist, muss an Hand von empirischen Daten statistisch untersucht werden.

$$\text{SCHLAFDAUER} = \beta_0 + \beta_1 \cdot \text{DOSIS}$$

Hierbei ist β_0 der y-Achsenabschnitt und β_1 die Steigung. (Dies ist die in der Statistik gängige Notation). Später werden wir ein statistisches Verfahren kennen lernen, das die unbekannten Koeffizienten β_0 und β_1 bestmöglich aus einer Stichprobe schätzt. Zur Interpretation der Koeffizienten: β_0 gibt gerade die Schlafdauer an, wenn kein Schlafmittel verabreicht wird. Wird die Dosis um eine Einheit erhöht, so erhöht sich die Schlafdauer um β_1 Zeiteinheiten. β_1 erhalten wir ebenfalls, wenn wir nach der Variablen DOSIS differenzieren. Die 1. Ableitung ist hier also ganz anschaulich die Wirksamkeit des Schlafmittels.

3.2.4   **Beispiel 3.2.4** Denken wir uns ein Auto, das zur Zeit t am Ort $l(t)$ mit der Geschwindigkeit $v(t)$ fährt. In der Physik lernt man, dass zwischen Geschwindigkeit $v(t)$, zurückgelegtem Weg $\Delta l(t)$, benötigter Zeit Δt und Beschleunigung $a(t)$ folgende Gesetzmäßigkeiten gelten: Die Geschwindigkeit während $[t, t + \Delta t]$ ist der pro Zeiteinheit zurückgelegte Weg

$$v = \frac{\Delta l(t)}{\Delta t}, \qquad \Delta l(t) = l(t + \Delta t) - l(t).$$

Die Beschleunigung während $[t, t + \Delta t]$ ist die Geschwindigkeitsänderung pro Zeiteinheit

$$a = \frac{\Delta v(t)}{\Delta t}, \qquad \Delta v(t) = v(t + \Delta t) - v(t).$$

Dies sind Differenzenquotienten. Der Grenzübergang $\Delta t \to 0$ liefert Momentangeschwindigkeit $v(t)$ und Momentanbeschleunigung $a(t)$:

$$v(t) = l'(t) \qquad \text{und} \qquad a(t) = v'(t).$$

❯ 3.2.2 Ableitungsregeln

Im Folgenden seien f, g differenzierbare Funktionen und a, b reelle Zahlen.

Linearität:

$$(a \cdot f(x) + b \cdot g(x))' = a \cdot f'(x) + b \cdot g'(x)$$

Produktregel :

$$(f(x) \cdot g(x))' = f'(x)g(x) + f(x)g'(x)$$

Quotientenregel : Falls $g'(x) \neq 0$,

$$\left(\frac{f(x)}{g(x)} \right)' = \frac{f'(x)g(x) - f(x)g'(x)}{g(x)^2}$$

$$\frac{NA\mathcal{Z} - \mathcal{Z}AN}{N^2}$$

Kettenregel :

$$(f(g(x)))' = f'(g(x)) \cdot g'(x)$$

Beispiel 3.2.5 Die sog. Monome $f : \mathbb{R} \to \mathbb{R}$, $f(x) = x^n$, $n \in \mathbb{N}$, besitzen die Ableitung

$$f'(x) = n \cdot x^{n-1}.$$

3.2.5

Für $n = 1$ ist das offensichtlich richtig und für $n = 2$ haben wir es eben gerade durchgerechnet. Für allgemeines $n \geq 2$ ist:

$$
\begin{aligned}
(x^{n+1})' &= (x \cdot x^n)' \\
&= 1 \cdot x^n + x(n \cdot x^{n-1}) \\
&= (n+1) \cdot x^n.
\end{aligned}
$$

Mit der Ableitungsregel für die Monome $f(x) = x^n$ erhält man sofort die Ableitungsregel für Polynome: Ist

$$f(x) = a_n x^n + \cdots + a_1 x + a_0,$$

so folgt

$$f'(x) = na_n x^{n-1} + \cdots + a_2 x + a_1.$$

3.2.6   **Beispiel 3.2.6** Hier einige Beispiele für die Kettenregel:

1. Es sei $h(x) = (3x+2)^2$. Man erhält $h(x)$, indem man zunächst $y = g(x) = 3x + 2$ und dann $h(x) = f(y) = y^2$ ausrechnet. Also können wir schreiben: $h(x) = f(g(x))$. $h'(x)$ erhält man durch Anwenden der Kettenregel, indem man erst die äußere Funktion $(\ldots)^2$ ableitet und die innere Funktion $3x + 2$ einsetzt. Dann muss dieses Ergebnis noch mit der Ableitung der inneren Funktion $3x + 2$ (also mit 3) multipliziert werden.

$$h'(x) = 2 \cdot \underbrace{\underbrace{(3x+2)}_{=g(x)} \cdot \underbrace{3}_{=g'(x)}}_{=f'(g(x))} = 18x + 12.$$

2. Gegeben sei die Funktion

$$f(x) = e^{4x + \sin(x)}$$

Das Argument $4x + \sin(x)$ der Exponentialfunktion besitzt die Ableitung $4 + \cos(x)$. Somit ergibt sich nach der Kettenregel:

$$f'(x) = e^{4x + \sin(x)} \cdot (4 + \cos(x)).$$

Ableitung der Umkehrfunktion

Sei f differenzierbar in x und streng monoton in D mit $f'(x) \neq 0$. Dann ist f umkehrbar und es gilt:

$$(f^{-1})'(y) = \frac{1}{f'(x)} = \frac{1}{f'(f^{-1}(y))},$$

wobei $x = f^{-1}(y)$ (und $y = f(x)$).

Herleitung: Es gilt für alle x

$$f^{-1}(f(x)) = x.$$

Beide Seiten dieser Gleichung sind differenzierbare Funktionen. Folglich stimmt ihre Ableitung überein. Die Ableitung der rechten Seite ist offensichtlich 1. Die Ableitung der linken Seite berechnet man nach der Kettenregel:

$$\frac{d}{dx} f^{-1}(f(x)) = (f^{-1})'(\underbrace{f(x)}_{=y}) \cdot f'(x) = 1.$$

Auflösen nach $(f^{-1})'(y)$ liefert

$$(f^{-1})'(y) = \frac{1}{f'(x)}.$$

Nun setzt man noch $x = f^{-1}(y)$ ein:

$$(f^{-1})'(y) = \frac{1}{f'(f^{-1}(y))}.$$

Hier eine Tabelle der Ableitungen der wichtigsten elementaren Funktionen.

Name	$f(x)$	$f'(x)$
Quadrat	x^2	$2x$
n-te Potenz	x^n	nx^{n-1}
Logarithmus	$ln(x)$	$\frac{1}{x}$
Exponentialfunktion	$\exp(x)$	$\exp(x)$
Sinus	$\sin(x)$	$\cos(x)$
Cosinus	$\cos(x)$	$-\sin(x)$

3.3 Höhere Ableitungen

Ist eine Funktion $f(x)$ differenzierbar, so kann man $f'(x)$ bilden und fragen, ob $f'(x)$ wiederum differenzierbar ist. In diesem Fall heißt

$$f''(x) = (f'(x))' = \frac{d}{dx}f'(x)$$

zweite Ableitung von f nach x. Die erste Ableitung $f'(x)$ gibt an, wie die Funktion f steigt oder fällt: $f'(x)$ ist gerade die Steigung der Tangente an f im Punkt x. Als Funktion von x gibt also $f'(x)$ den Verlauf der Tangenten-Steigungen an. Folglich gibt $f''(x)$ an, ob die Tangenten-Steigungen steigen bzw. fallen, ob sich die Steigung also erhöht oder erniedrigt.

Beispiel 3.3.1 Gegeben sei die Funktion $f(x) = x^3 + x^2$. Dann ist

$$f'(x) = 6 \cdot x^2 + 2x$$

und

$$f''(x) = 2 \cdot x + 2.$$

Diesen Prozess kann man fortführen und auf diese Weise die n-te Ableitung von f definieren: Sie wird mit $f^{(n)}(x)$ bezeichnet. Ist $f^{(n-1)}$ differenzierbar, so definiert man

$$f^{(n)}(x) = (f^{n-1}(x))',$$

wobei $f^{(2)}(x) = f''(x)$ und $f^{(1)}(x) = f'(x)$.

3.4 Taylor-Entwicklung

Für viele praktische Anwendungen ist es vorteilhaft, eine Funktion $f(x)$ durch eine einfachere Funktion anzunähern. Hier bieten sich Polynome an, mit denen man noch recht gut rechnen kann. Der Satz von der Taylor-Entwicklung besagt, dass eine $(n + 1)$-mal differenzierbare Funktion in der Nähe eines Punktes x_0 durch ein Polynom der Form

$$p(x) = a_0 + a_1 \cdot (x - x_0) + a_2 \cdot (x - x_0)^2 + \cdots + a_n(x - x_0)^n$$

angenähert werden kann. Wie erhält man die Koeffizienten? Für viele Fragestellungen ist es sinnvoll zu verlangen, dass $p(x)$ an dem sog. Entwicklungspunkt x_0 denselben Funktionswert und auch dieselben Ableitungen (Steigungsmaß, Krümmung, ...) besitzt. Damit $p(x_0) = a_0$ gleich $f(x_0)$ ist, muss man

$$a_0 = f(x_0)$$

wählen. Als 1. Ableitung von $p(x)$ erhält man

$$p'(x) = a_1 + 2a_2 \cdot (x - x_0) + 3a_3(x - x_0)^2 + \cdots + na_n(x - x_0)^{n-1}$$

Damit $p'(x_0) = f'(x_0)$ gilt, muss also

$$a_1 = f'(x_0)$$

gelten. Die zweite Ableitung von $p(x)$ ist

$$p''(x) = 2a_2 + 6a_3 \cdot (x - x_0) + \cdots + n(n - 1)a_n(x - x_0)^{n-2}$$

Um $p''(x_0) = f''(x_0)$ zu gewährleisten, muss man also

$$a_2 = \frac{f''(x_0)}{2}$$

gelten. Setzt man dies fort, so sieht man, dass für den i-ten Koeffizient gilt:

$$a_{i+1} = \frac{f^{(i)}(x_0)}{i!}.$$

Hierbei ist $i! = i \cdot (i-1) \cdots \cdot 1$ die Fakultät von i. Wie gut ist diese Annäherung an $f(x)$? Hat der Punkt x höchstens einen Abstand ϵ vom Entwicklungspunkt x_0, d.h. $|x - x_0| < \epsilon$, so gilt:

$$|f(x) - p(x)| \leq K \frac{\epsilon^{n+1}}{(n+1)!},$$

wobei $K = \max_x |f^{(n+1)}(x)|$ $p(x)$ heißt auch n-tes Taylor-Polynom. Ist $f(x)$ eine Funktion, die man beliebig oft differenzieren kann, so dass die Taylor-Koeffizienten durch eine Konstante beschränkt sind, so konvergiert die Taylor-Reihe

$$f(x) = \sum_{n=0}^{\infty} \frac{f^{(n)}(x_0)}{n!} (x - x_0)^n$$

auf ganz $\mathbb{R}$.

Beispiel 3.4.1 Für die Exponentialfunktion $f(x) = e^x$ erhält man die Taylor-Koeffizienten zum Entwicklungspunkt $x_0 = 0$

$$a_{i+1} = \frac{f^{(i)}(0)}{i!} = \frac{1}{i!}$$

Somit lautet bspw. das Taylor-Polynom bis zum 4-ten Glied

$$p(x) = 1 + x + \frac{x^2}{2} + \frac{x^3}{6} + \frac{x^4}{24}.$$

Da alle Koeffizienten a_i nicht größer als 1 sind, konvergiert die Taylor-Reihe und wir erhalten die berühmte Reihendarstellung der Exponentialfunktion

$$e^x = \sum_{n=0}^{n} \frac{x^n}{n!}$$

3.4.1

Beispiel 3.4.2 Wir wollen das 2-te Taylor-Polynom der Funktion

$$f(x) = \frac{2x}{1+x}$$

um den Punkt $x_0 = 0.5$ bestimmen, also $f(x)$ in der Nähe von 0.5 durch ein quadratisches Polynom annähern. Die ersten drei Ableitungen von $f(x)$

3.4.2

lauten:

$$f'(x) = \frac{2(1+x) - 2x}{(1+x)^2} = \frac{2}{1+x} - \frac{2x}{(1+x)^2}$$

$$f''(x) = \frac{4x}{(1+x)^3} - \frac{4}{(1+x)^2}$$

$$f''(x) = \frac{12}{(1+x)^3} - \frac{12x}{(1+x)^4}$$

Dies liefert (Rundung auf drei Nachkommastellen)

$$a_1 = f'(0.5) = 0.889, \qquad \text{und} \qquad a_2 = \frac{f''(0.5)}{2} = -0.593.$$

Da $f(0.5) = 2/3$ erhalten wir

$$p(x) = 2/3 + 0.889 \cdot (x - 0.5) - 0.593 \cdot (x - 0.5)^2.$$

Da $f'''(x)$ für $x \geq 0$ sein Maximum in $x = 0$ mit $f'''(0) = 12$ annimmt, ist $K = 12$. Für Punkte x zwischen 0.25 und 0.75 ($\epsilon = 0.25$) erhält man daher als Fehlerschranke:

$$|f(x) - p(x)| \leq 12 \cdot \frac{0.25^3}{2 \cdot 3} = 0.03125$$

3.5 Optimierung von Funktionen

Vorgegeben sei eine Funktion $f : D \to \mathbb{R}$. Um ein Bild vor Augen zu haben, denken wir uns, dass f die Konzentration eines Stoffes in Abhängigkeit von der Zeit oder einer experimentell einstellbaren Größe wie der Temperatur angibt. Den Graphen von f kann man sich ganz anschaulich als Gebirge über den zugelassenen x-Werten (der Menge D) denken, die nun die Rolle der Koordinaten spielen. Es stellt sich die Frage, wo sich Berggipfel oder Täler befinden, und wie man dies der Funktion f (leicht) ansehen kann. Oftmals stellen die Koordinaten der höchsten (oder tiefsten) Punkte Optima dar. Ist im Eingangsbeispiel der Stoff ein Medikament, so ist der Zeitpunkt maximaler Konzentration gerade derjenige Zeitpunkt, an dem das Medikament optimal wirkt. Es ist anschaulich klar, dass die höchste Bergspitze dadurch charakterisiert ist, dass an allen anderen Punkten der zugehörige Funktionswert kleiner ist. Analog ist der tiefste Punkt charakterisiert. Mathematisch präziser:

Man sagt, f habe an der Stelle $x_0 \in D$ ein **absolutes Maximum**, wenn

$$f(x) \leq f(x_0), \qquad \forall x \in D.$$

f hat an der Stelle $x_0 \in D$ ein **absolutes Minimum**, wenn

$$f(x_0) \leq f(x), \qquad \forall x \in D.$$

Nun interessieren natürlich häufig nicht nur der höchste und tiefste Punkt, sondern auch die (u.U. vielen) anderen Bergspitzen und Talsohlen. Eine beliebige Bergspitze $f(x_0)$ an der Stelle x_0 ist zwar nicht dadurch charakterisiert, dass der Funktionswert dort maximal unter allen $x \in D$ ist, aber immerhin gibt es doch eine (kleine) Umgebung um x_0, so dass $f(x_0)$ dort herausragt. Präziser:

x_0 sei ein **innerer Punkt** des Definitionsbereichs D, d.h. kein Randpunkt. Ist etwa $D = (1, 5]$, so sind 1 und 5 Randpunkte. Die inneren Punkte sind durch $(1, 5)$ gegeben. f hat an der Stelle $x_0 \in D$ ein **relatives Maximum** (**lokales Maximum**), wenn ein $\delta > 0$ existiert, so dass

$$f(x) \leq f(x_0), \qquad \forall x \in D \text{ mit } |x - x_0| < \delta.$$

f hat an der Stelle $x_0 \in D$ ein **relatives Minimum** (**lokales Minimum**), wenn ein $\delta > 0$ existiert, so dass

$$f(x) \geq f(x_0), \qquad \forall x \in D \text{ mit } |x - x_0| < \delta.$$

Beispiel 3.5.1 Die Funktion $f : [-2, 2] \to \mathbb{R}$, $f(x) = x^2$ hat genau ein lokales Minimum bei $x_{\min} = 0$, das zugleich absolutes Minimum ist. Zudem hat f genau zwei absolute Maximum bei $x_{\max,1} = -2$ und $x_{\max,2} = 2$. Beide Punkte liegen am Rand des Definitionsbereichs $[-2, 2]$.

3.5.1

❯ 3.5.1 Notwendiges Kriterium

Sucht man die Extremstellen einer Funktion, so ist es i.d.R. ein sehr mühseliges Unterfangen, direkt die Funktion $f(x)$ zu betrachten. Man verwendet statt dessen das notwendige Kriterium (1. Ordnung), welches besagt, dass die Ableitung einer differenzierbaren Funktion in einem relativen Extremum 0 ist. Dann weiß man zumindest schon einmal, wo im Inneren des Definitionsbereichs überhaupt Extrema liegen können. Punkte, in denen die 1. Ableitung verschwindet, heißen auch **stationäre Punkte**.

Genauer: x_0 sei innerer Punkt und $f(x)$ in x_0 differenzierbar und habe dort ein relatives Extremum. Dann gilt:

$$f'(x_0) = 0.$$

Herleitung: f habe ein relatives Maximum. Es gelte

$$f(x) \leq f(x_0)$$

für alle x aus einem (kleinem) Intervall $[x_0 - \delta, x_0 + \delta]$ um x_0. Für $x > x_0$ ist dann der Differenzenquotient

$$\frac{f(x) - f(x_0)}{x - x_0} \leq 0.$$

Ist hingegen $x < x_0$, so sind Zähler und Nenner negativ, also ist der Differenzenquotient positiv. Beide Aussagen gelten auch im Grenzübergang $x \to x_0$, bei dem der Differenzenquotient gegen $f'(x_0)$ konvergiert. Aus $f'(x_0) \geq 0$ und $f'(x_0) \leq 0$ folgt jedoch $f'(x_0) = 0$. Die Argumentation verläuft im Falle eines Minimums ganz ähnlich.

Bestimmt man also Nullstellen der Ableitung $f'(x)$, so hat man Kandidaten für die Minima und Maxima an der Hand. Diese Nullstellen sind jedoch nicht in jedem Fall Extremstellen, wie das folgende Beispiel zeigt.

3.5.2

Beispiel 3.5.2 Zu bestimmen seien die Minima und Maxima der Funktion $f : [-2, 2] \to \mathbb{R}, \; f(x) = x^3$. Es gilt:

$$f'(x) = 3 \cdot x^2.$$

Aufsuchen der Nullstellen: Für $-2 \leq x \leq 2$ gilt:

$$f'(x) = 0 \Leftrightarrow x = 0.$$

Wie man sofort sieht, wenn man die Funktion x^3 zeichnet, ist $x_0 = 0$ allerdings weder ein Minimum noch ein Maximum. Diese liegen bei $x = -2$ bzw. $x = 2$.

❯ 3.5.2 Monotoniekriterium

Aus der Definition der Ableitung als Limes des Differenzen-Quotienten ist klar, dass die Ableitung $f'(x)$ Information über das Steigungsverhalten der Funktion beinhaltet.

Gilt $f'(x) \geq 0$ für $x \in [a, b]$, so ist f monton wachsend in $[a, b]$. Falls sogar $f'(x) > 0$ für $x \in [a, b]$ gilt, so ist f streng monoton wachsend. Gilt hingegen $f'(x) \leq 0$ für $x \in [a, b]$, so ist f monoton fallend. Für $f'(x) < 0$ ist f streng monoton fallend.

❯ 3.5.3 Hinreichendes Kriterium 1. Ordnung für Extrema

Kombiniert man das notwendige Kriterium „$f'(x_0) = 0$" mit dem Monotoniekriterium, so erhält man ein hinreichendes Kriterium für Maxima und Minima. An einem kritischen Punkt x_0 muss nämlich ein Minimum vorliegen, wenn das Vorzeichen von f' von − (fallend) nach + (steigend) wechselt. Aus einem umgekehrten Vorzeichenwechsel erkennt man ein Maximum.

In Kurzform:

x_0 Maximumstelle $\Leftrightarrow f'(x_0) = 0$ und Vorzeichenwechsel von f': $+$ nach $-$.

x_0 Minimumstelle $\Leftrightarrow f'(x_0) = 0$ und Vorzeichenwechsel von f': $-$ nach $+$.

3.6 Krümmungsverhalten

Was versteht man unter Krümmung? Unsere Anschauung sagt uns, das Dinge die gekrümmt sind, nicht gerade sind und eine Gerade nicht gekrümmt ist. Geraden besitzen eine konstante Ableitung f'. Hingegen ist die Funktion

$$f : [0, \infty) \to \mathbb{R}, \quad f(x) = x^2$$

gekrümmt. Dies erkennen wir daran, dass sich das *Steigungsverhalten* ständig *ändert*:

$$f'(x) = 2x$$

❯ 3.6.1 Motivation

Warum ist das Krümmungsverhalten wichtig? Bei der Untersuchung des Wachstums von biologischen Populationen, also deren zeitlicher Entwicklung, ist es von erheblichem Interesse zu wissen, ob sich an einem gegebenen Zeitpunkt t das Populationswachstum $f'(t)$ (die Geschwindigkeit) abflacht, konstant bleibt oder sogar noch zunimmt. Lineares Wachstum ist dadurch gekennzeichnet, dass $f'(t)$ konstant ist: Gilt für Koeffizienten $a, b \in \mathbb{R}$

$$f(t) = a + b \cdot t,$$

so ist $f'(t) = a$ für alle Zeitpunkte t. Bei quadratischem Wachstum,

$$f(t) = a + b \cdot t^2, \qquad b > 0$$

ist $f'(t) = 2b \cdot t$. In Abbildung 3.2 ist ein S-förmiger Wachstumsverlauf dargestellt, den wir später noch im Detail betrachten werden. Hier nimmt die Wachstumsrate zunächst zu, um dann abzuflachen. Der Populationsbestand nähert sich schließlich dem Wert 5 an. Der Wendepunkt, an dem die Wachstumskurve von einem konvexen Verlauf (superlineares Wachstum) in einen konkaven Verlauf (sublineares Wachstum) übergeht, ist natürlich von besonderem Interesse. Er kann als Umschlagpunkt angesehen werden, an dem sich die Vitalität der Population ändert.

❯ 3.6.2 Konkav und konvex

Konkave bzw. konvexe Funktionen sind solche Funktionen, bei denen sich das Krümmungsverhalten qualitativ nicht ändert.

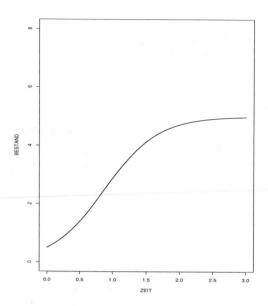

Abbildung 3.2. Ein S-förmiger Verlauf eines Populationswachstums.

Bei **konvexen** Funktionen liegt die Verbindungsstrecke zwischen zwei Punkten $(x_1, f(x_1))$ und $(x_2, f(x_2))$ stets oberhalb des Graphen. Bei **konkaven** Funktionen liegt sie stets unterhalb.

Ob eine Funktion konvex oder konkav ist, verrät die 1. Ableitung:

$f'(x)$ streng monoton wachsend $\Rightarrow f$ ist konvex.

$f'(x)$ streng monoton fallend $\Rightarrow f$ ist konkav.

Ob $f'(x)$ streng monton wachsend oder fallend ist, kann man an der zweiten Ableitung erkennen, sofern f zweimal differenzierbar ist.

$f''(x) > 0 \Rightarrow f'(x)$ streng monoton wachsend $\Rightarrow f$ konvex.

$f''(x) < 0 \Rightarrow f'(x)$ streng monoton fallend $\Rightarrow f$ konkav.

Diese Regeln sind hier etwas lax formuliert. Die Konvexitätsregel wollen wir noch einmal präziser formulieren:

Sei $f : I \to \mathbb{R}$ zweimal differenzierbar. Gilt

$$f''(x) > 0$$

für alle $x \in I$, dann ist die Steigung der Tangenten streng monoton wachsend, d.h. der Graph von f liegt oberhalb jeder Tangente: f ist konvex.

Fazit: Ist f zweimal differenzierbar, so beschreibt die zweite Ableitung also das Krümmungsverhalten: Ist $|f''(x)|$ groß, so ist f stark gekrümmt. Bei positivem Vorzeichen von f'' liegt Konvexität vor, bei negativem Konkavität.

❯ 3.6.3 Hinreichendes Kriterium 2. Ordnung für Extrema

Aus dem Krümmungsverhalten (konvex/konkav) kann man ein hinreichendes Kriterium für das Vorliegen einer Extremstelle (Minima/Maxima) herleiten. Hierzu nehmen wir an, dass f zweimal differenzierbar ist und das die zweite Ableitung $f''(x)$ stetig in x ist.

Hinreichendes Kriterium für ein lokales Minimum:

Gilt in einem Punkt x_0

$$f'(x_0) = 0 \qquad \text{und} \qquad f''(x_0) > 0,$$

so können wir zunächst folgendes schließen: x_0 ist ein stationärer Punkt (notwendiges Kriterium 1. Ordnung), d.h. die Tangente in x_0 verläuft parallel zur x-Achse. Da $f''(x_0) > 0$, gilt $f''(x) > 0$ auch in einer kleinen Umgebung von x_0. Also ist f in der Nähe von x_0 konvex. Dann muss x_0 ein lokales Minimum von f sein.

Hinreichendes Kriterium für ein lokales Maximum:

Gilt in einem Punkt x_0:

$$f'(x_0) = 0 \qquad \text{und} \qquad f''(x_0) < 0,$$

so folgt, dass x_0 ein lokales Maximum von f ist.

❯ 3.6.4 Wendepunkte

Unter einem **Wendepunkt** versteht man einen Punkt, an dem sich das Krümmungsverhalten ändert. Ein Wendepunkt ist also der Umschlagpunkt eines konvexen und eines konkaven Funktionsverlaufs.

In einem konvexen Bereich wächst die Ableitung $f'(x)$, in einem konkaven Bereich fällt $f'(x)$ mit wachsendem x. An einem Wendepunkt von einem konvexen zu einem konkaven Bereich hat $f'(x)$ also ein *Maximum*. Genauso besitzt $f'(x)$ ein Minimum in Wendepunkten von einem konkaven zu einem konvexen Bereich.

Wenden wir das notwendige Kriterium 1. Ordnung auf $f'(x)$ an, so sehen wir, dass die zweite Ableitung von f in einem Wendepunkt x_0 verschwindet:

$$f''(x_0) = 0.$$

Wenden wir das hinreichende Kriterium 2. Ordnung auf f' an, so folgt, dass f in x_0 einen Wendepunkt besitzt, wenn

$$f''(x_0) = 0 \qquad \text{und} \qquad f'''(x_0) \neq 0.$$

Es liegt ein konkav/konvex-Wendepunkt vor, wenn $f'''(x_0) > 0$ (Minimum von f'). Gilt hingegen $f'''(x_0) < 0$, so liegt ein konvex/konkav-Wendepunkt vor.

3.7 Statistische Anwendungen der Optimierung

Wir wollen die Überlegungen zur Minimierung bzw. Maximierung von Funktionen auf einige statistische Beispiele anwenden.

Anwendung 1: Das arithmetische Mittel minimiert die Summe der Abstandsquadrate

$$Q(m) = (x_1 - m)^2 + (x_2 - m)^2 + \cdots + (x_n - m)^2.$$

Die Funktion Q ist als Summe von differenzierbaren Funktionen der Form $f(x) = (x - m)^2$ differenzierbar. Es gilt:

$$Q'(m) = -2(x_1 - m) - 2(x_2 - m) - \cdots - 2(x_n - m).$$

Ist m^* ein Minimum von Q, so gilt nach dem notwendigen Kriterium 1. Ordnung:

$$Q'(m^*) = 0$$

Wir stellen also die Gleichung $Q'(m^*) = 0$ auf und versuchen, diese nach m^* aufzulösen:

$$Q'(m^*) = 0 \Leftrightarrow -2(x_1 + \cdots + x_n) + 2nm^* = 0$$

Dies ist äquivalent zu

$$m^* = \frac{1}{n} \sum_{i=1}^{n} x_i = \overline{x}.$$

Es ist noch zu überprüfen, ob $m^* = \overline{x}$ tatsächlich ein Minimum ist. Nach dem hinreichenden Kriterium 2. Ordnung genügt es, $Q''(\overline{x}) > 0$ nachzuweisen. Die zweite Ableitung von Q ist gegeben durch

$$Q''(m) = 2n,$$

also konstant (in der Variablen m) und positiv, da $n \geq 1$. Also folgt, dass $\overline{x}$ das eindeutig bestimmte Minimum ist.

Anwendung 2: Der empirische Median minimiert die Funktion

$$Q(m) = |x_1 - m| + |x_2 - m| + \cdots + |x_n - m|.$$

$Q(m)$ ist eine Polygonzug mit Knickstellen in $x_1, \ldots, x_n$. $Q(m)$ ist überall stetig und bis auf die Stellen $m = x_1, \ldots, x_n$ differenzierbar. Ist $x_i = m$, so taucht der i-te Summand nicht in der Summe auf. Für die übrigen Summanden gilt entweder $x_i < m$, d.h. $|x_i - m| = -x_i + m$, oder $x_i > m$, d.h. $|x_i - m| = x_i - m$. Im ersten Fall ist die Ableitung nach m gerade $+1$, im zweiten -1. Die Ableitung der Summe ist daher gerade

$$Q'(m) = \text{Anzahl der } x_i \text{ mit } x_i < m \quad - \quad \text{Anzahl der } x_i \text{ mit } x_i > m$$

$Q'(m)$ ist stückweise konstant mit Sprüngen der Höhe 2. Für $m < x_{(1)}$ ist $Q'(m) = -n$, für $x_{(1)} < m < x_{(2)}$ ist $Q'(m) = 1 - (n-1) = -n + 2$, usw. Also:

$$Q'(m) = -n + 2i, \qquad \text{wenn} \quad x_{(i)} < m < x_{(i+1)}.$$

Ist n gerade, so ist $Q'(m) = 0$ für alle m mit $x_{(n/2)} < m < x_{(n/2+1)}$. In diesem Fall gibt es kein eindeutiges Minimum. Ist n ungerade, so gibt es kein m mit $Q'(m) = 0$. Für $i = (n+1)/2$ (also $x_{(\frac{n+1}{2})} < m < x_{(\frac{n+1}{2}+1)}$) ist $Q'(m) = 1$, für $i = (n+1)/2 - 1 = (n-1)/2$ (also $x_{(\frac{n-1}{2})} < m < x_{(\frac{n+1}{2})}$) ist $Q'(m) = -1$. $Q(m)$ springt also an der Stelle $x_{(\frac{n+1}{2})}$ vom Negativen ins Positive. Folglich ist $x_{(\frac{n+1}{2})}$ das eindeutig bestimmte Minimum von $Q(m)$.

Somit minimiert also der empirische Median die Zielfunktion $Q(m)$. Die von uns verwendete Definition ist die übliche Konvention, um den Begriff des Medians bei einer geraden Anzahl von Beobachtungen eindeutig zu machen.

3.8 Partielle Ableitung

Mitunter hat man es mit Funktionen zu tun, die von mehreren Variablen abhängen, etwa von zwei Variablen x und y:

$$z = f(x, y) \qquad f : D_1 \times D_2 \to \mathbb{R}.$$

Zum Beispiel kann bei einer chemischen Reaktion z die Menge des Reaktionsprodukts bezeichnen, die von der Menge x einer eingesetzten Substanz abhängt. Zusätzlich wird die Reaktion aber durch eine Variable bestimmt, welche z.B. die Bedingungen des Experiments beschreibt, sagen wir, die Temperatur y. Dann ist es sinnvoll, für festes $y = y_0$ die Ableitung von $z = f(x, y_0)$ nach x zu betrachten, also danach zu fragen, wie sich die Menge $f(x, y_0)$ ändert, wenn bei fest gewählter Temperatur y_0 die eingesetzte Menge x variiert wird.

Formal ausgedrückt betrachten wir hier Funktionen, deren Funktionswert von einem Vektor (x, y) abhängt. Einige Elemente der Vektorrechnung sind im letzten Kapitel dargestellt. An dieser Stelle beschränken wir uns auf die

Erläuterung einiger weniger wichtiger Eigenschaften von solchen Funktionen, die auch ohne vertiefte Kenntnisse in Vektor- und Matrizenrechnung zu verstehen sind.

$f(x, y)$ heißt im Punkt (x_0, y_0) partiell nach x differenzierbar, wenn der Grenzwert

$$\frac{\partial f(x_0, y_0)}{\partial x} = \lim_{\Delta x \to 0} \frac{f(x_0 + \Delta x, y_0) - f(x_0, y_0)}{\Delta x}$$

existiert. Analog heißt f im Punkt (x_0, y_0) partiell nach y differenzierbar, wenn der Grenzwert

$$\frac{\partial f(x_0, y_0)}{\partial y} = \lim_{\Delta y \to 0} \frac{f(x_0, y_0 + \Delta y) - f(x_0, y_0)}{\Delta y}.$$

Man fasst die partiellen Ableitungen zum **Gradienten** von f zusammen:

$$\nabla f(x_0, y_0) = (\frac{\partial f(x_0, y_0)}{\partial x}, \frac{\partial f(x_0, y_0)}{\partial x}).$$

Man kann nun den Gradienten wiederum als Funktion auffassen und schreibt dann $\nabla f(x, y)$.

Der Gradient besitzt eine einfache geometrische Interpretation: Zeichnet man die Funktion $f(x, y)$ als Gebirge über der (x, y)-Ebene und den Gradienten als Pfeil vom Ursprung zu dem Punkt $\nabla f(x, y)$, so fällt auf, dass der Gradient stets in Richtung des steilsten Anstiegs des Gebirges zeigt. Man kann zeigen, dass dies immer so ist.

3.8.1

Beispiel 3.8.1 Es sei $f : [0, \infty) \times [0, \infty) \to \mathbb{R}$ definiert durch

$$f(x, y) = (x - 1)^2 + (y - 2)^2$$

Dann ist

$$\frac{\partial f(x, y)}{\partial x} = 2(x - 1),$$

da der Term $(y - 2)^2$ bei Berechnung der partiellen Ableitung nach x als Konstante aufzufassen ist, deren Ableitung Null ist. Genauso erhält man

$$\frac{\partial f(x, y)}{\partial y} = 2(y - 2)$$

Also ist der Gradient gegeben durch

$$\nabla f(x, y) = (2(x - 1), 2(y - 2))$$

Beispiel 3.8.2 In Erweiterung von Beispiel 3.2.3 sei angenommen, dass die   3.8.2
Schlafdauer ebenfalls linear vom Alter abhängt.

$$\text{SCHLAFDAUER} = \beta_0 + \beta_1 \cdot \text{DOSIS} + \beta_2 \cdot \text{ALTER}.$$

Da alte Menschen tendenziell weniger Schlaf benötigen als junge, sollte β_2
negativ sein. Partielles differenzieren liefert:

$$\frac{\partial \text{SCHLAFDAUER}}{\partial \text{DOSIS}} = \beta_1,$$
$$\frac{\partial \text{SCHLAFDAUER}}{\partial \text{ALTER}} = \beta_2.$$

Angenommen, der Effekt des Schlafmittels hängt ebenfalls linear vom Alter
ab. Wir ersetzen also β_1 durch $\beta_1 + \alpha_1 \cdot \text{ALTER}$:

$$\text{SCHLAFDAUER} = \beta_0 + (\beta_1 + \alpha_1 \cdot \text{ALTER}) \cdot \text{DOSIS} + \beta_2 \cdot \text{ALTER},$$
$$= \beta_0 + \beta_1 \cdot \text{DOSIS} + \alpha_1 \cdot \text{DOSIS} \cdot \text{ALTER} + \beta_2 \cdot \text{ALTER}.$$

Der zusätzlich auftretenden Term $\alpha_1 \cdot \text{DOSIS} \cdot \text{ALTER}$ beschreibt die Wechselwirkung zwischen Dosis und Alter. Auf jeder Altersstufe ist der Effekt
unterschiedlich, sofern der Koeffizient $\alpha_1 \neq 0$ ist. Man spricht dann auch von
einem Effektmodifizierer. In diesem Fall kann der sog. Haupteffekt $\alpha_1 \cdot \text{DOSIS}$
nicht allein interpretiert werden. Beide partiellen Ableitungen

$$\frac{\partial \text{SCHLAFDAUER}}{\partial \text{DOSIS}} = \alpha_0 + \alpha_1 \cdot \text{ALTER},$$
$$\frac{\partial \text{SCHLAFDAUER}}{\partial \text{ALTER}} = \beta_2 + \alpha_1 \cdot \text{DOSIS}.$$

sind nun Funktionen der jeweils anderen Variable. Solche Wechselwirkungen
können durch statistische Tests im Rahmen der Varianz- und Regressionsanalyse aufgedeckt werden.

3.8.1 Optimierung
Wir wollen nur kurz notwendige und hinreichende Kriterien für relative Extrema von Funktionen mehrerer Veränderlicher notieren. Wir beschränken
uns wiederum auf den Fall von zwei Variablen.
Ist (x_0, y_0) ein relatives Extremum von $f(x,y)$, so gilt

$$\frac{\partial f(x_0, y_0)}{\partial x} = 0 \quad \text{und} \quad \frac{\partial f(x_0, y_0)}{\partial y} = 0,$$

d.h. der Gradient $\nabla f(x_0, y_0)$ von f ist im Punkt (x_0, y_0) Null. Allgemeiner nennt man jeden Punkt (x_0, y_0) mit $\nabla f(x_0, y_0) = (0,0)$ einen **stationären Punkt**. Stationäre Punkte sind Kandidaten für die relativen Extrema von $f(x, y)$.

3.8.3 **Beispiel 3.8.3** Für die Funktion $f(x, y)$ aus Beispiel 3.8.1 gilt

$$\nabla f(x, y) = (2(x - 1), 2(y - 2)) = (0, 0),$$

genau dann, wenn $x = 1$ und $y = 2$. Also ist $(1, 2)$ ein stationärer Punkt von $f(x, y)$.

Aus der partiellen Differenzierbarkeit folgt i.a. nicht die Stetigkeit. Ein Gegenbeispiel ist die Funktion

$$f(x, y) = \begin{cases} \frac{xy}{x^2 + y^2}, & (x, y) \neq (0, 0) \\ 0, & (x, y) = (0, 0) \end{cases}$$

Die Stetigkeit folgt aber, wenn die partiellen Ableitungen beschränkt sind. Man kann nun jede der beiden partiellen Ableitungen hernehmen und untersuchen, ob sie partiell nach x bzw. y differenzierbar sind. Ist dies der Fall, so erhält man vier partielle Ableitungen 2. Ordnung.

$$\frac{\partial^2 f}{\partial x^2} = \frac{\frac{\partial f(x,y)}{\partial x}}{\partial x}, \qquad \frac{\partial^2 f}{\partial x \partial y} = \frac{\frac{\partial f(x,y)}{\partial x}}{\partial y}$$

$$\frac{\partial^2 f}{\partial y \partial x} = \frac{\frac{\partial f(x,y)}{\partial y}}{\partial x}, \qquad \frac{\partial^2 f}{\partial y^2} = \frac{\frac{\partial f(x,y)}{\partial y}}{\partial y}$$

Man fasst diese partiellen Ableitungen zweiter Ordnung in der **Hessematrix** zusammen:

$$Hf(x, y) = \begin{bmatrix} \frac{\partial^2 f}{\partial x^2} & \frac{\partial^2 f}{\partial x \partial y} \\ \frac{\partial^2 f}{\partial y \partial x} & \frac{\partial^2 f}{\partial y^2} \end{bmatrix}$$

Für Funktionen von zwei Veränderlichen gibt es ebenfalls eine Taylor - Entwicklung, die nun ein Polynom in den *zwei* Variablen x und y ist. Um die Notation zu vereinfachen bezeichnen wir für einen festen Punkt (x_0, y_0) die Hessematrix mit $H = \begin{bmatrix} a & b \\ c & d \end{bmatrix}$. Die Taylor-Approximation $P(x, y)$ der Ordnung 2 von $f(x, y)$ im Punkt (x_0, y_0) ist

$$P(x, y) = f(x_0, y_0) + \frac{\partial f(x_0, y_0)}{\partial x} \cdot (x - x_0) + \frac{\partial f(x_0, y_0)}{\partial x} \cdot (x - x_0) + q(x - x_0, y - y_0),$$

wobei

$$q(x,y) = ax^2 + (c+d)xy + dy^2.$$

$q(x,y)$ bestimmt sich also aus den Einträgen der Hessematrix. Ist (x_0, y_0) ein Extremum, so verschwinden die partiellen Ableitungen. Dadurch reduziert sich die Taylor-Approximation auf $P(x,y) = q(x - x_0, y - y_0)$ mit $P(x_0, y_0) = q(0,0) = 0$. Das Verhalten von $q(x,y)$ bestimmt das Verhalten von $f(x,y)$ in der Nähe eines stationären Punkts.

Hieraus kann man ein **hinreichendes Kriterium** für das Vorliegen eines Minimums bzw. Maximums herleiten:

1. Gilt $q(x,y) > 0$ für alle $(x,y) \neq (0,0)$, (q *positiv definit*), so hat $f(x,y)$ im Punkt (x_0, y_0) ein relatives (lokales) Minimum.

2. Gilt $q(x,y) < 0$ für alle $(x,y) \neq (0,0)$, (q *negativ definit*), so hat $f(x,y)$ im Punkt (x_0, y_0) ein relatives (lokales) Maximum.

3.9 Motivation und Definition des Integrals

In vielen Wissenschaften spielen Konzentrationen eine wichtige Rolle. Prinzipiell ist eine Konzentration oder Dichte definiert durch

$$\text{Konzentration} = \frac{\text{Menge}}{\text{Volumen}},$$

wobei Menge und Volumen geeignet zu messen sind. Man ist etwa daran interessiert zu untersuchen, wie sich Industrie und Bevölkerung räumlich konzentrieren (Verstädterung), welche Alkoholkonzentration im Blut zu welchen Einschränkungen führt oder welche Konzentration eines Luftschadstoffs gesundheitlich bedenklich ist.

Wir wollen zunächst annehmen, dass sich die Konzentration im Zeitablauf nicht ändert:

$$f : \quad \text{Konzentration des Schadstoffs in der Luft}$$

Oftmals ist die Aufnahme von Schadstoffen durch Organismen näherungsweise proportional zur Konzentration in der Luft und proportional zur verstrichenen Zeit: Man stelle sich vor, dass ein Teil der Luft-Schadstoffe in den Organismus eindringt (i.d.R. durch die Lunge), und dass umso mehr aufgenommen wird, je höher die Konzentration in der Luft ist. Somit ist die Gesamtaufnahme durch den Organismus während eines Zeitintervalls $[a, b]$ näherungsweise

$$\alpha \cdot f \cdot (b - a),$$

mit einer Proportionalitätskonstante α. Um die Darstellung nicht unnötig zu erschweren, wollen wir annehmen, dass $\alpha = 1$ ist. Als sinnvolles Maß für die Schädigung betrachten wir also

$$S(a,b) = f \cdot (b - a).$$

Geometrisch ist $S(a,b)$ die *Fläche* eines Rechtecks der Höhe f über dem Intervall $[a,b]$.

Es ist nun i.d.R. unrealistisch anzunehmen, dass die Konzentration nicht von der Zeit abhängt. f wird somit zu einer Funktion der Zeit t:

$$f(t): \quad \text{Konzentration zur Zeit } t.$$

Es stellt sich die Frage, wie die Gesamtaufnahme S berechnet werden kann. Ist f stückweise konstant (sog. Treppenfunktion), ist also die Konzentration während gewisser Perioden konstant aber für unterschiedliche Perioden verschieden, so können wir $S(a,b)$ durch einfache Summation der entsprechenden Rechtecksflächen berechnen.

Formal: $[a,b]$ wird in n Teilintervalle $[a_i, b_i]$ zerlegt, auf denen f konstant ist

$$f(t) = f_i \quad \text{wenn } t \in [a_i, b_i], \quad i = 1, \ldots, n.$$

Dann ist

$$S(a,b) = f_1 \cdot (b_1 - a_1) + \cdots + f_n \cdot (b_n - a_n) = \sum_{i=1}^{n} f_i \cdot (b_i - a_i).$$

Es ist intuitiv klar, dass wir die Schadstoffaufnahme für allgemeinere Funktionen erhalten, wenn wir die Fläche zwischen der Funktion $f(t)$ und der Zeitachse zwischen den Punkten a und b bestimmen. Die Idee ist, $f(t)$ durch eine Treppenfunktion anzunähern, so dass die gesuchte Fläche durch die Summe von Rechteckflächen angenähert werden kann. Approximierende Treppenfunktionen erhält man hierbei, indem man f auf kleinen Teilintervallen durch eine konstanten Wert ersetzt. Funktioniert diese Konstruktion in dem Sinne, dass die Folge der aufsummierten Rechteckflächen gegen einen festen Grenzwert konvergiert, und zwar unabhängig von der konkreten Konstruktion der approximierenden Treppenfunktion, so heißt f integrierbar und der Grenzwert das Integral über f von a bis b:

$$S(a,b) = \int_a^b f(t)\, dt.$$

Wir wollen nun noch die Konstruktion ein klein wenig genauer beschreiben: Zunächst zerlegen wir das Intervall $[a,b]$ in n kleine Teilintervalle $[t_k, t_{k+1}]$, $k = 0, \ldots, n$. Hierbei heißen $t_0 < t_1 < \cdots < t_n$ Stützstellen. Sie sollen so gewählt sein, dass die Breite aller Teilintervalle gegen 0 strebt, wenn die Anzahl n der Teilintervalle gegen ∞ strebt. Als Höhe der Rechtecke über dem k-ten Teilintervall wählen wir den Funktionswert $f(s_k)$ irgendeines Punktes s_k aus dem k-ten Teilintervall. Dann ist

$$S_n(a,b) = \sum_{k=0}^{n-1} f(s_k) \cdot (t_{k+1} - t_k)$$

eine Annäherung an die gesuchte Fläche $S(a,b)$.

Das **Integral** von f über dem Intervall $[a,b]$ ist nun definiert durch

$$\int_a^b f(t)\, dt = \lim_{n\to\infty} S_n(a,b),$$

sofern dieser Grenzwert existiert. t heißt **Integrationsvariable**. Das Integral existiert insbesondere dann, wenn f auf $[a,b]$ stetig oder zumindest stückweise stetig ist. (Stückweise stetig heißt, dass man das Intervall $[a,b]$ so zerlegen kann, dass f auf den Teilintervallen stetig ist).

Man vereinbart noch

$$\int_b^a f(t)\, dt = -\int_a^b f(t)\, dt.$$

Rechenregeln

Die folgenden lassen sich anschaulich leicht nachvollziehen.

Seien $f, g : D \to \mathbb{R}$ zwei integrierbare Funktionen mit $a, b \in D$. Ferner sei $c \in R$. Dann gilt:

(1) Konstante Faktoren des Integranden, die nicht von der Integrationsvariable abhängen, können vor das Integral gezogen werden.

$$\int_a^b c \cdot f(t)\, dt = c \cdot \int_a^b f(t)\, dt.$$

(2) Ist der Integrand eine Summe von zwei Funktionen, so kann man die Integrale einzeln ausrechnen und dann aufsummieren (Linearität):

$$\int_a^b (f(t) + g(t))\, dt = \int_a^b f(t)\, dt + \int_a^b g(t)\, dt$$

(3) Für jedes c zwischen a und b gilt:

$$\int_a^b f(t)\, dt = \int_a^c f(t)\, dt + \int_c^b f(t)\, dt.$$

Eigenschaften (Flächenabschätzungen)

(1) Gilt $f(x) \leq g(x)$ für alle $x \in [a,b]$, so folgt

$$\int_a^b f(x)\,dx \leq \int_a^b g(x)\,dx.$$

(2) Gilt $f(x) \leq K$ für alle $x \in [a,b]$, so folgt

$$\left| \int_a^b f(x)\,dx \right| \leq \int_a^b |f(x)|\,dx \leq K(b-a).$$

3.10 Hauptsatz der Integralrechnung

3.10

Es stellt sich die Frage, wie man für eine vorgegebene Funktion $f(t)$ das Integral $\int_a^b f(t)\,dt$ ausrechnen kann, ohne explizit die Fläche durch Rechtecke annähern zu müssen.

Wir wollen uns in diesem Abschnitt überlegen, dass diese Frage positiv beantwortet werden kann, wenn man eine sog. **Stammfunktion** $F(t)$ von $f(t)$ kennt. Dann folgt:

$$\int_a^b f(t)\,dt = F(t)\Big|_a^b = F(b) - F(a).$$

Unter einer Stammfunktion von f versteht man jede Funktion F mit

$$F'(t) = f(t).$$

Eine Stammfunktion ist nur eindeutig bis auf eine Konstante, da die Ableitung einer Konstanten gerade 0 ist.

Durch diese Regel können wir alle Integrale berechnen, deren Integrand sich als Ableitung einer uns bekannten Funktionen ergibt.

3.10.1

Beispiel 3.10.1 Hier eine Reihe von Beispielen:

1. Es gilt $(x^2)' = 2x$. Also ist x^2 eine Stammfunktion von $2x$.

$$\int_1^2 2x\,dx = x^2\Big|_1^2 = 2^2 - 1^2 = 3.$$

2. Es gilt $(x^4)' = 4x^3 \Leftrightarrow (\frac{1}{4}x^4)' = x^3$. Also ist $\frac{1}{4}x^4$ eine Stammfunktion von x^3.

$$\int_1^2 x^3\,dx = \frac{1}{4}x^4\Big|_1^2 = (2^4 - 1^4)/4 = 15/4.$$

3. Es gilt $\frac{d}{dx}e^{4x} = 4e^{4x}$. Also ist e^{4x} eine Stammfunktion von $4e^{4x}$.

$$\int_0^1 4e^{4x}\,dx = e^{4x}\Big|_0^1 = e^4 - 1 \approx 53.5982.$$

Dieses Ergebnis und eine weiteres über den Zusammenhang zwischen der Integration bis zu einer variablen oberen Grenze und der Stammfunktion des Integranden firmiert unter dem Namen

Hauptsatz der Integralrechnung:

Es sei $f : [a, b] \to R$ eine stetige Funktion und $t_0 \in [a, b]$. Dann gilt:

(a) Für jede Stammfunktion F von f gilt:

$$\int_a^b f(t)\,dt = F(x)\Big|_a^b = F(b) - F(a)$$

(b) Eine spezielle Stammfunktion von f ist gegeben durch

$$F(t) = \int_{t_0}^t f(s)\,ds,$$

genannt **Integralfunktion**. Es gilt insbesondere:

$$\frac{d}{dt}\int_{t_0}^t f(s)\,ds = f(t).$$

(Ist die obere Grenze eines Integrals eine Variable, die nicht im Integranden auftritt, so ist die Ableitung des Integrals nach dieser oberen Grenze gleich dem Integranden.) In diesem Sinne kehrt die Integration die Differentiation um: Ableiten der Integralfunktion nach der variablen oberen Grenze liefert die Ausgangsfunktion.

3.11 Integrationsregeln

❯ 3.11.1 Partielle Integration

Motivation: Die Funktion

$$f(x) = x \cdot e^{-x}, \qquad x \geq 0,$$

wobei x als Zeit interpretiert wird, eignet sich gut als Modell für den zeitlichen Verlauf für die Konzentration von Wirkstoffen im Blut. Der Graph von f zeigt folgendes Verhalten: Die Funktion wächst zunächst (für kleine x) wie die Funktion $g(x) = x$ (Aufbau der Konzentration im Blut), der Anstieg flacht sich jedoch dann ab, und für $x \to \infty$ gilt schließlich $f(x) \to 0$ (Abbau des Wirkstoffs im Laufe der Zeit). Die im Blut befindliche Wirkstoffmenge zwischen den Zeitpunkten a und b ist dann gegeben durch

$$\int_a^b xe^{-x}dx.$$

Wie können wir dieses Integral berechnen?

Sind $F(x)$ und $f(x)$ zwei Funktionen und gilt

$$F'(x) = f(x),$$

so ist F eine Stammfunktion von $f(x)$ und man kann Integrale über f vermöge F ausrechnen:

$$\int_a^b f(x)\,dx = F(b) - F(a).$$

Ist nun F eine kompliziertere Funktion, z.B. ein Produkt von zwei anderen Funktionen, so können wir eine Ableitungsregel wie die Produktregel anwenden, um $F'(x)$ zu berechnen. Hieraus leiten sich Integrationsregeln ab. Die zur Produktregel

$$\frac{d}{dx}f(x)g(x) = f'(x)g(x) + f(x)g'(x)$$

gehörende Integrationsregel heißt **partielle Integration**. Hierzu lesen wir die Produktregel wie folgt:

$f(x)g(x)$ ist eine Stammfunktion von $f'(x)g(x) + f(x)g'(x)$.

Also:

$$\int_a^b [f'(x)g(x) + f(x)g'(x)]dx = f(b)g(b) - f(a)g(a).$$

Das Integral auf der linken Seite schreiben wir als Summe der beiden Integrale $\int_a^b f'(x)g(x)dx$ und $\int_a^b f(x)g'(x)dx$ und lösen nach dem ersten Integral auf:

$$\int_a^b f'(x)g(x)\,dx = f(x)g(x)\big|_a^b - \int_a^b f(x)g'(x)dx.$$

Diese Integrationsregel besagt also: Man kann ein Integral über $f'(x)g(x)$ auszurechnen, wenn man ein Integral über $f(x)g'(x)$ ausrechnen kann. g wird abgeleitet und f' integriert. Mitunter benötigt man einiges Geschick, diese Regel so anzuwenden, dass das Integrieren möglich oder zumindest einfacher wird.

Beispiel 3.11.1 Zu berechnen sei $\int_a^b x e^{-x}\, dx$. Integrale über x bzw. e^{-x} sind
leicht zu lösen, aber als Produkt?
1. Ansatz:

$$f'(x) = x, \quad g(x) = e^{-x}$$

Dann ist $f(x) = x^2/2$ und $g'(x) = -e^{-x}$. Also:

$$\int_a^b x e^{-x} dx = x e^{-x}\Big|_a^b + \frac{1}{2}\int x^2 e^{-x}\, dx.$$

Der Integrand sieht jetzt sogar noch unhandlicher aus.
2. Ansatz:

$$g(x) = x, \quad f'(x) = e^{-x}$$

Dann ist $g'(x) = 1$ und $f(x) = -e^{-x}$. Also:

$$
\begin{aligned}
\int_a^b x e^{-x}\, dx &= x e^{-x}\Big|_a^b + \int_a^b e^{-x}\, dx \\
&= b e^{-b} - a e^{-a} + (e^{-b} - e^{-a})
\end{aligned}
$$

❯ **3.11.2 Substitutionsregel**
Kann ein Integral in der Form

$$\int_a^b f(g(x))g'(x)\, dx$$

geschrieben werden und kennt man eine Stammfunktion $F(x)$ von $f(x)$, so
gilt:

$$\int_a^b f(g(x))g'(x)\, dx = F(g(b)) - F(g(a)) = F\big|_{g(a)}^{g(b)},$$

d.h. $F(g(x))$ ist eine Stammfunktion von $f(g(x))g'(x)$. Dies ergibt sich unmittelbar aus der Kettenregel der Differentiation:

$$F(g(x))' = F'(g(x)) \cdot g'(x) = f(g(x))g'(x).$$

Die Substitutionsregel besagt also: Man nehme die Stammfunktion F der
Funktion f und transformiere die Grenzen mit der Funktion g.
Als unbestimmtes Integral schreibt sich die Substitutionsregel in der Form:

$$\int f(g(x))g'(x)\, dx = F(z)\big|_{z=g(x)}$$

Alternativ: Man substituiere $z = g(x)$. Im Integranden kann stets $g(x)$ durch
z und x durch $g^{-1}(z)$ ersetzt werden. Die Integrationsgrenzen in der neuen

Variablen z überlegt man sich so: „Wenn x von a nach b läuft, so läuft z ($= g(x)$) von $g(a)$ nach $g(b)$." Die Ableitung nach x,

$$\frac{dz}{dx} = g'(x),$$

können wir umschreiben zu $dz = g'(x)dx$. $g'(x)dx$ kann also durch dz substituiert werden. Daher ist

$$\int_a^b f(\underbrace{g(x)}_{=z})\,\underbrace{g'(x)\,dx}_{=dz} = \int_{g(a)}^{g(b)} f(z)\,dz = \int_{g(a)}^{g(b)} f(z)\,dz$$

Am konkreten Beispiel:

3.11.2 **Beispiel 3.11.2** Zu integrieren sei

$$\int \cos(2x-1)\,dx.$$

Wir substituieren $t = 2x - 1$, Dann ist

$$\frac{dt}{dx} = 2 \Rightarrow dx = \frac{1}{2}dt.$$

Also:

$$\int \cos(2x-1)\,dx = \frac{1}{2}\int \cos(t)\,dt = -\frac{1}{2}\sin(t)\Big|_{t=2x-1}$$

3.12 Integration empirischer Verlaufskurven

Beobachtet werde der zeitliche Verlauf einer biologischen Größe y, sagen wir der Konzentration einer biologischen Substanz im Blut. Um einen biologischen Prozess zu verstehen, ist es oftmals wichtig, den zeitlichen Verlauf, also die Funktion $y(t)$, zu kennen. In der Praxis kennt man diese Funktion jedoch meist nicht. Um sich einen Eindruck zu verschaffen, wird man nun an n Zeitpunkten Messungen vornehmen. Dann liegen also n Messpaare $(y_1, t_1), \ldots, (y_n, t_n)$ vor, wobei $y_i = y(t_i)$ den Wert zur Zeit t_i bezeichne, $i = 1, \ldots, n$. Die Zeitpunkte seien hierbei geordnet, d.h. $t_1 < \cdots < t_n$. Wir gehen hier davon aus, dass wir bei jeder Messung wirklich den wahren Funktionswert $y(t_i)$ beobachten. Dies ist (leider) in der Realität eigentlich nie erfüllt. In aller Regel hat man mit Messfehlern und sonstigen zufälligen Einflüssen zu tun, die bewirken, dass die Beobachtung y_i nur *ungefähr* $y(t_i)$ ist. Eine eingehendere Diskussion der sich hieraus ergebenden Implikationen ist Teil der Statistik.

Der nächste Schritt ist, die n Punktepaare in einem Koordinatensystem auf-zutragen und durch einen Streckenzug $s(t)$ zu verbinden. Es ist nicht allzu schwer, eine Formel für $s(t)$ anzugeben, aber wir benötigen sie für das Wei-tere nicht. Die (unbekannte) Funktion $y(t)$, $t \in [t_1, t_n]$ wird also durch einen Streckenzug approximiert. Dieser Streckenzug $s(t)$ erfüllt die *Interpolations-bedingung*

$$s(t_i) = y(t_i).$$

Beschreibt $y(t)$ eine Konzentration, so interessiert die Gesamtmenge, welche durch die Fläche unter der Kurve $y(t)$ gegeben ist:

$$\text{AUC} = \int_{t_1}^{t_n} y(t)\, dt$$

(AUC steht für *area under the curve*). Da wir die Funktion $y(t)$ nicht kennen, können wir dieses Integral nicht berechnen. Es liegt nun nahe, die Fläche unter dem Streckenzug durch die n Messpunkte als Näherung zu verwenden. Beachtet man, dass sich die Fläche über jedem Teilintervall $[t_{i-1}, t_i]$ aus einem Rechteck und einem aufgesetzten Dreieck zusammensetzt, so ergibt sich:

$$\widehat{\text{AUC}} = \sum_{i=1}^{n} \left[(t_i - t_{i-1})y_{i-1} + \frac{(t_i - t_{i-1})(y_i - y_{i-1})}{2} \right].$$

In der Praxis legt man häufig ein Polynom durch die n Messpunkte. Dies hat den Vorteil, dass die verwendete Näherung eine stetige und differenzierbare Funktion ist. Der oben verwendete Streckenzug hat hingegen Knickstellen. Das Lagrange-Interpolationspolynom ist durch die Formel

$$p(t) = \sum_{i=1}^{n} y_i l_i(t)$$

gegeben, wobei

$$l_i(t) = \prod_{j=1, j \neq i}^{n} \frac{t - t_j}{t_i - t_j}.$$

Bei der Berechnung der $l_i(t)$ wird das Produkt über alle j zwischen 1 und n mit Ausnahme von i gebildet. Die Funktion $l_i(t)$ ist 1, wenn $t = t_i$. Ist hingegen t gleich einem der anderen t-Werte, so ist $l_i(t) = 0$. Daher erfüllt $p(t)$ die Interpolationsbe-dingung $p(t_i) = y_i$, $i = 1, \ldots, n$.

Kapitel 4

Wahrscheinlichkeitsrechnung

4

4   **Wahrscheinlichkeitsrechnung**

4

4 Wahrscheinlichkeitsrechnung

Die Wahrscheinlichkeitstheorie stellt Modelle für zufällige Ereignisse (regellose Erscheinungen) und Experimente mit zufälligem Ausgang zur Verfügung. Hierunter fallen einerseits stochastische Phänomene, die wir in der Natur beobachten können, wie etwa der radioaktive Zerfall oder die durch zufällige Variation charakterisierten biologischen Merkmale natürlicher Populationen. Andererseits kann man (Labor-) Experimente so planen, dass die Versuchsergebnisse wahrscheinlichkeitstheoretischen Modellen genügen. Hierdurch sind überhaupt erst Berechnungen möglich, die unerläßlich sind, um die Stichhaltigkeit von Versuchsergebnisse zu quantifizieren.

In diesem Kapitel sind die wichtigsten Bausteine der Wahrscheinlichkeitsrechnung zusammengestellt, die für ein angemessenes Verständnis empirischer Methoden unverzichtbar sind. Hierzu zählen die wichtigsten Rechenregeln für Wahrscheinlichkeiten, einige grundlegende Verteilungsmodelle sowie der Zusammenhang zwischen Information und Wahrscheinlichkeit. Erstaunlicherweise fällt es den meisten Menschen äußerst schwer, Wahrscheinlichkeiten richtig abzuschätzen. In einer Welt der Unsicherheit sind valide Risikoabschätzungen jedoch unerläßlich. Man ist hier also auf den Kalkül der Wahrscheinlichkeitsrechnung angewiesen.

4.1 Grundbegriffe

❯ 4.1.1 Zufallsexperimente und Wahrscheinlichkeit

Wir betrachten zunächst zwei Beispiele, in denen die Natur das Denken in Wahrscheinlichkeiten geradezu erzwingt und die Intuition gewisse Rechenregeln nahelegt.

Beispiel 4.1.1 Paaren sich zwei Individuen, die an einem Genort mit zwei
Allelen A und a heterozygot A/a sind, so ist der Genotyp des Nachkommen nicht eindeutig vorhersagbar: Die Vererbung der Allele ist ein Zufallsprozess. Heterozygote bilden sowohl Keimzellen (Gameten), die ein A–Allel tragen, als auch Gameten, die ein a-Allel tragen, und zwar in gleichen Anteilen (50 : 50). Bezeichnen wir mit $P(\cdot)$ die Wahrscheinlichkeit des in den Klammern stehenden Ausdrucks, so ergibt sich also:

$$P(\text{„Gamet trägt } A\text{–Allel''}) = P(\text{„Gamet trägt } a\text{–Allel''}) = \frac{1}{2}$$

Welche dieser Keimzellen sich nun vereinigen ist wiederum ein natürlicher Zufallsprozess: Alle Kombinationen $A/A, A/a, a/A, a/a$ sind gleichwahrscheinlich, wobei die Fälle A/a und a/A demselben Genotyp A/a entsprechen. Wir können also über den Genotyp eines Nachkommen nur eine Wahrscheinlichkeitsaussage treffen, und zwar entsprechend der Tabelle 4.1

Genotyp	A/A	A/a	a/a
Wkeit	1/4	1/2	1/4

Tabelle 4.1: *Tabelle der Genotypfrequenzen eines Nachkommens bei Paarung von heterozygoten Individuen.*

4.1.2 **Beispiel 4.1.2** Aus $N = 4$ Versuchstieren sollen $n = 2$ für ein Experiment zufällig ausgewählt werden. Das Experiment soll von Studierenden durchgeführt werden, und nur der Versuchsleiter weiß, dass in dem Experiment eine Variable gemessen werden soll, die schon im Vorhinein bekannt ist: Die Farbe des Fells. Die Tiere 1 und 2 haben ein weißes Fell, die Tiere 3 und 4 ein schwarzes. Auch hier haben wir es mit einem Zufallsexperiment zu tun, wobei der Zufall rein durch die Stichprobenziehung ins Spiel kommt. Wir können alle Stichproben angeben, die prinzipiell zustande kommen können:

$$(1,2), (1,3), (1,4), (2,1), (2,3), (2,4), (3,1), (3,2), (3,4), (4,1), (4,2), (4,3)$$

Hier bezeichnet z.B. $(3,2)$ die Stichprobe, dass das zuerst ausgewählt Tier Versuchstier Nummer 3 ist und das zweite ausgewählte Tier die Nummer 2. Nach Konstruktion des Experiments sind alle 12 Stichproben gleichwahrscheinlich. Werden die Stichproben $(1,2)$ oder $(2,1)$ gezogen, so sind beide Tiere weiß. Dies passiert mit Wahrscheinlichkeit $1/12 + 1/12 = 1/6$. Diese $1/6$ kann man sich auch folgendermaßen überlegen: Beim 1. Zug gibt es vier Tiere, von denen zwei weiß sind. Die Wahrscheinlichkeit, ein weißes zu ziehen, ist also $2/4 = 1/2$. Ist ein weißes gezogen worden, sind noch drei Tiere übrig, von denen eins weiß ist. Mit Wahrscheinlichkeit $1/3$ zieht man dieses. Multiplikation ergibt $1/2 \cdot 1/3 = 1/12$.

▷ **Grundbegriffe**

Wir wollen nun einen allgemeinen Begriffsapparat einführen, der es erlaubt, zufallsbehaftete Vorgänge, wie sie in den zwei Beispielen auftreten, angemessen zu beschreiben. Fortan wollen wir von einem **Zufallsexperiment** sprechen, wenn verschiedene Versuchsausgänge möglich sind. Um die grundlegenden Begriffe herauszuarbeiten, beschränken wir uns zunächst auf Zufallsexperimente mit endlich vielen Versuchsausgängen. Hat ein Zufallsexperiment N mögliche Versuchsausgänge so sprechen wir auch von **Elementarereig-**

nissen und bezeichnen diese mit $\omega_1, \ldots, \omega_N$. Die Menge

$$\Omega = \{\omega_1, \ldots, \omega_N\}$$

aller Elementarereignisse heißt **Ergebnismenge** oder **Stichprobenraum**. Die Elemente von Ω stellen häufig eine Aufzählung der möglichen Stichproben ω dar. In diesem Fall heißt Ω Stichprobenraum und die Elemente ω sind i.d.R. n-Tupel $\omega = (\omega_1, \ldots, \omega_n)$, die eine Zufallsstichprobe vom Umfang n beschreiben. Die i-te Komponente ω_i steht dann für die i-te Stichprobenziehung (etwa die Nummer des ausgewählten Versuchstiers).

Zufallsexperimente haben die inhärente Eigenschaft, dass ihr tatsächlicher Versuchsausgang $\omega^* \in \Omega$ erst *nach* dem Experiment bekannt ist. *Vorher* sind lediglich Wahrscheinlichkeitsaussagen möglich. Hat der Zufall zugeschlagen, so können zwar konkrete Aussagen über den Versuchsausgang ω^* gemacht werden, die nun nicht mehr vom Zufall beeinflusst werden. Jede seriöse Aussage bzw. Interpretation muss jedoch in Rechnung stellen, dass auch ein anderer Versuchsausgang hätte herauskommen können, und das u.U. mit sehr hoher Wahrscheinlichkeit.

In der Regel ist nicht ein einzelner möglicher Versuchsausgang $\omega \in \Omega$ von Interesse, sondern Teilmengen. Ein Roulettespieler, der auf schwarz setzt, gewinnt, wenn irgendeine schwarze Zahl kommt - egal welche. Ein **Ereignis** A ist daher eine Teilmenge von Ω: $A \subset \Omega$. Ereignisse A können durch eine Aufzählung ihrer Elemente angegeben werden, bspw.

$$A = \{A/A, a/a\}$$

oder durch eine Charakterisierung ihrer Elemente

$$A = \{\omega \in \Omega | \omega \text{ hat die Eigenschaft } E: \ldots\}.$$

Das **Komplement** von A bezeichnen wir mit

$$\overline{A} = \{\omega \in \Omega | \omega \notin A\}.$$

Komplementbildung entspricht der Negation der Eigenschaft E. Man sagt, A ist eingetreten, wenn $\omega^* \in A$ gilt. Die leere Menge $\emptyset$ heißt **unmögliches Ereignis**, ihr sollte die Wahrscheinlichkeit 0 zugeordnet werden. Ω selbst ist das sichere Ereignis, da es immer eintritt. Also sollte $P(\Omega) = 1$ gelten. Diese beiden Festlegungen sind klar. Aber was muss noch gelten, damit ein formaler Wahrscheinlichkeitsbegriff praktikable Rechenregeln liefert *und* zugleich reale Zufallsexperimente angemessen beschreibt? Schließlich wollen wir Wahrscheinlichkeiten dafür angeben können, dass, z.B., *A oder B* eintreten,

$$P(A \text{ oder } B) = P(A \cup B) = ?$$

oder dass `A *und* B* eintreten,

$$P(A \ und \ B) = P(A \cap B) =?.$$

Die Antwort liefern die Kolmogorov-Axiome.

▷ **Wahrscheinlichkeit**

Ein **Wahrscheinlichkeitsmaß** P ordnet jedem Ereignis $A \subset \Omega$ eine Zahl $P(A)$ zu, genannt Wahrscheinlichkeit, so dass die folgenden Eigenschaften (Kolmogorov-Axiome) erfüllt sind:

1. Für alle Ereignisse $A \subset \Omega$ gilt: $0 \leq P(A) \leq 1$.
2. $P(\Omega) = 1$
3. Sind A und B *disjunkt* ($A \cap B = \emptyset$), können sie also nicht gemeinsam eintreten, so gilt

$$P(A \cup B) = P(A) + P(B)$$

Ein Wahrscheinlichkeitsmaß P kann man durch eine Tabelle angeben:

ω_1	ω_2	$\cdots$	ω_N
p_1	p_2	$\cdots$	p_N

$p_i = P(\{\omega_i\})$.

Die einzelnen Wahrscheinlichkeiten p_i der Elementarereignisse $\{\omega_i\}$ summieren sich hierbei zu 1 auf:

$$p_1 + \cdots + p_N = 1.$$

Die wichtigsten Rechenregeln für Wahrscheinlichkeiten sind die folgenden:

1. $P(\bar{A}) = 1 - P(A)$.
2. $P(A \cup B) = P(A) + P(B) - P(A \cap B)$, oder äquivalent
   $P(A \cap B) = P(A) + P(B) - P(A \cup B)$.
3. Aus $A \subset B$ folgt $P(A) \leq P(B)$.
4. Sind $A_1, \ldots, A_n$ Ereignisse, so dass sämtliche Paare A_i, A_j von verschiedenen Ereignisse ($i \neq j$) disjunkt sind, d.h. $A_i \cap A_j = \emptyset$, so gilt:

$$P(A_1 \cup \cdots \cup A_n) = P(A_1) + \cdots + P(A_n)$$

❷ **4.1.2 Chancen (Odds)**

Die **Chance** (engl.: *odds*) der Wahrscheinlichkeit $p = P(A)$ eines Ereignisses A ist gegeben durch $o = \frac{p}{1-p}$. Es wird also die Wahrscheinlichkeit von A zu der komplentären Wahrscheinlichkeit von $\overline{A}$ ins Verhältnis gesetzt.

Häufig betrachtet man auch die **logarithmierten Chancen** (engl.: *log-odds*), also $\log(p/(1-p)) = \log(p) - \log(1-p)$. Währen die Chancen Werte aus $(0, \infty)$ annehmen, sind die log odds Zahlen aus $\mathbb{R}$. Ferner besitzen sie eine interessante *Symmetrieeigenschaft*: Die logarithmierte Chance des komplementären Ereignisses $\overline{A}$ ist gerade

$$\log\left(\frac{1-p}{p}\right) = -\log\left(\frac{p}{1-p}\right),$$

also genau das Negative der logarithmierten Chance von A. Gilt $p = P(A) = 1/2$, so ist $o = 1$ und $\log(o) = 0$.

Chancen $o(A)$ und $o(B)$ von zwei Ereignissen A und B werden häufig durch das **Chancenverhältnis** (engl.: *Odds Ratio*) verglichen,

$$r = \frac{o(A)}{o(B)} = \frac{P(A)/(1-P(A))}{P(B)/(1-P(B))}.$$

Das logarithmierte Odds Ratio ist gerade die Differenz der logarithmierten Odds. Trägt man also Wahrscheinlichkeiten auf der log-Odds-Skala auf, so ist ihre Differenz gleich dem logarithmierten Odds Ratio.

Beispiel 4.1.3 Ist bspw. $p = P(A) = 0.75$ die Eintrittswahrscheinlichkeit des Ereignisses A, ein Glücksspiel zu gewinnen, so stehen meine Chancen $c = 0.75/0.25 = 3$. Es ist also dreimal so wahrscheinlich zu gewinnen wie zu verlieren. Kann ich auch ein anderes Spiel spielen mit $p = 0.9$, so erhalten wir die Odds $c = 0.9/0.1 = 9$. Das Odds-Ratio ist $r = 9/3 = 3$; die Chancen sind beim zweiten Spiel um den Faktor 3 günstiger. Auf der logarithmischen Skala erhalten wir $\log(3)$ und $\log(9)$ mit Abstand $\log(9) - \log(3) = \log(r)$.

4.1.3

▷ **Laplace-Wahrscheinlichkeiten**

Man spricht von einem Laplaceschen Wahrscheinlichkeitsraum, wenn es Ereignisse $A_1, \ldots, A_K$ gibt, die paarweise disjunkt sind,

$$A_i \cap A_j = \emptyset,$$

sich zur Obermenge Ω vereinigen,

$$A_1 \cup A_2 \cup \cdots \cup A_K = \Omega,$$

also eine sog. disjunkte Partition (Zerlegung) von Ω bilden, und **gleichwahrscheinlich** sind:

$$P(A_1) = P(A_2) = \cdots = P(A_K) = \frac{1}{K}.$$

Man kann dann die $A_1, \ldots, A_K$ wieder als Elementarereignisse $\omega_1, \ldots \omega_K$ auffassen, so dass $\Omega = \{\omega_1, \ldots, \omega_K\}$. (Ω, P) heißt **Laplacescher Wahrschein-**

lichkeitsraum, wenn

$$P(\{\omega\}) = \frac{1}{K}.$$

für alle $\omega \in \Omega$ gilt.

Für die Berechnung der Wahrscheinlichkeit eines Ereignisses $A \subset \Omega$ muss man lediglich die Anzahl der in A versammelten Elementarereignisse ("günstige Fälle") abzählen und durch die Anzahl $|\Omega|$ der Elemente von Ω dividieren:

$$P(A) = \frac{|A|}{|\Omega|}$$

4.1.4

Beispiel 4.1.4 Paaren sich zwei Individuen mit Genotyp A/a bzw. A/B so sind die möglichen Genotypen eines Nachkommen gerade durch $\Omega = \{ A/A, A/B, a/A, a/B\}$ gegeben. Da unter den in der Meiose gebildeten Keimzellen die beiden Allele eines Elternteils im Verhältnis $1 : 1$ auftreten und die sich verschmelzenden Keimzellen unabhängig voneinander "ausgewählt" werden, sind alle Elemente von Ω gleichwahrscheinlich. Bedingt auf die Genotypen der Eltern liegt also ein Laplace-Experiment vor.

4.1.5

Beispiel 4.1.5 Wie wahrscheinlich ist es, dass eine Familie mit zwei Kindern mindesten einen Jungen hat, wenn Mädchen- und Jungengeburten gleichwahrscheinlich sind? Als Wahrscheinlichkeitsraum können wir wählen:

$$\begin{aligned} \Omega &= \{(\omega_1, \omega_2)|\omega_i \in \{J, M\}\} \\ &= \{(J, J), (J, M), (M, J), (M, M)\} \end{aligned}$$

Alle vier Elementarereignisse sind gleichwahrscheinlich.

$$A = \text{"mindestens 1 Junge"} = \{(J, J), (J, M), (M, J)\}$$

Also:

$$P(A) = \frac{|A|}{|\Omega|} = \frac{3}{4}.$$

❯ 4.1.3 Bedingte Wahrscheinlichkeiten

Der Wahrscheinlichkeitsbegriff steht in einem engen Zusammenhang zum Informationsbegriff. Beispiel: Die Wahrscheinlichkeit, dass ein zufällig ausgewähltes Individuum einer Population krank sei, betrage $p = 0.05$. Wir wählen ein Tier aus und stellen fest, dass es untergewichtig ist. Es ist evident, dass diese zusätzliche Information unsere Einschätzung der Erkrankungswahrscheinlichkeit ändert. Das Ereignis „Tier untergewichtig" ist informativ für das Ereignis „Tier ist krank". Genauso wird die Kenntnis des

Wahlergebnisses einer Landtagswahl im Bundesland A unsere Einschätzung der nächsten Landtagswahl in B beeinflussen. Ereignisse, welche eine Wahrscheinlichkeit unverändert lassen, sind nicht informativ. Aus wahrscheinlichkeitstheoretischer Sicht ist es naheliegend, nach diesem Kriterium zwischen abhängigen (füreinander informativen) und unabhängigen (füreinander nicht informativen) Ereignissen zu unterscheiden.

Allgemein stellt sich also die Frage: Wie ändert sich die Wahrscheinlichkeit eines Ereignisses A, wenn wir die Information besitzen, dass das Ereignis B eingetreten ist?

Es seien $A, B \subset \Omega$ Ereignisse mit $P(B) > 0$. Dann heißt

$$P(A|B) = \frac{P(A \cap B)}{P(B)}$$

bedingte Wahrscheinlichkeit von A gegeben B. Löst man diese Definition nach $P(A \cap B)$ auf, so erhält man die wichtige Rechenregel:

$$P(A \cap B) = P(A|B)P(B).$$

Vertauschen der Rollen von A und B ergibt: $P(A \cap B) = P(B|A)P(A)$.

Beispiel 4.1.6 Die Partei X habe ein Wahlergebnis von 52%, - also die absolute Mehrheit - erreicht. Die Wahlbeteiligung betrug 80%. Wie groß ist die Wahrscheinlichkeit, dass ein zufällig ausgewählter Wahlberechtiger die Partei X gewählt hat? Sei A das Ereignis 'Wahlberechtiger geht zur Wahl' und B das Ereignis 'Wahlberechtiger wählt Partei X'. Wir wissen $P(B|A) = 0.52$ und $P(A) = 0.8$. Also ist $P(B) = P(B|A)P(A) = 0.52 \cdot 0.8 = 0.416$. Merke: 'bedingen' bedeutet hier, eine Anzahl (Stimmen für X) auf eine Teilgesamtheit (die Wählenden) zu beziehen.

4.1.6

Beispiel 4.1.7 Bei einem rezessiven Erbgang nach den Mendelschen Regeln kann man die Wahrscheinlichkeitsverteilung des Genotyps eines Nachkommen gegeben die Genotypen der Eltern exakt angeben. Das Krankheitsallel sei mit k bezeichnet. Beide Eltern seien heterozygot K/k, also phänotypisch gesund. Bedingte Verteilung der möglichen Kombinationen gegeben die elterlichen Genotypen:

4.1.7

K/K	K/k	k/K	k/k
1/4	1/4	1/4	1/4

Bedingte Verteilung der möglichen Genotypen:

K/K	K/k	k/k
1/4	1/2	1/4

❯ 4.1.4 Unabhängigkeit

Im Allgemeinen ändert das Eintreten eines Ereignisses B die Wahrscheinlichkeit, dass ein Ereignis A eintritt:

$$P(A) \neq P(A|B), \qquad (P(B) > 0)).$$

Das heißt: Die Kenntnis von „B ist eingetreten" ist informativ in dem Sinne, dass es bei der Berechnung der Wahrscheinlichkeit von A einen Unterschied macht, ob man dieses Wissen besitzt oder nicht. Man sagt: A und B sind (stochastisch) abhängig.

Frage: Wann gilt $P(A|B) = P(A)$? Unter Verwendung der Definition der bedingten Wahrscheinlichkeit erhalten wir:

$$P(A|B) \;=\; \frac{P(A \cap B)}{P(B)} = P(A)$$
$$\Leftrightarrow \quad P(A \cap B) = P(A) \cdot P(B).$$

In diesem Fall ist B nicht im obigen Sinne informativ und die gemeinsame Wahrscheinlichkeit $P(A \cap B)$ berechnet sich besonders einfach.

Zwei Ereignisse $A, B \subset \Omega$ heißen **unabhängig**, wenn die Multiplikationsregel

$$P(A \cap B) = P(A) \cdot P(B)$$

gilt. In Worten: Zwei Ereignisse sind unabhängig, wenn die Wahrscheinlichkeit, dass sie beide zusammen eintreten, gerade das Produkt der einzelnen Wahrscheinlichkeiten ist.

4.1.1 **Bemerkung 4.1.1** Eine (endliche) Anzahl von Ereignissen heißt unabhängig, wenn für jede Teilauswahl der Produktsatz gilt.

❯ 4.1.5 Der Satz von Bayes

Wir wollen nun zwei sehr wichtige Formeln der Wahrscheinlichkeitsrechnung einführen, den sog. *Satz von der totalen Wahrscheinlichkeit* und den *Satz von Bayes*.

Motivation:

Angenommen, die Entwicklung einer Pflanze hängt von der Temperatur ab. Für eine Zielregion sei die folgende klassierte Temperaturverteilung bekannt:

Temperatur	kalt	mittel	hoch
Wahrscheinlichkeit	0.2	0.7	0.1

Durch Experimente im Treibhaus seien die Wahrscheinlichkeiten, dass die Pflanze Früchte trägt, bei gegebener Temperatur bekannt:

Temperatur	kalt (A_1)	mittel (A_2)	hoch (A_3)
Wahrscheinlichkeit	0.2	0.95	0.7

Es stellen sich zwei Fragen:

1. Wie können wir aus diesen Angaben die Wahrscheinlichkeit bestimmen, dass die Pflanze in der Zielregion Früchte trägt?
2. Mit welcher Wahrscheinlichkeit war die Temperatur hoch, wenn die Pflanze Früchte trägt?

▷ **Satz von der totalen Wahrscheinlichkeit**

In dem obigen Beispiel sind die Wahrscheinlichkeiten $P(A_i)$ und die *bedingten* Wahrscheinlichkeiten $P(B|A_i)$ gegeben, wobei B das Ereignis ist, dass die Pflanze Früchte trägt.

Allgemeiner: Es sei $A_1, \ldots, A_K$ eine disjunkte Zerlegung von Ω:

$$\Omega = A_1 \cup \cdots \cup A_K, \quad A_i \cap A_j = \emptyset, \ i \neq j.$$

Dann gilt:

$$
\begin{aligned}
P(B) &= P(B \cap A_1) + P(B \cap A_2) + \ldots P(B \cap A_K) \\
&= P(B|A_1)P(A_1) + P(B|A_2)P(A_2) + \cdots + P(B|A_K)P(A_K)
\end{aligned}
$$

Dies ist der **Satz von der totalen Wahrscheinlichkeit**. In Summenschreibweise:

$$P(B) = \sum_{i=1}^{K} P(B|A_i)P(A_i)$$

▷ **Der Satz von Bayes**

Angenommen, Sie fühlen sich krank und gehen zum Arzt. Der Arzt beobachtet bei Ihnen das Symptom B und steht vor dem Problem, auf die - eventuell - zugrunde liegende Krankheit zu schließen. Die Diagnose ist nicht ganz einfach, so dass n Krankheiten $A_1, \ldots, A_n$ in Frage kommen, bei denen jeweils das Symptom B auftreten kann. Nun ist natürlich das Symptom nicht kausal für die Krankheit, wenn überhaupt, ist es umgekehrt. Dennoch muss man zu einer Entscheidung kommen.

Von Interesse ist nun die *bedingte* Auftretenswahrscheinlichkeit der Krankheit A_i bei Vorliegen des Symptoms B, also $P(A_i|B)$.

Es ist realistisch, die folgenden Informationen als bekannt anzunehmen:

- $P(B|A_i)$: die Auftretenswahrscheinlichkeiten des Symptoms bei gegebener Krankheit.

– $P(A_i)$: die Auftretenswahrscheinlichkeit der Krankheit in der Population (**Prävalenzen**).

Der Satz von Bayes beantwortet die Frage, wie aus dieser Information die gesuchte Wahrscheinlichkeit berechnet werden kann.

Formel von Bayes: $A_1, \ldots, A_K$ sei eine disjunkte Zerlegung von Ω mit $P(A_i) > 0$ für alle $i = 1, \ldots, K$. Dann gilt für jedes Ereignis B mit $P(B) > 0$

$$P(A_i|B) = \frac{P(B|A_i)P(A_i)}{\sum_{j=1}^{K} P(B|A_j)P(A_j)}$$

Herleitung: Zunächst gilt nach Definition der bedingten Wahrscheinlichkeit

$$P(A_i|B) = \frac{P(A_i \cap B)}{P(B)}.$$

Unsere Strategie ist es nun, Zähler und Nenner so umzuformen, dass nur noch bedingte Wahrscheinlichkeiten vom Typ $P(B|A_j)$ und die Auftretenswahrscheinlichkeiten $P(A_j)$ vorkommen. Für die Schnittwahrscheinlichkeit im Zähler können wir

$$P(A_i \cap B) = P(B|A_i) \cdot P(A_i)$$

schreiben. Um den Nenner $P(B)$ zu berechnen, kann man zunächst B mit allen A_j schneiden und die zugehörigen Teilwahrscheinlichkeiten wieder aufaddieren:

$$P(B) = P(B \cap A_1) + \cdots + P(B \cap A_K).$$

Die Schnittwahrscheinlichkeiten können nun wieder in der Form $P(B|A_j) \cdot P(A_j)$ geschrieben werden. Also:

$$P(B) = P(B|A_1) \cdot P(A_1) + \cdots + P(B|A_K) \cdot P(A_K).$$

Dies liefert gerade die Formel von Bayes:

$$P(A_i|B) = \frac{P(B|A_i)P(A_i)}{P(B|A_1)P(A_1) + \cdots + P(B|A_K) \cdot P(A_K)}$$

❯ **4.1.6 Zufallsvariablen und Zufallsstichproben**

Oftmals interessiert nicht die komplette Beschreibung $\omega \in \Omega$ des Versuchsausgangs eines Zufallsexperiments, sondern lediglich ein numerischer Wert, also eine Messung, die man anhand der Kenntnis von ω ermitteln kann. Wir schreiben daher $x = X(\omega)$, wobei X die Berechnungsvorschrift angibt und x die konkrete Messung. Mathematisch ist also X eine Abbildung vom Stichprobenraum Ω in die reellen Zahlen:

$$X : \Omega \to \mathbb{R}, \qquad \omega \mapsto x = X(\omega).$$

Beispiel 4.1.8   Bei einer Befragung von $n = 100$ zufällig ausgewählten Studierenden werden die folgenden Variablen erhoben: *1: Alter, 2: Miethöhe, 3: Einkommen*. Ist G die Grundgesamtheit aller Studierenden, so kann ist der Stichprobenraum gegeben durch

4.1.8

$$\Omega = \{\omega = (\omega_1, \ldots, \omega_{100}) : \omega_i \in G, \ i = 1, \ldots, 100\}.$$

Die Zufallsvariablen X_i, Y_i, Z_i sind nun definiert durch:

$X_i(\omega)$:   Alter des i-ten ausgewählten Studierenden ω_i

$Y_i(\omega)$:   Miete des i-ten ausgewählten Studierenden ω_i

$Z_i(\omega)$:   Einkommen des i-ten ausgewählten Studierenden ω_i

Das nach Mietzahlung für den Konsum zur Verfügung stehende Einkommen ist dann durch

$$K_i(\omega) = Z_i(\omega) - Y_i(\omega)$$

gegeben.

▷ Zum Konzept der Zufallsvariable

Es ist wichtig, sich den Unterschied zwischen dem Konzept der Zufallsvariable und ihrer Realisierung klar zu machen. Wir wollen, wo immer möglich, die Notation X für die Zufallsvariable und x für eine Realisation verwenden. Bei Abweichungen kann die Bedeutung aus dem Kontext erschlossen werden. Formal betrachtet ist X eine Abbildung, die beschreibt, wie jedem Elementarereignis ω eine reelle Zahl $x = X(\omega)$ zugeordnet wird.

Anschaulicher: X steht für die Handlungsanweisung 'Wähle zufällig einen Studierenden aus, erhebe seine Daten und berechnen die relevanten Zahlen'. Zufallsvariablen können also als Platzhalter (Kurzschreibweisen) für *Verfahren* oder *Algorithmen* verstanden werden, die angeben, *wie* eine zufallsbehaftete Messung zustande kommt und verarbeitet werden soll. Was dabei konkret herauskommt, ist erst bekannt, wenn der Zufall zugeschlagen hat, also ω bekannt ist. Dann kennt man auch das konkrete Ergebnis x. Realisationen x sind also Platzhalter für konkrete Zahlen, die auf dem Tisch liegen. Anders ausgedrückt: Schreiben wir X (Großbuchstaben), so betrachten wir ein Experiment oder einen Beobachtungsvorgang, der in der Zukunft liegt. Kleinbuchstaben stehen für Experimente, die schon stattgefunden haben. Die konzeptionelle Unterscheidung ist also so einfach und so wichtig wie die Unterscheidung zwischen einem Plan und seiner Umsetzung.

▷ Zufallsstichprobe (Random Sample)

Aufbauend auf den entwickelten Begriffen können wir nun ein wahrscheinlichkeitstheoretisch fundiertes Modell für zufallsbehaftete empirische Experimente oder Beobachtungsstudien formulieren. Dem erhobenen Merkmal entspricht eine Zufallsvariable X: Solange das Experiment noch nicht durchgeführt wurde oder die Beobachtungen abgeschlossen wurden, ist der Versuchsausgang unsicher und wir können lediglich Wahrscheinlichkeitsaussagen treffen.

Die empirische Untersuchung soll nun so konzipiert sein, dass n Replikationen (Wiederholungen) unter identischen Rahmenbedingungen durchgeführt werden, und zwar derart, dass die Versuche sich nicht gegenseitig beeinflussen. Zur stochastischen Beschreibung des Experiments nehmen wir n Zufallsvariablen $X_1, \ldots, X_n$, die stochastisch unabhängig und identisch verteilt sind. Man sagt auch, $X_1, \ldots, X_n$ seien n unabhängig identisch verteilte Kopien der **generischen** Variable X. Kurz: $X_1, \ldots, X_n$ i.i.d. (engl.: *independent and identically distributed*). Für jeweils zwei Variablen X_i und X_j gilt dann:

- $P(X_i \in A, X_j \in B) = P(X_i \in A) \cdot P(X_j \in B)$ für alle Ereignisse A, B des Wertebereichs $\mathcal{X}$ von X.
- $P(X_i \in A) = P(X \in A)$ für alle Ereignisse[1] A des Wertebereichs $\mathcal{X}$.

▷ Diskrete Zufallsvariable

Kann die Zufallsvariable X nur endlich viele Werte $a_1, \ldots, a_N$ annehmen, so heißt X **diskrete Zufallsvariable**. Unter der **Wahrscheinlichkeitsverteilung (Verteilung)** von X versteht man die (tabellarische) Angabe der N Wahrscheinlichkeiten $p_i = P(X = a_i), i = 1, \ldots, N$.

a_1	a_2	$\cdots$	a_N
p_1	p_2	$\cdots$	p_N

$p_i = P(X = a_i).$

Die Funktion

$$f(x) = P(X = x), \qquad x \in \mathbb{R}$$

heißt **Wahrscheinlichkeitsfunktion (von X)** oder auch mitunter **diskrete Wahrscheinlichkeitsdichte**. $f(x)$ ist 0, wenn x von allen a_i verschieden ist. Die graphische Darstellung kann in Form eines Stabdiagramms erfolgen, bei dem man die Funktion $f(x)$ zeichnet: Über den Ausprägungen a_i trägt man die zugehörigen Auftretenswahrscheinlichkeiten p_i auf.

---

[1] genauer: messbaren Teilmenge

Mitunter entsteht eine diskrete Zufallsvariable durch Runden einer im Prinzip beliebig genauen numerischen Messung X', z.B. durch Runden auf ganze Zahlen. Jeder Messwert, der im Intervall $(0.5, 1.5]$, wird in diesem Fall auf den Wert $a_1 = 1$ abgebildet. Die zugehörige Wahrscheinlichkeit $p_1 = P(X = 1)$ ist dann gerade die Wahrscheinlichkeit, dass X' in diesem Intervall liegt:

$$p_1 = P(X = a_1) = P(X' \in (0.5, 1.5]).$$

In diesem Fall macht es Sinn, über dem Intervall $(0.5, 1.5]$ ein Rechteck zu zeichnen, dessen Fläche proportional zur Wahrscheinlichkeit p_1. Man sagt, dass X durch Gruppieren aus X' hervorgeht. Die Wahrscheinlichkeitsverteilung kann dann sehr anschaulich durch Flächen beschrieben werden.

▷ **Stetige Zufallsvariablen und Dichtefunktionen**

Messungen, bei denen jeder beliebige Wert eines Intervalls $[A, B]$ (oder auch der ganzen reellen Zahlenachse $\mathbb{R}$) als mögliche Ausprägungen auftreten kann, werden durch stetige Zufallsvariable beschrieben. Der eben beschriebene Vorgang des Gruppierens legt es nahe, die Wahrscheinlichkeit, dass X Werte im Intervall $[a, b]$ annimmt, ebenfalls als Fläche über dem Intervall $[a, b]$ darzustellen.

Anzugeben ist somit eine Funktion $f(x) \geq 0$ mit

$$P(X \in [a, b]) = P(a \leq X \leq b) = \int_a^b f(x)dx.$$

Eine Funktion $f(x)$ mit dieser Eigenschaft heißt **Dichtefunktion**. Wir verwenden die Schreibweise

$$X \sim f(x)$$

für den Sachverhalt, dass X die Dichtefunktion $f(x)$ besitzt und folglich Wahrscheinlichkeiten gemäß obiger Regel berechnet werden können.

Wie wahrscheinlich ist es, Beobachtungen in „unmittelbarer Nähe" von einem festen Punkt x zu machen? Dazu legen wir ein kleines Intervall $[x - dx, x + dx]$ der Breite $2dx$ um x. Wählen wir dx sehr klein, so können wir die Fläche über dem Intervall $[x - dx, x + dx]$ und unter der Dichte $f(x)$ durch ein Rechteck der Breite $2dx$ und Höhe $f(x)$ annähern. Formal:

$$P(X \in [x - dx, x + dx]) = \int_{x-dx}^{x+dx} f(s)\, ds \approx \underbrace{f(x)}_{\text{Höhe}} \cdot \underbrace{(2 \cdot dx)}_{\text{Breite}}.$$

$f(x)$ misst also, wie wahrscheinlich es ist, *ungefähr* x zu beobachten. Dort wo die Dichte große Werte annimmt, ist die Wahrscheinlichkeit groß.

Eine Dichtefunktion $f(x)$ ist **symmetrisch**, wenn es ein **Symmetriezentrum** m gibt, so dass

$$f(\mu - x) = f(\mu + x), \qquad \text{für alle } x \in \mathbb{R}.$$

Eine Zufallsvariable mit $X \sim f(x)$ heißt dann **symmetrisch verteilt**.

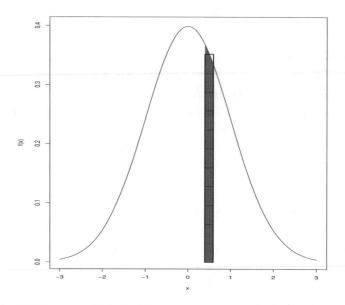

Abbildung 4.1. Dichtefunktion und approximierendes Rechteck

❷ 4.1.7 Bivariate diskrete Zufallsvariable

Häufig werden mehrere Variablen $X_1, X_2, \ldots, X_p$ gleichzeitig an einer Versuchseinheit beobachtet. Um dies kenntlich zu machen, schreibt man sie in einen Zufallsvektor:

$$\begin{pmatrix} X_1 \\ \vdots \\ X_p \end{pmatrix}$$

In diesem Fall muss die gemeinsame Wahrscheinlichkeitsverteilung spezifiziert werden. In dieser gemeinsamen Verteilung steckt die vollständige Information über etwaige Zusammenhänge zwischen den Variablen.

Wir betrachten hier nur den Fall, dass zwei Variablen beobachtet werden; man spricht dann von **bivariaten Beobachtungen**. Für diskrete Zufallsvariablen kann dann die Wahrscheinlichkeitsverteilung durch eine Tabelle angegeben

werden, an der die wichtigen Begriffe der stochastischen Abhängigkeit und
Unabhängigkeit recht anschaulich gefasst werden können.

Es sei also angenommen, dass an einer Versuchseinheit zwei Variablen X und
Y gemeinsam beobachtet werden. X habe die Merkmalsausprägungen $\mathcal{X}_1 = \{a_1, \ldots, a_k\}$, die von Y seien $\mathcal{X}_2 = \{b_1, \ldots, b_l\}$. Um zu verdeutlichen, dass
X und Y simultan erhoben werden, notieren wir X und Y als Komponenten
eines Zufallsvektors (X, Y). Die Menge der möglichen Ausprägungen dieses
Zufallsvektors ist gerade das kartesische Produkt

$$\mathcal{X}_1 \times \mathcal{X}_2 = \{(a, b) : a \in \mathcal{X}_1, \ b \in \mathcal{X}_2\},$$

also die Menge aller (a, b), wobei a die möglichen Ausprägungen $\mathcal{X}_1$ von X
und b die Menge der möglichen Ausprägungen $\mathcal{X}_2$ von Y durchläuft.

▷ **Gemeinsame Verteilung**

Die Wahrscheinlichkeitsverteilung von (X, Y) wird durch Angabe aller gemeinsamen Wahrscheinlichkeiten

$$p_{ij} = P(X = a_i, Y = b_j)$$

spezifiert, wobei $i = 1, \ldots, k$ und $j = 1, \ldots, l$. Graphisch kann man die Verteilung durch Stäbe oder Balken der Höhe p_{ij} über den möglichen Ausprägungen
(a_i, b_j) darstellen. Die p_{ij} werden i.d.R. in einer Tabelle (Wahrscheinlichkeitstafel) dargestellt.

▷ **Randverteilungen**

Bei multivariaten Zufallsvariablen nennt man die Verteilungen der einzelnen
Komponenten **Randverteilungen**. Die Randverteilung von X erhält man
durch 'Aufsummieren über Y':

$$P(X = a_i) \quad = \quad p_{i1} + \cdots + p_{il}.$$

Analog ist

$$P(Y = b_j) \quad = \quad p_{1j} + \cdots + p_{kj}.$$

Wir führen hierfür die Kurznotationen

$$p_{i\cdot} \quad = \quad p_{i1} + \cdots + p_{il}$$
$$p_{j\cdot} \quad = \quad p_{1j} + \cdots + p_{kj}$$

ein. $p_{i\cdot}$ ist also die i–te Zeilensumme und $p_{\cdot j}$ die j-te Spaltensumme der
Wahrscheinlichkeitstafel.

| | Bewerbung in einem Fach mit Zulassungsquote | | | |
	H: $\geq 50\%$	M: $30\% - 50\%$	N: $< 30\%$	$\sum$
M	1385	742	564	2691
	(0.306)	(0.164)	(0.125)	(0.595)
F	133	968	734	1835
	(0.029)	(0.214)	(0.162)	(0.405)
	1518	1710	1298	4526
	(0.335)	(0.378)	(0.287)	

Tabelle 4.2: Bewerbungen klassifiziert nach Geschlecht (**M**änner/**F**rauen) und Zulassungsquote des Studienfaches (**H**och, **M**ittel, **N**iedrig).

4.1.9   **Beispiel 4.1.9** 1973 wurden an der *University of California at Berkeley* die Bewerbungen zum Graduiertenstudium untersucht. Man fand heraus, dass 44% der männlichen Bewerber zugelassen wurden, jedoch nur 35% der weiblichen. Da es keinen Grund für die Annahme gab, dass die Bewerberinnen schlechter qualifiziert waren, stellte sich die Frage, ob Frauen diskriminiert wurden. In der folgenden Tabelle sind 4526 Bewerbungen nach den Kriterien *Geschlecht* (X) und *Zulassungsquote des Faches* (Y) aufgeschlüsselt.[2] In Klammern die zugehörige geschätzte gemeinsame Wahrscheinlichkeitsverteilung. Es fällt auf, dass sich Männer vorwiegend in Fächern mit hohen Zulassungsquoten beworben haben, während Frauen Fächer mit niedrigen Zulassungsquoten präferierten. In der Tat sind die Merkmale abhängig. Wären die Merkmale unabhängig, so ergäbe sich bspw. $P(X = M, Y = H) = 0.595 \cdot 0.335 = 0.199$ im Gegensatz zum Tabelleneintrag 0.306.

▷ **Bedingte Wahrscheinlichkeiten**

Die bedingte Wahrscheinlichkeit, dass Y den Wert b_j annimmt, gegeben dass $X = a_i$ ist, erhält man durch Einsetzen der Ereignisse

$$A = \{Y = b_j\}, \qquad B = \{X = a_i\}$$

in die Definition $P(A|B) = P(A \cap B)/P(B)$:

$$P(Y = b_j | X = a_i) = \frac{P(X = a_i, Y = b_j)}{P(X = a_i)} = \frac{p_{ij}}{p_{i \cdot}}, \qquad (j = 1, \ldots, L).$$

Dies bedeutet, dass man die bedingte Verteilung von Y gegeben $X = a_i$ erhält, indem man die i–te Zeile der Tafel durch die zugehörige Randsumme dividiert. Bedingen auf $X = a_i$ heißt also: Man hält die i–te Zeile fest und

---

[2]Quelle: Krengel (1988), *Einführung in die Wahrscheinlichkeitstheorie und Statistik*, sowie Freedman, Pisani, Purves (1991), *Statistics*, 3. Auflage.

macht aus den dort stehenden Wahrscheinlichkeiten durch Normieren eine Wahrscheinlichkeitsverteilung. Analog ergibt sich die bedingte Verteilung von X gegeben $Y = b_j$ durch Normieren der j–ten Spalte:

$$P(X = a_i | Y = b_j) = \frac{p_{ij}}{p_{\cdot j}}.$$

Beispiel 4.1.10 Die geschlechtsspezifische Verteilungen der Bewerbungen auf die Fächer mit niedriger, mittlerer bzw. hoher Zulassungsquote erhält man durch Division durch die Randverteilungen. Bspw. ergibt sich für die Frauen: **4.1.10**

x	H	M	N	$\sum$
$P(Y = x \mid X = F)$	0.072	0.528	0.4	1

❷ 4.1.8 Bivariate stetige Zufallsvariable

In Analogie zum eindimensionalen Fall heißt ein Zufallsvektor Vektor (X, Y) stetig verteilt, wenn es eine Dichtefunktion $f(x, y)$ gibt, so dass Wahrscheinlichkeiten über Rechtecken $[a, b] \times [c, d]$ der xy–Ebene durch das Volumen gegeben sind, das $f(x, y)$ und das Rechteck beschreiben:

$$P(a \leq X \leq b, c \leq Y \leq d) = \int_a^b \int_c^d f(x, y) \, dy \, dx.$$

Die Dichtefunktion $f_X(x)$ und $f_Y(y)$ (Randdichten) erhält man durch Integration über die jeweils andere Variable:

$$f_X(x) = \int f(x, y) \, dy, \qquad f_Y(y) = \int f(x, y) \, dx.$$

X und Y sind genau dann unabhängig, wenn die gemeinsame Dichte $f(x, y)$ gerade das Produkt der Randdichten ist, also wenn

$$f(x, y) = f_X(x) \cdot f_Y(y)$$

für alle $x, y \in \mathbb{R}$ gilt.

Wie erhält man die bedingte Dichte von X bei gegebenem y? Eine etwas längere und für die Anliegen dieses Buches wenig erkenntnisfördernde Rechnung zeigt, dass man die bedingte Dichte von X gegeben $Y = y$ durch Normieren der gemeinsamen Dichte $f(x, y)$ mit $f_Y(y)$ erhält:

$$f(x|y) = \frac{f(x, y)}{f_Y(y)}$$

Im unabhängigen Fall ist die rechte Seite gerade $f_X(x)$, hängt also gar nicht von y ab.

Das wichtigste bivariate Standardmodell für ein stetig verteiltes Paar (X, Y) ist die **bivariate Normalverteilung**, deren Dichtefunktion durch

$$f(x,y) = \frac{1}{2\pi\sigma_x\sigma_y\sqrt{1-\rho^2}} \exp\left\{ -\frac{\frac{(x-\mu_x)^2}{\sigma_x^2} + \frac{(y-\mu_y)^2}{\sigma_y^2} - 2\rho\frac{x-\mu_x}{\sigma_x}\frac{y-\mu_y}{\sigma_y}}{2(1-\rho^2)} \right\}$$

gegeben ist. Die bivariate Normalverteilung besitzt fünf Parameter: μ_X, μ_Y, σ_X, σ_Y, und ρ. Ist $\rho = 0$, so ist die rechte Seite gerade das Produkt von zwei Normalverteilungsdichten. X und Y sind also genau dann unabhängig, wenn $\rho = 0$. Die Dichte $f(x,y)$ nimmt für $x = \mu_X$ und $y = \mu_Y$ ihren maximalen Wert an und ist sonst monoton fallend. In diesem Sinne streuen die Daten um das Zentrum

$$\boldsymbol{\mu} = (\mu_X, \mu_Y).$$

Die übrigen Parameter σ_X^2, σ_Y^2, und ρ beschreiben Ausmaß und Form der Streuung um dieses Zentrum. Sie bilden die Einträge der **Kovarianzmatrix**:

$$\boldsymbol{\Sigma} = \begin{bmatrix} \sigma_X^2 & \rho \\ \rho & \sigma_Y^2 \end{bmatrix}.$$

Die Konturlinien (Höhenlinien) sind gegeben durch alle Punkte (x, y) mit $f(x, y) = c$. Da nur der Zähler des Arguments der e-Funktion von (x, y) abhängt, sind die Konturlinien gegeben durch

$$\frac{(x - \mu_X)^2}{\sigma_X^2} + \frac{(y - \mu_Y)^2}{\sigma_Y^2} - 2\rho\frac{x - \mu_X}{\sigma_X}\frac{y - \mu_Y}{\sigma_Y} = k$$

Für $\rho = 0$ sind dies Ellipsen, wobei σ_X und σ_Y die Form der Ellipse beschreiben. Ist $\sigma_X = \sigma_Y$, so erhält man Kreise. Für $\rho \neq 0$ ergeben sich gedrehte Ellipsen. Innerhalb dieser Ellipsen häufen sich Datenpaare, die aus solch einer bivariaten Normalverteilung gezogen werden.

❷ **4.1.9 Verteilungsfunktion, Quantilsfunktion und Überlebensfunktion**

▷ **Verteilungsfunktion**

Die Verteilungsfunktion einer Zufallsvariablen X ist definiert als

$$F(x) = P(X \leq x), \qquad x \in \mathbb{R}.$$

$F(x)$ beantwortet also unmittelbar die Frage, wie wahrscheinlich es ist, einen Wert zu beobachten, der x nicht übersteigt. Der wichtige Vorteil beim Konzept der Verteilungsfunktion ist, dass wir bei der Definition nicht zwischen diskreten und stetigen Zufallsvariablen unterscheiden müssen. Kennt man $F(x)$, so kann man sehr leicht Wahrscheinlichkeiten der Form $P(a < X \leq b)$

berechnen:

$$P(a < X \le b) = P(X \le b) - P(X < a) = F(b) - F(a).$$

Ist X stetig verteilt mit Dichte $f(x)$, so erhält man die Verteilungsfunktion durch Integration der Dichte,

$$F(x) = \int_{-\infty}^{x} f(t)\,dt$$

und die Dichte durch Ableiten der Verteilungsfunktion

$$f(x) = F'(x).$$

Ist X diskret verteilt, so sind die (möglichen) Ausprägungen a_i gerade die Sprungstellen der Verteilungsfunktion. Die zugehörigen Sprunghöhen sind die Auftretenswahrscheinlichkeiten $P(X = a_i)$.

Verteilungsfunktionen haben die folgenden Eigenschaften:

1. $F(x)$ ist monoton wachsend.
2. $F(x) \to 0$ für $x \to -\infty$.
3. $F(x) \to 1$ für $x \to \infty$.

Liegt eine Zufallsstichprobe $X_1, \dots, X_n$ und ist $F(x)$ die Verteilungsfunktion der X_i, so verwendet man oft die Kurzschreibweise

$$X_1, \dots, X_n \overset{i.i.d.}{\sim} F(x).$$

$X \sim F(x)$ bedeutet hierbei, dass X nach $F(x)$ verteilt ist, d.h. $P(X \le x) = F(x)$.

▷ **Überlebensfunktion**

Bezeichnet T eine zufällige Lebensdauer, so interessieren oftmals die Überlebenswahrscheinlichkeiten

$$S(t) = P(T > t),$$

dass das Alter t überschritten wird. Ist $F(t)$ die Verteilungsfunktion von T, so gilt:

$$S(t) = 1 - F(t).$$

$S(t)$ heißt **Überlebensfunktion** (engl: *survival function*).

Auch beim statistischen Testen spielen solche Überschreitungswahrscheinlichkeiten eine wichtige Rolle.

▷ Quantilsfunktion

Bei der Definition der empirischen Quantile hatten wir schon gesehen, dass diese nicht immer eindeutig definiert werden können. Dieses Problem tritt bei den theoretischen Quantilen wieder auf. Eine Zahl $x_q \in \mathbb{R}$ heißt q-Quantil, $q \in (0,1)$, wenn gilt:

$$P(X \leq x_q) = F(x_q) \geq q \quad \text{und} \quad P(X \geq x_q) \geq 1 - q.$$

Ist $F(x)$ eine streng monoton wachsende Verteilungsfunktion, so sind die Quantile eindeutig über $F(x_q) = q$ definiert und können graphisch leicht bestimmt werden. Mathematisch erhält man sie über die Umkehrfunktion $F^{-1}(x)$: $x_q = F^{-1}(q)$. Die Funktion $F^{-1}(x)$ heißt daher **Quantilsfunktion**.

❯ 4.1.10 Erwartungswert und Varianz

Wir wollen nun die wahrscheinlichkeitstheoretischen Entsprechungen des arithmetischen Mittels und der Stichprobenvarianz besprechen. Das ist so zu verstehen: In der deskriptiven Statistik hatten wir $\bar{x}$ als ein sinnvolles Lagemaß für eine Stichprobe $x_1, \ldots, x_n$ eines Merkmals kennen gelernt. Dem Begriff des Merkmals entspricht im wahrscheinlichkeitstheoretischen Modell die Zufallsvariable X, die Stichprobe $x_1, \ldots, x_n$ entspricht wiederholten Beobachtungen dieser Zufallsvariable, also den Stichprobenvariablen $X_1, \ldots, X_n$ und die relativen Häufigkeiten entsprechen den Wahrscheinlichkeiten. Welche Entsprechung hat das arithmetische Mittel? Solch eine Entsprechung wollen wir **Erwartungswert** nennen. Besonders sinnvoll wäre folgende Analogie zwischen dem gesuchten Erwartungswert und dem arithmetischen Mittel, die noch einmal den Zusammenhang zwischen konkreten Daten und dem Konzept der Zufallsstichprobe verdeutlicht: Sind Zahlen $x_1, \ldots, x_n$ tatsächlich eine Realisation der Stichprobenvariablen $X_1, \ldots, X_n$, so sind alle Werte x_i 'gleichberechtigt' und es macht daher Sinn, mit $x_1, \ldots, x_n$ das sog. **empirische Wahrscheinlichkeitsmaß** zu assoziieren, das jedem x_i die Wahrscheinlichkeit $1/n$ zuordnet. Der Erwartungswert bezüglich dieser Wahrscheinlichkeitsverteilung sollte daher mit dem arithmetischen Mittel übereinstimmen.

Erinnern wir uns: Zur Berechnung des arithmetischen Mittels werden die n Ausprägungen mit ihrer relativen Häufigkeit $1/n$ gewichtet und dann aufsummiert:

$$\bar{x} = \frac{1}{n}x_1 + \cdots + \frac{1}{n}x_n.$$

Für eine diskret verteile Zufallsvariable X mit Ausprägungen $a_1, \ldots, a_k$ und zugehörigen Auftretenswahrscheinlichkeiten $p_1, \ldots, p_k$ definieren wir den **Er-**

wartungswert von X durch

$$\mu = E(X) = p_1 a_1 + \cdots + p_k a_k = \sum_{i=1}^{k} p_i a_i.$$

Die möglichen Ausprägungen werden also mit ihren Auftretenswahrscheinlichkeiten gewichtet. Für das empirische Wahrscheinlichkeitsmaß, also $k = n$,
alle $p_i = 1/n$ und $a_1 = x_1, a_2 = x_2, \ldots a_k = x_n$ erhält man dann gerade $\bar{x}$.
Ist X stetig verteilt mit Dichtefunktion X, so ist der Erwartungswert durch

$$\mu = \int x \cdot f(x) \, dx$$

gegeben.
Rechenregeln: Für Zufallsvariablen X, Y und jede Konstante a gilt:
1. $E(X + Y) = E(X) + E(Y)$.
2. $E(a \cdot X) = a \cdot E(X)$.
3. $E(a) = a$.

Beispiel 4.1.11 Glücksspiele werden als *fair* bezeichnet, wenn der Erwartungswert der Auszahlungen gerade den Einzahlungen entspricht. Ist das folgende
Spiel fair? Der Spieler zahlt 5000 EUR ein. Anhand eines Münzwurfes wird
entschieden, ob der Einsatz halbiert wird (Auszahlung: 2500 EUR) oder um
die Hälfte erhöht wird (Auszahlung: 7500 EUR). Da Münzen extrem präzise
gefertigt werden, erscheinen bei einem Münzwurf beide Seiten mit gleicher
Wahrscheinlichkeit 1/2. Bezeichnet X die (zufällige) Auszahlung einer Spiel-
runde, so ist:

$$E(X) = 2500 \cdot \frac{1}{2} + 7500 \cdot \frac{1}{2} = 5000.$$

4.1.11

Also ist das Spiel fair.

▷ **Varianz**
Für die Stichprobenvarianz gibt es ebenfalls eine Entsprechung, nämlich die
erwartete quadratische Streuung um den Erwartungswert μ:

$$\sigma_X^2 = \operatorname{Var}(X) = E(X - \mu)^2$$

σ_X^2 heißt **Varianz von** X.
Es gelten die folgenden Rechenregeln:
(i) $\operatorname{Var}(X) = E(X^2) - (E(X))^2$ (**Verschiebungssatz**).
(ii) $\operatorname{Var}(aX) = a^2 \operatorname{Var}(X)$ für Konstanten $a \in \mathbb{R}$.

(iii) Sind X und Y unabhängig, so gilt:

$$\text{Var}\,(X + Y) = \text{Var}\,(X) + \text{Var}\,(Y).$$

Wir rechnen nur die erste nach. Ausquadrieren ergibt:

$$(X - \mu)^2 = X^2 - 2\mu X + X^2.$$

Aus den Rechenregeln für den Erwartungswert folgt nun:

$$E(X - \mu)^2 = E(X^2) - 2\mu E(X) + \mu^2 = E(X^2) - (E(X))^2.$$

Fast immer ist es sinnvoll, die Varianz anhand des Verschiebungssatzes auszurechnen.

Für ein diskretes Merkmal ist die Varianz durch

$$\text{Var}\,(X) = \sum_{i=1}^{k} p_i(a_i - \mu)^2.$$

gegeben. Ersetzt man die p_i durch relative Häufigkeiten h_i und μ durch $\bar{x}$, so
erhält man die Stichprobenvarianz.

Für stetige Merkmale ist die Summenbildung durch ein Integral zu ersetzen:

$$\text{Var}\,(X) = E(X - \mu)^2 = \int (x - \mu)^2 f(x)\, dx$$

4.2 Verteilungsmodelle

Bei vielen statistischen Analysen geht man davon aus, dass die diskrete Wahrscheinlichkeitsfunktion bzw. stetige Dichte $f(x)$ oder die Verteilungsfunktion
$F(x)$ des betrachteten Merkmals bis auf wenige *Parameter*, die meist inhaltlich klare Interpretationen besitzen, bekannt ist. Man schreibt dann $f(x; \vartheta)$
bzw. $F(x; \vartheta)$, wobei $\vartheta \in \Theta$ den Parameter (-vektor) bezeichnet.

Oft fungiert ein Parameter als *Lageparameter*, der das Zentrum der Verteilung
beschreibt, und ein anderer als *Skalenparameter*, der die Streuung definiert.
Man spricht von einer **Lage-Skalen-Familie**, wenn alle möglichen Vertei-
lungen $F(x; \vartheta)$, wobei der Parameter (-vektor) $\vartheta = (\mu, \sigma)$ aus einer Menge Θ
stammt, in der Form $F(\frac{x-\mu}{\sigma})$ geschrieben werden können. Besitzt $F(x)$ die
Dichte $f(x) = F'(x)$, so heißt dies:

$$f(x; \vartheta) = \frac{1}{\sigma} f\left(\frac{x - \mu}{\sigma}\right).$$

Man kann sich dann vorstellen, dass X durch Umskalieren mit σ und verschieben um μ (systematischer Effekt) aus einer zufälligen Variable ϵ (standardisierter Messfehler) hervorgegangen ist. Dazu sei $\epsilon \sim F(x)$ mit $E(\epsilon) = 0$ (Zentrierung) und Var $(\epsilon) = 1$. Ist nun $X = \mu + \sigma \cdot \epsilon$, so ist

$$P(X \leq x) = P(\mu + \sigma \cdot \epsilon \leq x) = P\left(\epsilon \leq \frac{x - \mu}{\sigma}\right) = F\left(\frac{x - \mu}{\sigma}\right),$$

d.h. In Kurzform: $X \sim F(\frac{x-\mu}{\sigma})$. Ferner gilt

$$E(X) = \mu \quad \text{und} \quad \text{Var}(X) = \sigma^2,$$

μ beschreibt also die Lage und σ die Streuung. Ein Beispiel ist die Normalverteilung (s.a.u.), welche durch die Dichtefunktion

$$f(x; \vartheta) = \frac{1}{\sqrt{2\pi\sigma^2}} \exp\left(-\frac{1}{2}\left(\frac{x - \mu}{\sigma}\right)^2\right), \quad \vartheta = (\mu, \sigma^2),$$

gegeben ist. Mit $\varphi(z) = \frac{1}{\sqrt{2\pi}} e^{-z^2/2}$ ist $f(x; \vartheta) = \frac{1}{\sigma}\varphi(\frac{z-\mu}{\sigma})$. Die Familie der Normalverteilungen bildet also eine Lage-Skalen-Familie.

❯ 4.2.1 Binomialverteilung

Die Binomialverteilung gehört zu den wichtigsten Wahrscheinlichkeitsverteilungen zur Beschreibung von realen zufallsbehafteten Situationen. Zwei typische Beispiele:

Beispiel 4.2.1   An $n = 25$ zufällig ausgewählten Individuen wird der Gesundheitsstatus (krank/gesund) festgestellt. Wie ist die Anzahl der kranken Individuen verteilt?

4.2.1

Beispiel 4.2.2 Im Labor wird ein kompliziertes Experiment 15-mal wiederholt. Jedes einzelne Experiment gelingt mit einer Wahrscheinlichkeit von 0.8. Wie wahrscheinlich ist es, dass mindestens 12 Experimente gelingen?

4.2.2

Allgemein gefasst: An einer Zufallsstichprobe von n Untersuchungseinheiten wird ein binäres (dichotomes) Merkmal beobachtet, das anzeigt, ob eine bestimmte Eigenschaft vorliegt oder nicht. Es gibt also nur zwei verschiedene Versuchsausgänge. Die Zufallsvariable X bezeichne den Versuchsausgang eines einzelnen binären Experiments. Um eine einheitliche Sprache zu finden, bezeichnen wir die Ausprägungen mit '0' und '1'. '0' nennen wir Misserfolg,

'1' Erfolg. Die Verteilung von X ist durch zwei Zahlen gegeben:

$$p = P(X = 1) \qquad \text{und} \qquad q = P(X = 0).$$

Es gilt $q = 1 - p$. Also hängt die Verteilung nur von einem Parameter ab, der **Erfolgswahrscheinlichkeit** p. X heißt dann **Bernoulli-verteilt** und man schreibt

$$X \sim B(p).$$

Erwartungswert und Varianz ergeben sich sofort: Zunächst ist

$$E(X) = p \cdot 1 + (1 - p) \cdot 0 = p.$$

Ferner ist $E(X^2) = p \cdot 1^2 + (1 - p) \cdot 0^2 = p$. Also

$$\text{Var}(X) = E(X^2) - (E(X))^2 = p - p^2 = p(1 - p).$$

Führen wir n unabhängige Wiederholungen des Experiment unter unveränderten Bedingungen durch, so ist das Ergebnis X_i des i-ten Experiments $B(p)$-verteilt. Aufgrund der Unabhängigkeit sind die Stichprobenvariablen $X_1, \ldots,$ X_n stochastisch unabhängig. Gemeinsame Wahrscheinlichkeiten können somit durch die Produktregel bestimmt werden. Beispielsweise ist:

$$P(X_1 = 0, X_2 = 0) \quad = \quad P(X_1 = 0) \cdot P(X_2 = 0) = (1 - p)^2$$
$$P(X_1 = 1, X_2 = 0) \quad = \quad P(X_1 = 1) \cdot P(X_2 = 0) = p(1 - p)$$

In der Regel interessiert man sich für *Anzahl der Erfolge*

$$Y = X_1 + \cdots + X_n = \sum_{i=1}^{n} X_i$$

bzw. für den *Anteil der Erfolge* in der Stichprobe

$$\frac{Y}{n} = \frac{1}{n} \sum_{i=1}^{n} X_i = \overline{X}.$$

Wie ist nun Y verteilt? Dazu müssen wir $P(Y = k)$ bestimmen, wobei k zwischen 0 und n liegt. Die k Erfolge können z.B. bei den ersten k Experimenten beobachtet worden sein:

$$\underbrace{(1, \ldots, 1,}_{k} \underbrace{0, \ldots, 0)}_{n-k} \quad \text{Wkeit:} \quad \underbrace{p \ldots p}_{k} \cdot \underbrace{(1 - p) \ldots (1 - p)}_{n-k} = p^k (1 - p)^{n-k}.$$

Allgemeiner zählen wir k Erfolge immer dann, wenn genau k der n Experimente '1'. Jede dieser Anordnungen hat die Wahrscheinlichkeit $p^k (1 - p)^{n-k}$.

Z.B.:

$$(\underbrace{1,\ldots,1}_{k-1},0,1,\underbrace{0,\ldots,0}_{n-k-1})\quad \text{Wkeit:}\quad \underbrace{p\ldots p}_{k}\cdot \underbrace{(1-p)\ldots(1-p)}_{n-k}=p^k(1-p)^{n-k}.$$

Alle diese Möglichkeiten sind also gleichwahrscheinlich. Es gibt genau $\binom{n}{k}$ Möglichkeiten, von den n Experimenten k als Erfolge auszuwählen. Somit erhalten wir also für die Verteilung von Y:

$$P(Y=k)=\binom{n}{k}p^k(1-p)^{n-k},\qquad k=0,\ldots,n.$$

Erwartungswert und Varianz berechnen sich wie folgt:

$$E(Y)=E(X_1+\cdots+X_n)=E(X_1)+\cdots+E(X_n)=np.$$

$$\mathrm{Var}\,(Y)=\mathrm{Var}\left(\sum_{i=1}^{n}X_i\right)=\sum_{i=1}^{n}\mathrm{Var}\,(X_i)=np(1-p).$$

Die Erfolgswahrscheinlichkeit p schätzt man durch den Anteil der Erfolge in der Stichprobe:

$$\widehat{p}=\frac{Y}{n}.$$

Wir verwenden hier die statistische Standard-Notation, über einen Parameter ein 'Dach' zu setzen, wenn er aus Daten geschätzt wird. Es gilt dann:

$$E(\widehat{p})=p,\qquad \mathrm{Var}\,(\widehat{p})=\frac{\widehat{p}(1-\widehat{p})}{n}.$$

Fazit: Die Anzahl des Eintretens eines Ereignisses in n unabhängigen Experimenten ist binomialverteilt. In n Experimenten erwartet man np Erfolge bei einer Streuung von $\sqrt{np(1-p)}$.

❯ **4.2.2 Die geometrische Verteilung**
Beobachtet man eine Folge $X_1,X_2,X_3,\ldots$ von Bernoulli-Experimenten, bei denen also entweder ein Erfolg oder ein Misserfolg beobachtet wird, so stellt sich die Frage, wie lange man auf das Eintreten des ersten Erfolges warten muss. Hierzu fassen wir die Indizes der Beobachtungen als Zeitpunkte auf und messen die Wartezeit ausgehend vom Zeitpunkt 0.
Die Erfolgswahrscheinlichkeit sei $p=P(X_i=1)$. Wir wollen uns überlegen, wie die abgeleitete Zufallsvariable

$$T=\text{Zeitpunkt (Index) des ersten Erfolges}=\min\{n\geq 1:X_n=1\}$$

verteilt ist. $W=T-1$ ist dann die Wartezeit auf den ersten Erfolg.

Einer Wartezeit von k Zeiteinheiten entspricht genau dem Ereignis, dass zunächst k Misserfolge kommen und dann ein Erfolg:

$$\underbrace{0,\ldots,0}_{k},1$$

Die zugehörige Wahrscheinlichkeit ist gerade

$$\underbrace{(1-p)\cdot\cdots\cdot(1-p)}_{k}\cdot p = (1-p)^k\cdot p.$$

Somit gilt für die der Binomialverteilung zugehörigen Wartezeitverteilung:

$$P(T=k) = (1-p)^{k-1}\cdot p, \qquad k\in\mathbb{N}.$$

Erwartungswert:

$$\mu_T = E(T) = \sum_{k=1}^{\infty} k(1-p)^{k-1}p = p\cdot\sum_{k=1}^{\infty} k(1-p)^{k-1}.$$

$k(1-p)^{k-1}$ ist gerade die Ableitung von $-(1-p)^k$ nach p. Die unendliche Summe über die letzteren Terme ergibt sich aus der geometrischen Reihe:

$$\sum_{k=1}^{\infty} -(1-p)^k = -\frac{1}{1-(1-p)} = -\frac{1}{p}.$$

Ableiten beider Seiten nach p ergibt:

$$\sum_{k=1}^{\infty} k(1-p)^{k-1} = \frac{1}{p^2}$$

Multipliziert man noch mit p, so erhält man den Erwartungswert. Zusammen genommen:

$$E(T) = p\left(\sum_{k=1}^{\infty} -(1-p)^k\right)' = p\frac{1}{p^2} = \frac{1}{p}$$

Die Varianz berechnet sich zu

$$\sigma_T^2 = \text{Var}\,(T) = \frac{1}{p^2}.$$

Die Standardabweichung ist somit identisch zum Erwartungswert: $\sigma_T = 1/p = \mu_T$. Für $p = 0.01$ ist der erwartete Zeitpunkt gerade $1/p = 100$ bei einer Standardabweichung von ebenfalls $1/p = 100$.

Für die Wartezeit $W = T - 1$ erhält man

$$P(W=k) = P(T=k+1) = (1-p)^k p, \qquad k = 0, 1, 2, \ldots$$

mit $E(W) = 1/p - 1$.

❸ 4.2.3 Multinomialverteilung

Natürlich ist nicht jedes Experiment so einfach gestrickt, dass sich der Versuchsausgang X auf eine binäre Größe verdichten ließe. Der nächste naheliegende Schritt ist der Fall, dass X nominal skaliert ist, also der Versuchsausgang einen von k möglichen Werten (Kategorien) annehmen kann. Typisiert man etwa einen Genort mit zwei Allelen A und a, so kann man vier Genotypen $A/A, A/a, a/A, a/a$ beobachten.

Die n Rohdaten $X_1, \ldots, X_n$ – unabhängig und identisch verteilt – repräsentieren also n Experimente, wobei bei jedem Experiment k verschiedene Ausprägungen (Kategorien) vorkommen können, die wir i.F. mit $a_1, \ldots, a_k$ bezeichnen wollen. Die Beobachtungen werden in diese k Kategorien sortiert. Als Ergebnis erhält man k Anzahlen $N_1, \ldots, N_k$, die in der Summe n ergeben: $N_1 + \cdots + N_k = n$. N_i ist also die Anzahl der Beobachtungen, bei denen die i–te mögliche Ausprägung a_i beobachtet wurde.

Jeder Zelle ist eine Erfolgswahrscheinlichkeit (Zellwahrscheinlichkeit)

$$\pi_i = P(X = a_i), \qquad (i = 1, \ldots, k)$$

zugeordnet, wobei X eine generische Variable sei. Jede einzelne Zählung N_i ist binomialverteilt mit Parametern n und p_i:

$$N_i \sim B(n, p_i).$$

Die k Zellwahrscheinlichkeiten summieren sich zu 1 auf.

Die gemeinsame Verteilung des Vektors $N = (N_1, \ldots, N_k)$ der Anzahlen heißt **multinomialverteilt**, in Zeichen:

$$N \sim \mathcal{M}(n, (p_1, \ldots, p_k)).$$

Wir wollen die gemeinsame Wahrscheinlichkeitsfunktion (diskrete Dichte)

$$f(x_1, \ldots, x_k) = P(N_1 = x_1, \ldots, N_k = x_k)$$

berechnen. Zunächst ist sie 0, wenn die x_i nicht in der Summe n ergeben, da ein solches Auszählergebnis nicht möglich ist. Da die Beobachtungen unabhängig sind, ist die Wahrscheinlichkeit einer jeden Stichprobe, bei der x_i–mal die Ausprägung a_i beobachtet wird, durch

$$p_1^{x_1} \cdot p_2^{x_2} \ldots p_k^{x_k}$$

gegeben. Die Anzahl der Stichproben, die zur Auszählung $(x_1, \ldots, x_k)$ führen, ergibt sich so: Zunächst gibt es $\binom{n}{x_1}$ Möglichkeiten, x_1–mal die Ausprägung a_1

zu beobachten. Es verbleiben $n - x_1$ Experimente mit $\binom{n-x_1}{x_2}$ Möglichkeiten, x_2-mal die Ausprägung a_2 zu beobachten. Dies setzt sich so fort. Schließlich verbleiben $n - x_1 - x_2 - \cdots - x_{k-1}$ Beobachtungen mit $\binom{n-x_1-x_2-\cdots-x_{k-1}}{x_k}$ Möglichkeiten, bei x_k Experimenten die Ausprägung a_k zu beobachten. Insgesamt gibt es daher

$$\binom{n}{x_1} \cdot \binom{n - x_1}{x_2} \cdots \binom{n - x_1 - x_2 - \cdots - x_{k-1}}{x_k}$$

Stichproben, die zur Auszählung $(x_1, \ldots, x_k)$ führen. Dieses Produkt von Binomialkoeffizienten vereinfacht sich zu dem Ausdruck

$$\frac{n!}{x_1! \cdot x_2! \cdot \cdots \cdot n_k!},$$

der **Multinomialkoeffizient** heißt und mit $\binom{n}{x_1 \ldots x_k}$ bezeichnet wird. Erwartungswert und Varianz der einzelnen Anzahlen X_i ergeben sich aus deren Binomialverteilung. Sie sind somit gegeben durch

$$E(X_i) = n \cdot p_i \qquad \text{und} \qquad \text{Var}(X_i) = n \cdot p_i \cdot (1 - p_i).$$

Die Kovarianz zwischen X_i und X_j ergibt sich zu

$$\text{Cov}(X_i, X_j) = -n \cdot p_i \cdot p_j.$$

Diese negative Kovarianz ist intuitiv nachvollziehbar: Ist X_i größer als erwartet, so ist tendenziell X_j kleiner als erwartet, da die Summe aller Anzahlen n ergeben muss.

❯ **4.2.4 Poissonverteilung**
Die Poissonverteilung eignet sich zur Modellierung der Anzahl von punktförmigen Ereignissen in einem Kontinuum (Zeit, Raum). Hier zunächst zwei typische Anwendungsbeispiele.

4.2.3   **Beispiel 4.2.3** Im Rahmen einer Beobachtungsstudie soll das Sozialverhalten von Affen empirisch untersucht werden. Hierzu werden u.a. die Zeitpunkte notiert, an denen ein Sozialkontakt zwischen zwei Tieren stattfindet. Von Interesse sind die Wartezeit auf den ersten Kontakt sowie die Wartezeiten zwischen den Kontakten.

4.2.4   **Beispiel 4.2.4** Beim Zerfall gewisser radioaktiver Substanzen werden Alphateilchen emittiert (Alphastrahlung). Diese Partikelstrahlung kann durch entsprechende Messinstrumente (Geigerzähler) erfasst werden. Die Messung besteht i.w. im Zählen der Alphateilchen pro Zeiteinheit. Die ersten statistischen

Untersuchungen über Alphastrahler gehen auf Rutherford und Geiger (1910) zurück.

Beide Beispiele haben gemein, dass die Anzahl des Eintretens eines bestimmten Ereignisses während eines Zeitintervalls gezählt wird. Das Zeitintervall sei i.F. $[0, T]$, die Anzahl der Ereignisse während dieser Zeitspanne sei durch die Zufallsvariable Y beschrieben. Insbesondere das zweite Beispiel legt die folgenden Annahmen nahe.

Homogenität: Die Wahrscheinlichkeit, dass in einem (kleinen) Teilintervall I der Länge $|I|$ ein Ereignis eintritt, hängt nur von der *Länge* des Intervalls ab, jedoch nicht von *Lage* des Intervall.

Unabhängigkeit: Ereignisse in verschiedenen Zeitabschnitten erfolgen unabhängig voneinander. D.h.: Für alle disjunkten Teilintervalle I_1 und I_2 sind „Ereignis in I_1" und „Ereignis in I_2" unabhängig. Präziser kann man dies so formulieren: Die Zufallsvariable Z_t zeige an, ob zur Zeit t das Ereignis stattfindet ($Z_t = 1$) oder nicht ($Z_t = 0$). Dann sind alle Z_t stochastisch unabhängig.

Wir können gedanklich das so beschriebene Gesamtexperiment in n Teilexperimente zerlegen, indem wir das Intervall $[0, T]$ in n gleichbreite Teilintervalle der Breite T/n zerlegen. Für hinreichend großes n kann man annehmen, dass nun in jedem Teilintervall höchstens ein Ereignis stattfinden kann, jedoch nicht mehr. Zu jedem Teilintervall können wir eine Bernoullivariable definieren, die anzeigt, ob in diesem Teilintervall etwas geschehen ist oder nicht:

$$X_i = \left\{ \begin{array}{ll} 1, & \text{Ereignis beobachtet} \\ 0, & \text{Ereignis nicht beobachtet} \end{array} \right.$$

Die $X_1, \ldots, X_n$ sind unabhängig und identisch Bernoulli-verteilt mit einer (gemeinsamen) Erfolgswahrscheinlichkeit p_n, die proportional zur Länge der Teilintervalle ist. Somit können wir schreiben:

$$p_n = \lambda \cdot \frac{T}{n},$$

wobei λ eine Proportionalitätskonstante ist. Die Anzahl Y der Ereignisse in $[0, T]$ kann als Summe der X_i geschrieben werden:

$$Y = X_1 + \cdots + X_n.$$

Y ist $B(n, p_n)$–verteilt, so dass:

$$P(Y = k) = \binom{n}{k} \cdot p_n^k \cdot (1 - p_n)^{n-k}.$$

Damit diese Beschreibung adäquat ist, muss n sehr groß sein und somit p_n sehr klein. Führt man den Grenzübergang $n \to \infty$ durch, so erhält man wegen $p_n = \lambda T / n$ und $np_n = \lambda T$:

$$
\begin{aligned}
P(Y = k) &= \binom{n}{k} p_n^k (1 - p_n)^{n-k} \\
&= \frac{n(n-1)\ldots(n-k+1)}{k!} \left(\frac{\lambda T}{n}\right)^k \left(1 - \frac{\lambda T}{n}\right)^{n-k} \\
&= \frac{n}{n}\frac{n-1}{n}\ldots\frac{n-k+1}{n} \cdot \frac{1}{k!} \underbrace{n^k p_n^k}_{=(np_n)^k = (\lambda T)^k} \cdot \underbrace{(1 - \lambda T/n)^{n-k}}_{\to e^{-\lambda T}} \\
&\to \frac{(\lambda T)^k}{k!} e^{-\lambda T},
\end{aligned}
$$

wenn $n \to \infty$. Durch diese Punktwahrscheinlichkeiten ist in der Tat eine Wahrscheinlichkeitsverteilung definiert:

$$
\sum_{k=0}^{\infty} \frac{(\lambda T)^k}{k!} e^{-\lambda T} = e^{-\lambda T} \sum_{k=0}^{\infty} \frac{(\lambda T)^k}{k!} = 1,
$$

da $\sum_{k=0}^{\infty} \frac{(\lambda T)^k}{k!} = e^{\lambda T}$. Für $T = 1$ erhalten wir die Verteilung für ein Zeitintervall von einer Zeiteinheit.

Eine Zufallsvariable Y heißt **poissonverteilt** mit Parameter λ, wenn

$$
P(Y = k) = \frac{\lambda^k}{k!} e^{-\lambda}, \qquad k = 0, 1, 2, \ldots
$$

Erwartungswert und Varianz der Poissonverteilung berechnen sich zu

$$
E(Y) = \lambda \quad \text{und} \quad \text{Var}(Y) = \lambda.
$$

Der Parameter λ gibt also sowohl die erwartete Anzahl als auch deren Varianz an.

Fazit: Die Anzahl punktförmiger und unabhängig voneinander eintretender Ereignisse in einem Kontinuum kann (oft) als poissonverteilt angesehen werden.

Für die praktische Anwendung der Poissonverteilung sind die folgenden beiden Regeln wesentlich:

1. Summenbildung: Sind $X \sim P(\lambda_1)$ und $Y \sim P(\lambda_2)$ unabhängig, so ist die Summe ebenfalls poissonverteilt mit Parameter $\lambda_1 + \lambda_2$:

$$
X + Y \sim P(\lambda_1 + \lambda_2).
$$

Allgemein: Die Summe $X_1 + \cdots + X_n$ von unabhängigen poissonverteilten Zufallsvariablen X_i mit Parametern λ_i ist poissonverteilt mit Parameter $\lambda_1 + \cdots + \lambda_n$.

2. Umrechnung des Zeitintervalls: Ist $X \sim P(\lambda_1)$ die Anzahl der Ereignisse in $[0, T]$ und Y die Anzahl der Ereignisse in dem Teilintervall $[0, r \cdot T]$, so ist Y poissonverteilt mit Parameter $r \cdot \lambda_1$.

3. Bedingen auf die Gesamtzahl: Es seien $X_1, \ldots, X_k$ unabhängige Poissonverteilungen mit Parametern $\lambda_1, \ldots, \lambda_k$,

$$X_i \sim P(\lambda_i), \qquad i = 1, \ldots, k.$$

Dann ist die bedingte Verteilung von $(X_1, \ldots, X_k)$ gegeben die Summe $X_1 + \cdots + X_k = n$ multinomialverteilt mit den Parametern n und

$$\pi = (\pi_1, \ldots, \pi_k),$$

wobei

$$\pi_i = \lambda_i / (\lambda_1 + \cdots + \lambda_k).$$

❯ 4.2.5 Exponentialverteilung

Wir hatten die geometrische Verteilung als Verteilung für den Zeitpunkt des ersten Eintretens eines Zielereignisses einer Folge von bernoulliverteilten Zufallsvariablen kennengelernt. Es stellt sich die Frage, wie die Wartezeit auf poissonverteilte Ereignisse verteilt ist.

Beispiel 4.2.5 Die Anzahl der Fische einer seltenen Spezies, die den Standort eines versteckten Tauchers passieren, kann als poissonverteilt angesehen werden. Mit welcher Wahrscheinlichkeit wird in den ersten 10 Minuten ein Fisch beobachtet, wenn im Mittel 6 Fische pro Stunde vorbeiziehen?

4.2.5

$Y \sim P(\lambda)$ sei also eine poissonverteilte Anzahl von Ereignisse während des Zeitintervalls $[0, 1]$. Wir können für jeden Zeitpunkt t durch eine Zufallsvariable X_t markieren, ob zur Zeit t ein Ereignis stattfindet ($X_t = 1$) oder nicht ($X_t = 0$). Die Wartezeit T auf das erste Ereignis ist das minimale t, für das $X_t = 1$ ist:

$$T = \min\{t : X_t = 1\}.$$

Um die Verteilung von T zu bestimmen, sei

$$N_t : \text{'Anzahl der Ereignisse bis zur Zeit } t\text{'}.$$

Dann ist N_t poissonverteilt mit Parameter $\lambda \cdot t$. Das Ereignis, länger als t Zeiteinheiten warten zu müssen, ist nun durch das Ereignis $N_t = 0$ (kein Ereignis in $[0, t]$) beschrieben:

$$T > t \qquad \Leftrightarrow \qquad N_t = 0.$$

Also gilt:

$$P(T > t) = P(N_t = 0) = \frac{(\lambda t)^0}{0!} e^{-\lambda t} = e^{-\lambda t}$$

Hieraus ergibt sich die Verteilungsfunktion von T:

$$P(T \leq t) = 1 - P(T > t) = 1 - e^{-\lambda t}, \qquad t \geq 0.$$

Durch Differenzieren erhalten wir die Dichtefunktion

$$f(t) = F'(t) = \lambda \cdot e^{-\lambda \cdot t}, \qquad t \geq 0.$$

T heißt **exponentialverteilt** mit Parameter λ, i.Z. $T \sim E(\lambda)$, wenn die Dichte von T diese Gestalt besitzt. Erwartungswert und Varianz der Exponentialverteilung sind durch

$$E(T) = \frac{1}{\lambda}, \qquad \mathrm{Var}\,(T) = \frac{1}{\lambda^2}$$

gegeben.

❯ 4.2.6 Logistische Verteilung

Motivation: (Stochastisches Epidemie-Modell)

Wir betrachten die Ausbreitung einer Infektionskrankheit in einer endlichen Population, die schließlich alle Individuen erfasst. $F(t)$ sei der Anteil der Infizierten zur Zeit t. Dann gilt: $0 \leq F(t) \leq 1$ und $F(t) \to 1$, wenn $t \to \infty$, sowie $F(t) \to 0$, wenn $t \to -\infty$. $F(t)$ ist also eine Verteilungsfunktion. Die Infektion gehorche den folgenden Gesetzen: (i) Die Ansteckung erfolgt durch den Kontakt der Individuen, die sich zufällig treffen. (ii) Der Zuwachs des Anteils der infizierten Population sei proportional zum Anteil der Infizierten und zum Anteil der (noch) Gesunden. Formal heißt dies:

$$\frac{dF(t)}{dt} = c \cdot F(t) \cdot [1 - F(t)].$$

Die Lösung dieser Differentialgleichung ist gegeben durch die **logistische Verteilung**:

$$F(t) = \frac{1}{1 + e^{-b(t-a)}}$$

mit $a \in \mathbb{R}$ und $b > 0$. Ist X gemäß $F(t)$ verteilt, so ist $Y = bX - a$ gemäß der Verteilungsfunktion $G(y) = \frac{1}{1+e^{-y}}$ verteilt, bei der formal $a = 0$ und $b = 1$ ist. a ist daher der *Lageparameter*, b der *Skalenparameter*.

❯ 4.2.7 Normalverteilung

Die Normalverteilung ist gewissermaßen das Standardmodell in der Statistik. Sie führt zu einfachen und sehr guten Entscheidungsverfahren. In der Tat sind reale Daten recht häufig gut durch die Normalverteilung zu beschreiben. Vor einer blinden Anwendungen von Verfahren, die normalverteilte Daten unterstellen, ist jedoch abzuraten.

Eine Zufallsvariable X heißt normalverteilt mit Parametern μ und σ^2, wenn sie die Dichtefunktion

$$f(x) = \frac{1}{\sqrt{2\pi\sigma^2}} \exp\left(-\frac{(x-\mu)^2}{2\sigma^2}\right)$$

besitzt. Dies ist die berühmte Gaußsche Glockenkurve, die auf dem letzten 10 DM-Schein abgebildet war. Die Dichte $f(x)$ hängt von zwei Parametern ab, die folgende Interpretation haben:

- μ ist die eindeutig bestimmte Maximalstelle von $f(x)$ und zugleich der Erwartungswert von X, d.h. $E(X) = \mu$.
- σ ist der Abstand zwischen μ und den beiden Wendepunkten $\mu - \sigma$ bzw. $\mu + \sigma$ von $f(x)$. Zugleich ist σ die Standardabweichung von X und folglich σ^2 die Varianz von X.

Ist X normalverteilt mit Erwartungswert μ und Varianz σ^2, so schreibt man:

$$X \sim \mathcal{N}(\mu, \sigma^2).$$

Ist $\mu = 0$ und $\sigma = 1$, so spricht man von einer **Standardnormalverteilung**.

Gilt $X \sim \mathcal{N}(\mu, \sigma^2)$, so ist $\frac{X-\mu}{\sigma}$ standardnormalverteilt.
Für die Verteilungsfunktion der Standardnormalverteilung

$$\Phi(x) = P(X \le x) = \int_{-\infty}^{x} f(t)\,dt$$

gibt es keine geschlossene Formel. Sie ist daher im Anhang tabelliert. Dort findet sich auch eine Tabelle der Überschreitungswahrscheinlichkeiten

$$P(X > x) = 1 - \Phi(x).$$

Ferner besitzt jedes vernünftige Statistikprogramm eine Funktion zur Berechnung von entsprechenden Wahrscheinlichkeiten.

Sind $X_1, \ldots, X_n$ unabhängig und identisch $\mathcal{N}(\mu, \sigma^2)$–verteilt, so ist das arithmetische Mittel $\overline{X}$ ebenfalls normalverteilt:

$$\overline{X} \sim \mathcal{N}(\mu, \sigma^2/n).$$

Dies interpretieren wir so: Ebenso wie die Messungen X_i streut das arithmetische Mittel $\overline{X}$ um den Erwartungswert μ. Die Streuung reduziert sich jedoch: Sie ist nicht mehr σ, sondern $\sigma/\sqrt{n}$.

❯ 4.2.8 χ^2-Verteilung

Die χ^2-Verteilung tritt vor allem beim statistischen Testen in Erscheinung. Sind $U_1, U_2, \ldots, U_n$ unabhängig und identisch standardnormalverteilte Zufallsvariable, d.h.

$$U_1, \ldots, U_n \overset{i.i.d.}{\sim} \mathcal{N}(0, 1),$$

so heißt die Verteilung der Statistik

$$T = \sum_{i=1}^{n} U_i^2 = U_1^2 + \cdots + U_n^2$$

χ^2-**Verteilung mit** n **Freiheitsgraden.** Man schreibt $T \sim \chi^2(n)$. Es gilt $E(T) = n$ und $\operatorname{Var}(T) = 2n$. Der Parameter n der χ^2-Verteilung gibt die sog. Freiheitsgrade an. In der Tat können in der Summenbildung n Summanden frei voneinander zufällig variieren.

Ist eine zufällige Variable X nach Skalierung mit einer Konstanten $\sigma > 0$ χ^2-verteilt mit df Freiheitsgraden, also $X/\sigma \sim \chi^2(df)$, so sagt man, X sei gestreckt χ^2-verteilt und schreibt $X \sim \sigma\chi^2(df)$. Ausgewählte Quantile sind im Anhang tabelliert.

Die χ^2-Verteilung liefert auch die Verteilung der Varianzschätzung

$$S^2 = \frac{1}{n-1} \sum_{i=1}^{n} (X_i - \overline{X})^2.$$

für normalverteilte Daten. Sind $X_1, \ldots, X_n \overset{i.i.d.}{\sim} \mathcal{N}(\mu, \sigma^2)$, so gilt:

$$\frac{n-1}{\sigma} S^2 \sim \chi^2(n-1).$$

S^2 hat zwar n Summanden, aber nur $n-1$ können frei variieren. Eine Erläuterung dieses Sachverhalts führt an dieser Stelle zu weit. Für die Anwendungen bestätigt sich jedoch folgende Regel:

Regel: Die Anzahl der Freiheitsgrade ist gleich der Anzahl der Summanden verringert um die Anzahl der geschätzten Parameter.

$\sum_{i=1}^{n}(X_i - \mu)^2/\sigma^2$ folgt (definitionsgemäß) einer $\chi^2(n)$-Verteilung. Da μ unbekannt ist, wird es zur Varianzschätzung durch $\overline{X}$ ersetzt. Obige Regel liefert also gerade $df = n - 1$ Freiheitsgrade für $(n - 1)S^2/\sigma$.

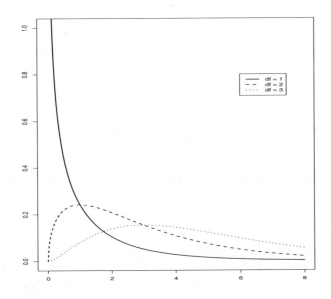

Abbildung 4.2. Dichtefunktionen einiger χ^2-Verteilungen.

Beispiel 4.2.6 (Prognoseintervall für S^2). Angenommen, es ist $\sigma = 1$ und $n = 20$. Dem Anhang entnimmt man $\chi^2(19)_{0.05} = 10.12$ und $\chi^2(19)_{0.95} = 30.14$. Daher ist $[10.12, 30.14]$ ein 90%-Prognoseintervall für $(n - 1)S^2/\sigma^2 = 19S^2$, d.h.

$$P(10.12 \leq (n - 1)S^2/\sigma^2 \leq 30.14) = 0.9.$$

Umformen liefert:

$$P(0.5326 \leq S^2 \leq 1.5863) = 0.9,$$

d.h. $[0.5326, 1.5863]$ ist ein 90%-Prognoseintervall für S^2: Mit einer Wahrscheinlichkeit von 0.9 liegt die aus 19 normalverteilten Beobachtungen geschätzte Varianz S^2 in diesem Intervall, wenn $\sigma = 1$.

❯ 4.2.9 t-Verteilung

Sind $X_1, \ldots, X_n$ unabhängig und identisch $\mathcal{N}(\mu, \sigma^2)$-verteilt, so heißt die Verteilung der Statistik

$$T = \sqrt{n} \frac{\overline{X} - \mu}{S}$$

t-**Verteilung mit** $n - 1$ **Freiheitsgraden**. Man schreibt $T \sim t(n - 1)$. Allgemeiner ist jede Zufallsvariable $t(df)$-verteilt, die sich in der Form

$$\frac{X}{\sqrt{\frac{1}{df} Z}}$$

mit unabhängigen Zufallsvariablen $X \sim N(0, 1)$ und $Z \sim \chi^2(df)$ schreiben läßt. Es gilt $E(T) = 0$ und $\mathrm{Var}\,(T) = df/(df - 2)$.

Die t-Verteilung sieht ähnlich wie die Normalverteilung aus, jedoch hat sie stärkere Schwänze, d.h. extreme Beobachtungen sind wahrscheinlicher als bei einer Normalverteilung.

❯ 4.2.10 F-Verteilung

Will man zwei Varianzschätzungen vergleichen, so ist es naheliegend, den entsprechenden Quotienten zu betrachten. Sind etwa S_1^2 und S_2^2 zwei Schätzungen basierend auf unabhängigen normalverteilten Stichproben aus derselben Population mit Stichprobeumfängen n_1 und n_2, so stellt sich die Frage, wie S_1^2/S_2^2 verteilt ist und wie diese Verteilung mit den Verteilungen von Zähler und Nenner zusammenhängt. Wir wissen, dass $(n_1 - 1)S_1^1/\sigma$ einer $\chi^2(n_1 - 1)$-Verteilung folgt und $(n_2 - 1)S_2^2/\sigma$ einer $\chi^2(n_2 - 1)$-Verteilung. Der Quotient dieser beiden Statistiken liefert nur dann S_1^2/S_2^2, wenn $n_1 = n_2$. Um diesen Schönheitsfehler zu beseitigen, gewichten wir zunächst mit den reziproken Freiheitsgraden und taufen die resultierende Verteilung F-Verteilung.

Allgemein: Sind $U_1 \sim \chi^2(df_1)$ und $U_2 \sim \chi^2(df_2)$ zwei unabhängige Zufallsvariable, so heißt die Verteilung des Quotienten

$$\frac{\frac{1}{df_1} U_1}{\frac{1}{df_2} U_2} \sim F(df_1, df_2)$$

F-**Verteilung** mit df_1 Zähler- und df_2-Nenner-Freiheitsgraden. Abbildung 4.3 zeigt die Dichtefunktionen einiger F-Verteilungen.

❯ 4.2.11 Cauchy-Verteilung

Bei der Analyse von Datenmaterial werden oft Quotienten betrachtet. Angenommen, man macht zwei unabhängige standardnormalverteilte Beobachtungen X und Y. Dann folgt der Quotient X/Y einer **Cauchy-Verteilung**

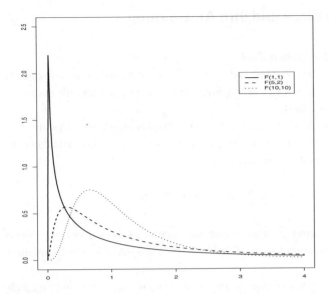

Abbildung 4.3. Dichtefunktionen einiger F-Verteilungen.

mit Dichte

$$f(x; \mu, \lambda) = \frac{1}{\lambda} \frac{1}{\pi(1 + (\frac{x-\mu}{\lambda})^2)}.$$

Diese Dichte sieht ähnlich wie eine Normalverteilung aus, ist aber nicht so konzentriert um das Symmetriezentrum μ und bringt deutlich mehr extreme Beobachtungen hervor. Insbesondere besitzt die Cauchy-Verteilung weder Erwartungswert noch Varianz!

❯ 4.2.12 Von-Mises-Verteilung

Ein gebräuchliches Modell für Richtungsdaten ist die von-Mises-Verteilung. Diese Verteilung auf $[0, 2\pi)$ wird durch die Dichtefunktion

$$f(y; \alpha, \lambda) = \frac{1}{2\pi I_d(\lambda)} \exp\left\{\lambda \cos(y - \alpha)\right\}, \qquad y \in [0, 2\pi)$$

mit $I_d(\lambda) = \frac{1}{2\pi} \int_0^{2\pi} \exp\{\lambda \cos(t)\}dt$ gegeben. Hierbei ist $\lambda > 0$ und $\alpha \in (0, 2\pi)$. α ist der Lageparameter der Verteilung.

4.3 Grenzwertsätze und ihre Anwendung

❯ 4.3.1 Das Gesetz der großen Zahl

Das Gesetz der Großen Zahlen besagt i.w., dass arithmetische Mittelwerte in großen Stichproben den Erwartungswert der Beobachtungen, die gemittelt werden, sehr gut annähert.

Sind $X_1, \ldots, X_n$ unabhängig und identisch normalverteilt mit Erwartungswert μ und Varianz σ^2, so haben wir oben festgestellt, dass das arithmetische Mittel ebenfalls normalverteilt ist:

$$\overline{X} = \frac{1}{n} \sum_{i=1}^{n} X_i \sim \mathcal{N}(\mu, \sigma^2/n).$$

Für wachsendes n streut $\overline{X}$ also immer weniger um seinen Erwartungswert $\mu = E(\overline{X})$. Das Streuungsmaß $SD(\overline{X}) = \sigma/\sqrt{n}$ fällt mit wachsendem n monoton gegen 0.

Betrachtet man für verschiedene n die zugehörigen Normalverteilungsdichten, so fällt folgendes auf: Je mehr Beobachtungen zur Berechnung des Mittelwertes verwendet werden, desto größer ist die Wahrscheinlichkeit, dass die Realisationen in einem (kleinen) Toleranzintervall um μ liegen. Es scheint für wachsendes n zu gelten, dass sich die Verteilung im Toleranzintervall beliebig stark konzentriert, wenn nur der Stichprobenumfang groß genug ist. Es scheint zu gelten:

$$P(\overline{X} \text{ liegt im Toleranzintervall } [\mu - \epsilon, \mu + \epsilon]) \to 1.$$

Man sagt dann: $\overline{X}$ konvergiert in Wahrscheinlichkeit gegen μ.

Nicht immer sind Beobachtungen normalverteilt, so dass sich die Frage stellt, ob diese Annäherung an den zugrunde liegenden Populationsparameter μ auch gültig ist, wenn die Beboachtungen X_i eine beliebige Verteilung besitzen.

▷ Gesetz der großen Zahl

Dieses Gesetz – eines der Schlüsselergebnisse für die Statistik – beantwortet die oben gestellte Frage positiv:

Sind $X_1, \ldots, X_n$ unabhängig und identisch verteilte Beobachtungen mit Erwartungswert $\mu = E(X_i)$ und Varianz $0 < \sigma^2 = \text{Var}(X_i) < \infty$, so konvergiert das arithmetische Mittel $\overline{X}$ in dem oben beschriebenen Wahrscheinlichkeitssinn gegen μ.

▷ Ungleichung von Tschebyscheff

Das Gesetz der großen Zahl ist eine Folgerung aus der Ungleichung von Tschebyscheff, die mitunter von eigenem Interesse ist. Sie besagt, dass die

Wahrscheinlichkeit, dass eine *beliebig* verteilte Zufallsvariable X von ihrem Erwartungswert $\mu = E(X)$ um mehr als die Toleranz ϵ abweicht, höchstens Var $(X)/\epsilon^2$ beträgt:

$$P(|X - \mu| > \epsilon) \leq \frac{\text{Var}(X)}{\epsilon^2}.$$

Da das arithmetische Mittel die Varianz σ^2/n besitzt, wird in diesem Fall die rechte Seite mit wachsendem Stichprobenumfang immer kleiner.

Für den diskreten Fall wollen wir die Gültigkeit dieser Ungleichung nachvollziehen. In der Varianz

$$\text{Var}(X) = \sum_i (a_i - \mu)^2 p_i, \qquad p_i = P(X = a_i),$$

sind alle Summanden positiv oder Null. Wir lassen einfach alle weg, für die gilt: $a_i \in [\mu - \epsilon, \mu + \epsilon]$. Für die verbleibenden Summanden gilt dann auf jeden Fall $(a_i - \mu)^2 > \epsilon^2$. Daher erhalten wir:

$$
\begin{aligned}
\text{Var}(X) &\geq \sum_{a_i < \mu - \epsilon} (a_i - \mu)^2 p_i + \sum_{a_i > \mu + \epsilon} (a_i - \mu)^2 p_i \\
&\geq \epsilon^2 \sum_{a_i < \mu - \epsilon} p_i + \epsilon^2 \sum_{a_i > \mu + \epsilon} p_i \\
&= \epsilon^2 P(|X - \mu| > \epsilon).
\end{aligned}
$$

Division durch ϵ^2 liefert die Tschebyscheff-Ungleichung.

▷ $k\sigma$-**Prognosen**

Die Tschebyscheff-Ungleichung kann verwendet werden, um Prognosen abzugeben, für deren Berechnung man lediglich Erwartungswert und Varianz kennen muss. Setzt man $\epsilon = k\sigma$, so erhält man:

$$p(k) = P(|X - \mu| \leq k \cdot \sigma) \geq 1 - \frac{1}{k^2}.$$

k	2	3	4
$p(k)$	0.75	0.89	0.9375

Diese Prognosen sind allerdings sehr ungenau. Diesen Preis muss dafür bezahlen, dass man fast keine Information in die Prognosen reinstecken muss.

❯ 4.3.2 Der Zentrale Grenzwertsatz

Ein zweites wesentliches Kernresultat der Statistik besagt, dass arithmetische Mittel in großen Stichproben näherungsweise normalverteilt sind, und zwar *unabhängig* von der zugrunde liegenden Verteilung der Beobachtungen. Dieses zentrale Ergebnis ermöglicht es, auch dann Wahrscheinlichkeitsaussagen über stochastische Phänomene zu treffen, wenn die genaue Verteilung der Beobachtungen nicht bekannt ist.

Zentraler Grenzwertsatz: Sind $X_1, \ldots, X_n$ unabhängig und identisch verteilt mit Erwartungswert $\mu = E(X_i)$ und Varianz $0 < \sigma^2 = \text{Var}\,(X_i) < \infty$, so ist $\overline{X}$ näherungsweise normalverteilt mit Erwartungswert μ und Varianz σ^2/n, i.Z.:

$$\overline{X} \sim_n \mathcal{N}(\mu, \sigma^2/n).$$

Dies bedeutet, dass die Verteilungsfunktion der standardisierten Version von $\overline{X}$,

$$\overline{X}^* = \frac{\overline{X} - \mu}{\sigma/\sqrt{n}},$$

gegen die Standardnormalverteilung konvergiert. Im Zentralen Grenzwertsatz kann das unbekannte σ durch die Schätzung S ersetzt werden. Es gilt also ebenfalls:

$$\overline{X} \sim_n \mathcal{N}(\mu, S^2/n).$$

Um Wahrscheinlichkeiten approximativ zu berechnen, standardisiert man also zunächst das arithmetische Mittel und verwendet dann die Tabellen der $\mathcal{N}(0,1)$–Verteilung.

4.3.1   **Beispiel 4.3.1** Im Labor wird durch eine Maschine eine Flüssigkeit in $n = 36$ Reagenzgläser gefüllt. Die Maschine ist auf einen Abfüllwert von $\mu = 1$ [g] eingestellt. Nachmessen auf einer Präzisionswaage ergibt eine Streuung von $s = 0.12$. Nach einem weiteren Verarbeitungsschritt werden die 36 Proben in ein Gefäß gefüllt. Mit welcher Wahrscheinlichkeit weicht die Endmenge um nicht mehr als 1 [g] vom Zielwert ab? Bezeichnen wir mit $X_1, \ldots, X_{36}$ die gemessene Abfüllmenge und mit $Y = X_1 + \cdots + X_n$ die relevante Endmenge, so ist $P(35 \leq Y \leq 37)$ zu berechnen. Auch wenn die Verteilung der X_i nicht bekannt ist, können wir durch den ZGWS die Verteilung von Y annähern. Mit $\mu = 1$ und $s = 0.12$ ergibt sich:

$$
\begin{aligned}
P(35 \leq Y \leq 37) &= P\left(\frac{35}{36} \leq \overline{Y} \leq \frac{35}{36}\right) \\
&= P\left(\frac{\frac{35}{36} - 1}{0.12/6} \leq \frac{\overline{Y} - \mu}{s/\sqrt{n}} \leq \frac{\frac{37}{36} - 1}{0.12/6}\right) \\
&\approx P(-1.389 \leq \mathcal{N}(0,1) \leq 1.389)
\end{aligned}
$$

Die standardisierte Größe $\frac{\overline{Y}-\mu}{s/\sqrt{n}}$ ist approximativ $\mathcal{N}(0,1)$-verteilt. Somit erhalten wir

$$
\begin{aligned}
P(35 \leq Y \leq 37) \quad &\approx \quad \Phi(1.389) - \Phi(-1.389) \\
&= \quad 2 \cdot \Phi(1.389) - 1 = 0.8354.
\end{aligned}
$$

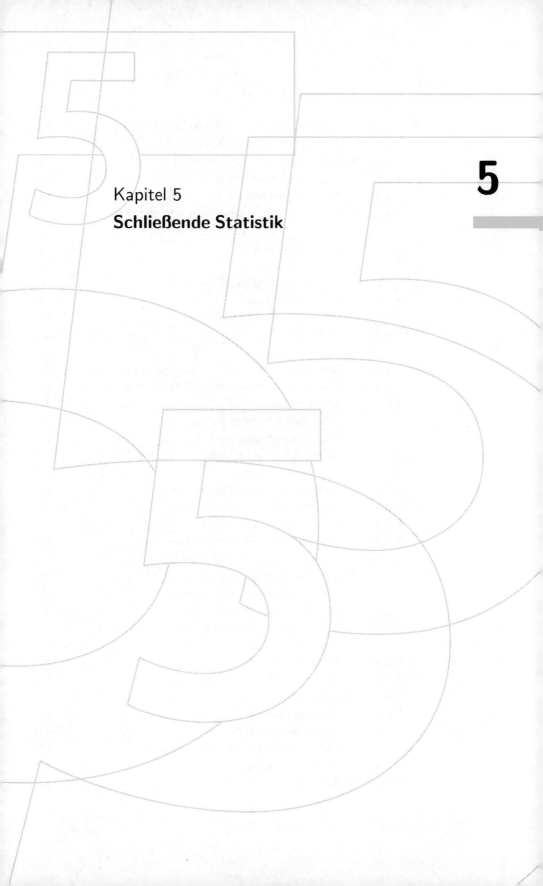

Kapitel 5

Schließende Statistik

5

5

5

5 Schließende Statistik

Die Grundaufgabe der schließenden Statistik ist es, von Stichproben (Daten) auf das zugrunde liegende Verteilungsmodell zu schließen. In dem Verteilungsmodell sind in Form von Parametern wichtige Grösen kodiert, an denen man letztlich interessiert ist. Liegen n normalverteilte Messwiederholungen vor, so sind der Erwartungswert μ, der *wahre* Messwert, und die Streuung σ, das Maß für die Messgenauigkeit, die interessierenden Parameter. Die schließende Statistik liefert Verfahren zur Schätzung der Parameter sowie zur Absicherung von Aussagen (Thesen), die über die Parameter ausgedrückt werden können. Wir erhalten also Antworten auf Fragen der Art: Wie genau kann μ geschätzt werden? Kann die These, dass der Sollwert μ_0 überschritten ist, statistisch untermauert werden? Wie groß muss der Stichprobenumfang gewählt werden, damit eine relevante Überschreitung nachgewiesen werden kann?

5.1 Das Likelihood-Prinzip

Ein Restaurant hat zwei Köche A und B. Koch A versalzt die Suppe mit einer Wahrscheinlichkeit von 0.1, Koch B mit einer Wahrscheinlichkeit von 0.3. Sie gehen ins Restaurant und bestellen eine Suppe. Die Suppe ist versalzen. Wer schätzen Sie, war der Koch? Die meisten Menschen antworten mit "Koch B". Kann die dahinter stehende Überlegung (Koch B versalzt häufiger, also wird er es schon sein) formalisiert und einem allgemeinen Schätzprinzip untergeordnet werden?

Formalisierung:

Beobachtung: $x = 0$: Suppe nicht versalzen, $x = 1$: Suppe versalzen.

Parameter $\vartheta = A$: Koch A, $\vartheta = B$: Koch B.

Problem: Anhand der Beobachtung x ist der Parameter ϑ zu schätzen.

$\vartheta \backslash p_\vartheta(x)$	Beobachtung		
	0	1	Summe
A	0.9	0.1	1.0
B	0.7	0.3	1.0

In den Zeilen stehen Wahrscheinlichkeitsverteilungen. In den Spalten stehen für jede mögliche Beobachtung (hier: 0 bzw. 1) die Wahrscheinlichkeiten $p_\vartheta(x)$, mit denen die jeweiligen Parameterwerte - die ja jeweils einem Verteilungsmodell entsprechen - die Beobachtung erzeugen. Es ist naheliegend, einen Parameterwert ϑ als umso *plausibler* anzusehen, je größer diese Wahrscheinlichkeit ist. Man führt daher die sogenannte **Likelihoodfunktion**

$$l(\vartheta|x) = p_\vartheta(x), \qquad \vartheta \in \Theta,$$

ein, die gerade den Werten in der zu x gehörigen Spalte entspricht. Es ist rational, bei gegebener Beobachtung x die zugehörige Spalte zu studieren und denjenigen Parameterwert als plausibel zu betrachten, der zum höchsten Tabelleneintrag führt, also zur maximalen Wahrscheinlichkeit, x zu beobachten.

> **Likelihood-Prinzip:** Ein Verteilungsmodell ist bei gegebenen Daten plausibel, wenn es die Daten mit hoher Wahrscheinlichkeit erzeugt. Entscheide Dich für das plausibelste Verteilungsmodell!

Wir wollen nun das hier formulierte Likelihood-Prinzip schrittweise verallgemeinern.

Situation 1: Statt zwei möglichen Parameterwerten und zwei Merkmalsausprägungen betrachten wir jeweils endlich viele.

diskreter Parameterraum $\Theta = \{\vartheta_1, \ldots, \vartheta_L\}$.

diskreter Stichprobenraum $\mathcal{X} = \{x_1, \ldots, x_K\}$.

	x_1	$\cdots$	x_K	Summe
ϑ_1	$p_{\vartheta_1}(x_1)$	$\cdots$	$p_{\vartheta_1}(x_K)$	1
ϑ_3	$p_{\vartheta_3}(x_1)$	$\cdots$	$p_{\vartheta_3}(x_K)$	1
$\vdots$	$\vdots$		$\vdots$	
ϑ_L	$p_{\vartheta_L}(x_1)$	$\cdots$	$p_{\vartheta_L}(x_K)$	1

In den Zeilen stehen wiederum für jeden Parameterwert die zugehörigen Wahrscheinlichkeitsverteilungen. In den Spalten die zu jeder Beobachtung zugehörigen Likelihoods. Bei gegebener Beobachtung wählen wir nach dem Likelihood-Prinzip denjenigen Parameterwert als Schätzwert $\widehat{\vartheta}$ aus, der zu dem maximalen Spalteneintrag korrespondiert:

$$p_{\widehat{\vartheta}}(x) \geq p_\vartheta(x) \qquad \text{für alle } \vartheta \in \Theta$$

5.1.1   **Beispiel 5.1.1** Es sei unbekannt, ob eine monogene Krankheit dominant oder rezessiv vererbt wird. Wir beobachten den Status X, ob ein Individuum krank $(X = 0)$ oder gesund $(X = 1)$ ist. Bei einer dominanten Vererbung (d) beträgt die Wahrscheinlichkeit zu erkranken $3/4$, im rezessiven Fall (r) $1/4$. Der Parameterraum ist $\Theta = \{d, r\}$, der Merkmalsraum $\mathcal{X} = \{0, 1\}$.

x	0	1
$p_d(x)$	$3/4$	$1/4$
$p_r(x)$	$1/4$	$3/4$

Bei Beobachtung von $x = 0$ lautet der ML-Schätzer $\widehat{\vartheta} = d$, bei Beobachtung von $x = 1$ ist $\widehat{\vartheta} = r$.

Beispiel 5.1.2 Ziehen wir eine Stichprobe vom Umfang $n = 3$, so ist die Anzahl
Y der Gesunden binomialverteilt mit Erfolgswahrscheinlichkeit $p(\vartheta)$, wobei
$p(d) = 1/4$ und $p(r) = 3/4$. Also:

$$P_d(Y = k) = \binom{3}{k}\left(\frac{1}{4}\right)^k\left(\frac{3}{4}\right)^{3-k}, \qquad P_r(Y = k) = \binom{3}{k}\left(\frac{3}{4}\right)^k\left(\frac{1}{4}\right)^{3-k}.$$

Der Merkmalsraum ist nun die Menge $\{0, 1, 2, 3\}$, der Parameterraum wiederum $\Theta = \{d, r\}$.

y	0	1	2	3
$\vartheta = d$	0.422	0.422	0.016	0.016
$\vartheta = r$	0.016	0.141	0.422	0.422

Durch Rundungsungenauigkeiten summieren sich die Wahrscheinlichkeiten
in der Tabelle nicht zu 1. Für $y \in \{0, 1\}$ lautet der ML-Schätzer $\widehat{\vartheta} = d$, bei
Beobachtung von $y \in \{2, 3\}$ hingegen $\widehat{\vartheta} = r$.

Situation 2: Ist die Variable X stetig verteilt, so ist der Merkmalsraum
$\mathcal{X} = \mathbb{R}$ oder ein Intervall.
diskreter Parameterraum $\Theta = \{\vartheta_1, \dots, \vartheta_L\}$
stetiger Stichprobenraum, z.B. $\mathcal{X} = \mathbb{R}$.
Zu jedem $\vartheta \in \Theta$ gehört eine Dichtefunktion $f_\vartheta(x)$

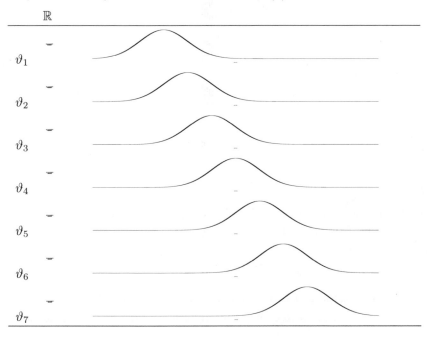

Da im stetigen Fall einer Realisation x keine Wahrscheinlichkeit wie bei diskreten Verteilungsmodellen zugeordnet werden kann, stellt sich die Frage, wie der Begriff „plausibel" nun präzisiert werden kann.

Hierzu „verschmieren" wir die punktförmige Beobachtung auf ein Intervall $[x - dx, x + dx]$ um x, wobei $dx > 0$ sehr klein sei. Die Information „x wurde beobachtet" wird nun also aufgeweicht zur Information „ungefähr x wurde beobachtet". Dem Intervall $[x-dx, x+dx]$ können wir eine Wahrscheinlichkeit zuordnen, also eine Likelihood definieren:

$$L(\vartheta \mid [x - dx, x + dx]) = \int_{x-dx}^{x+dx} f_\vartheta(s)\, ds.$$

Das oben formulierte Likelihood-Prinzip ist anwendbar: Wähle denjenigen Parameterwert ϑ, der die Fläche über dem Intervall $[x - dx, x + dx]$ und unter der Dichte $f_\vartheta(x)$ maximiert.

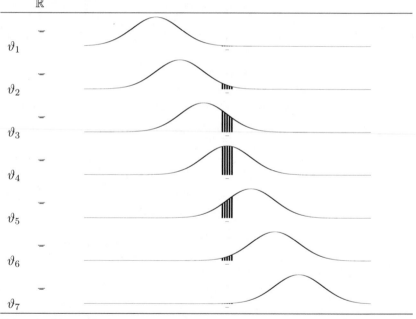

Für sehr kleine dx können wir die Fläche durch Rechtecke der Breite $2 \cdot dx$ und der Höhe $f(x)$ approximieren:

$$\int_{x-dx}^{x+dx} f(s)\, ds \approx f_\vartheta(x) \cdot 2 \cdot dx.$$

Um die rechte Seite in ϑ zu maximieren, können wir den Faktor $2 \cdot dx$ vernachlässigen, relevant ist nur die Dichtefunktion an der Stelle des beobachteten Wertes x. Für stetige Zufallsgrößen definiert man daher die Likelihood durch

$$L(\vartheta|x) = f_\vartheta(x), \qquad \vartheta \in \Theta.$$

Situation 3:
stetiger Parameterraum $\Theta \subset \mathbb{R}$
stetiger $\mathcal{X} \subset \mathbb{R}$
In diesem Fall erhält man als Bild den Graphen der Funktion $f_\vartheta(x)$ über $(\vartheta, x) \in \Theta \times \mathcal{X}$. Abbildung 5.1 illustriert dies anhand der Normalverteilungs- dichten $\mathcal{N}(\mu, 1)$ für $\mu \in [0, 3]$.

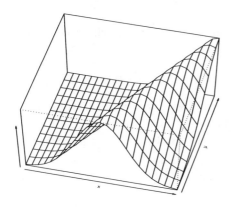

Abbildung 5.1. Normalverteilungsdichten für $\vartheta = \mu \in [0, 3]$.

❯ 5.1.1 Die Likelihood einer Zufallsstichprobe
Das Ergebnis der bisherigen Überlegungen können wir wie folgt zusammen- fassen: Folgt eine zufällige Beobachtung X einem parametrischen Verteilungs- modell $f(x|\vartheta)$,

$$X \sim f(x|\vartheta), \vartheta \in \Theta,$$

so können wir bei gegebener Realisation x jedem Parameterwert ϑ eine Like- lihood $L(\vartheta|x) = f(x|\vartheta)$ zuordnen. Ist X diskret verteilt, so ist $L(\vartheta|x)$ gerade die Punktwahrscheinlichkeit $P(X = x|\vartheta)$, dass der Wert x beobachtet wird, wenn ϑ der wahre Parameter ist. Bei stetig verteiltem X ist $L(\vartheta|x)$ gerade die Dichtefunktion $f(x|\vartheta)$ an der Stelle x.

Steht X nun nicht für eine einzelne Beobachtung, sondern eine ganze Zufallsstichprobe $X = (X_1, \ldots, X_n)$ von n unabhängigen und identisch verteilten Zufallsvariablen (Beobachtungen) mit zugehöriger Realisation $x = (x_1, \ldots, x_n)$, so können wir sowohl für diskret- wie auch für stetig- verteilte Variablen eine Likelihood zuordnen. Im diskreten Fall gilt aufgrund der Unabhängigkeit der X_i:

$$
\begin{aligned}
P(X = x|\vartheta) &= P(X_1 = x_1, \ldots, X_n = x_n) \\
&= P(X_1 = x_1) \cdot \cdots \cdot P(X_n = x_n).
\end{aligned}
$$

Bei stetig-verteiltem X kann ganz analog die (gemeinsame) Dichtefunktion $f(x|\vartheta) = f(x_1, \ldots, x_n|\vartheta)$ als Produkt der Randdichten dargestellt werden:

$$
f(x_1, \ldots, x_n|\vartheta) = f(x_1|\vartheta) \cdot \cdots \cdot f(x_n|\vartheta).
$$

Die Likelihood von n unabhängigen und identisch verteilten Beobachtungen $X_1, \ldots, X_n$ ist gegeben durch

$$
L(\vartheta|x) = L(\vartheta|x_1) \cdot \cdots \cdot L(\vartheta|x_n).
$$

Mitunter ist das Arbeiten mit Produkten schwierig. Da streng monotone Transformationen die Lage der Maximalstellen nicht ändern, dürfen wir die logarithmierte Likelihood betrachten, die aus dem Produkt eine Summe macht.

$$
l(\vartheta|x) = \ln L(\vartheta|x) = \sum_{i=1}^{n} l(\vartheta|x_i).
$$

Hierbei ist

$$
l(\vartheta|x_i) = \ln f(x_i|\vartheta)
$$

der Likelihood-Beitrag der i-ten Beobachtung.

5.1.3 **Beispiel 5.1.3** Sie sind zu Besuch in einer fremden Stadt und fahren dort jeden Morgen mit dem Bus. Die Busse fahren in einem gewissen Takt, die genauen Zeiten seien nicht bekannt. Dann ist es plausibel anzunehmen, dass die Wartezeit auf den nächsten Bus gleichverteilt im Intervall $[0, \vartheta]$ ist, wobei $\vartheta \in (0, \infty)$ der unbekannte Takt ist. Sind n Wartezeiten $x_1, \ldots, x_n$ beobachtet worden, so können wir ϑ durch die Likelihood-Methode schätzen. Die Dichte der x_i ist gerade

$$
f_\vartheta(x) = \begin{cases} \frac{1}{\vartheta}, & 0 \le x \le \vartheta, \\ 0, & x > \vartheta. \end{cases}
$$

Die Likelihood $L(\vartheta|x_1, \ldots, x_n) = \prod_{i=1}^n f_\vartheta(x_i)$ ist als Funktion von ϑ zu maximieren. Dieses Produkt ist 0, wenn mindestens ein x_i größer ist als ϑ. Gilt hingegen für alle x_i die Ungleichung $x_i \leq \vartheta$, was gleichbedeutend mit $\max_i x_i \leq \vartheta$ ist, hat das Produkt den Wert $\left(\frac{1}{\vartheta}\right)^n$. Diese Funktion ist streng monoton fallend in ϑ. Sie ist also maximal, wenn wir ϑ so klein wie möglich wählen (aber noch größer oder gleich $\max_i x_i$. Also ist der ML-Schätzer

$$\widehat{\vartheta} = \max_i x_i$$

im Einklang mit der Intuition.

Folgerungen:
Das Likelihood-Prinzip ist das vielleicht mächtigste Prinzip in der Statistik. Es stellt sich die Frage, welches die Maximum-Likelihood-Schätzer für die Parameter der grundlegenden Verteilungen sind, die wir schon kennengelernt haben. Wir wollen an dieser Stelle die wichtigsten Ergebnisse zur Kenntnis nehmen:

— Das arithmetische Mittel $\overline{X}$ ist der ML-Schätzer für den Erwartungswert μ bei normalverteilten Daten.
— Die Stichprobenvarianz $S^2 = \frac{1}{n}\sum_{i=1}^n (X_i - \overline{X})^2$ ist der ML-Schätzer für die Varianz σ^2 bei normalverteilten Daten.
— Der Anteil der Erfolge in der Stichprobe ist der ML-Schätzer für den wahren Anteil p bei binomialverteilten Daten.
— Der in 2.7.2 besprochene mittlere Winkel von Richtungsdaten ist ML-Schätzer der von-Mises-Verteilung.

5.2 Güte statistischer Schätzer   5.2

Möchte man einen Parameter ϑ anhand einer Stichprobe schätzen, so hat man mitunter mehrere Kandidaten zur Auswahl. Es stellt sich die Frage, wie sich die Güte von statistischen Schätzern messen läßt, bspw. um optimale Schätzer zu finden.

Da jeder Schätzer aus streuenden Daten ausgerechnet wird, streut auch der Schätzer. Es ist daher naheliegend, die zwei grundlegenden Konzepte zur Verdichtung dieses Sachverhalts auf Kennzahlen zu nutzen: Erwartungswert (Kennzeichnung der Lage) und Varianz (Quantifizierung der Streuung).

▷ **Erwartungstreue**
Ein Schätzer $\widehat{\vartheta}_n$ für einen Parameter ϑ heißt **erwartungstreu** (**unverfälscht**, **unverzerrt**, engl.: *unbiased*), wenn er um den unbekannten wahren Parame-

ter ϑ streut:

$$E_\vartheta(\widehat{\vartheta}_n) = \vartheta, \qquad \text{für alle } \vartheta.$$

Anschaulich bedeutet Erwartungstreue folgendes: Wendet man einen erwartungstreuen Schätzer N-mal (z.B. täglich) auf Stichproben vom Umfang n an, so konvergiert nach dem Gesetz der großen Zahl das arithmetische Mittel der N Schätzungen gegen ϑ (in Wahrscheinlichkeit), egal wie groß oder klein n gewählt wurde, wenn $N \to \infty$. Aus diesem (praktischen) Grund ist Erwartungstreue vor allem dann wichtig, wenn Schätzverfahren regelmäßig angewendet werden, wie das bspw. bei Konjunkturprognosen oder Krankheitsdiagnosen der Fall ist.

Gilt lediglich für alle ϑ

$$E_\vartheta(\widehat{\vartheta}_n) \to \vartheta,$$

wenn $n \to \infty$, so spricht man asymptotischer Erwartungstreue.

Ist ein Schätzer nicht erwartungstreu, so liefert er verzerrte Ergebnisse, und zwar nicht aufgrund zufallsbedingter Schwankungen, sondern systematisch. Die Verzerrung (engl.: *bias*) wird gemessen durch

$$\text{Bias}(\widehat{\vartheta}_n; \vartheta) = E_\vartheta(\widehat{\vartheta}) - \vartheta.$$

Wir betrachten drei Beispiele, die drei grundlegende Phänomene deutlich machen. Das erste Beispiel verifiziert, dass arithmetische Mittel immer erwartungstreue Schätzungen liefern. Dies hatten wir schon mehrfach gesehen, aber nicht so genannt.

5.2.1 **Beispiel 5.2.1** Sind $X_1, \ldots, X_n$ identisch verteilt mit Erwartungswert $\mu = E(X_1)$, so gilt: $E_\mu(\overline{X}) = \frac{E(X_1)+\cdots+E(X_n)}{n} = \mu$. Also ist $\overline{X}$ erwartungstreu für μ.

Das folgende Beispiel zeigt, dass die Erwartungstreue verloren geht, sobald man nichtlineare Transformationen anwendet.

5.2.2 **Beispiel 5.2.2** Ist $(\overline{X})^2$ erwartungstreu für $\vartheta = \mu^2$? Dazu seien $X_1, \ldots, X_n$ zusätzlich unabhängig verteilt. Nach dem Verschiebungssatz gilt

$$\text{Var}(\overline{X}) = E((\overline{X})^2) - (E(\overline{X}))^2$$

Zudem gilt: $\text{Var}(\overline{X}) = \frac{\sigma^2}{n}$. Einsetzen und Auflösen nach $E((\overline{X})^2)$ liefert

$$E((\overline{X})^2) = \frac{\sigma^2}{n} + \mu^2.$$

Also ist $\widehat{\vartheta} = \overline{X}^2$ nicht erwartungstreu für $\vartheta = \mu^2$, sondern lediglich asymptotisch erwartungstreu, da zumindest $E(\overline{X}^2) \to \mu^2$ für $n \to \infty$ erfüllt ist. Der Bias ergibt sich zu

$$\mathrm{Bias}(\overline{X}^2; \mu^2) = \frac{\sigma^2}{n}.$$

Er hängt zwar nicht von μ, aber von σ^2 und n ab. Mit wachsendem Stichprobenumfang konvergiert der Bias zwar gegen 0, jedoch ist er immer positiv. Folglich wird μ^2 durch den Schätzer $\overline{X}^2$ systematisch überschätzt.

Das obige Beispiel ist nicht etwa konstruiert: Möchte man die Fläche von runden Linsen schätzen ($F = \pi r^2$), so ist es nahe liegend, n mal den Radius messen und das zugehörige arithmetische Mittel $\overline{R}$ zu quadrieren, um die Fläche durch $\widehat{F} = \pi \cdot (\overline{R})^2$ zu schätzen. Dieser Schätzer ist jedoch positiv verzerrt.

Das folgende Beispiel betrachtet die Gleichverteilung auf einem Intervall $[0, \vartheta]$, wobei ϑ unbekannt ist. Wir hatten gesehen, dass der ML-Schätzer gerade das Maximum, $\widehat{\vartheta}_n = \max(X_1, \ldots, X_n)$, ist, was intuitiv einleuchtend war. Ist dieser Schätzer auch erwartungstreu?

Beispiel 5.2.3 Es seien $X_1, \ldots, X_n$ unabhängig und identisch gleichverteilt   5.2.3
auf dem Intervall $[0, \vartheta]$. Dann gilt $P(X_1 \leq x) = \frac{x}{\vartheta}$, wenn $0 \leq x \leq \vartheta$. Da

$$P(\max(X_1, \ldots, X_n) \leq x) = P(X_1 \leq x, \ldots, X_n \leq x) = P(X_1 \leq x)^n$$

gilt für die Verteilungsfunktion von $\widehat{\vartheta}_n$: $P(\widehat{\vartheta} \leq x) = (\frac{x}{\vartheta})^n$, $0 \leq x \leq \vartheta$. Ableiten liefert die Dichte, $f(x) = \frac{n}{\vartheta^n} x^{n-1}$, wenn $0 \leq x \leq \vartheta$. Den Erwartungswert $E(\widehat{\vartheta}_n)$ können wir nun berechnen:

$$
\begin{aligned}
E(\widehat{\vartheta}_n) &= \int_0^\vartheta x f(x)\,dx \\
&= \frac{n}{\vartheta^n} \int_0^\vartheta x^n\,dx \\
&= \frac{n}{\vartheta^n} \frac{\vartheta^{n+1}}{n+1} = \frac{n}{n+1}\vartheta.
\end{aligned}
$$

Somit ist der ML-Schätzer verfälscht. Eine erwartungstreue Schätzfunktion erhält man durch Umnormieren:

$$\widehat{\vartheta}_n^* = \frac{n+1}{n}\widehat{\vartheta}_n.$$

5.2.4

Beispiel 5.2.4 Seien $X_1, \ldots, X_n$ unabhängig und identisch verteilt mit Erwartungswert $\mu = E(X_1)$ und positiver Varianz $\sigma^2 = \text{Var}(X)$. Wir wollen die Stichprobenvarianz auf Erwartungstreue untersuchen. Nach dem Verschiebungssatz ist

$$\sum_{i=1}^{n}(X_i - \overline{X})^2 = \sum_{i=1}^{n} X_i^2 - n(\overline{X})^2.$$

Nach Beispiel 5.2.2 ergibt sich: $E((\overline{X})^2) = \frac{\sigma^2}{n} + \mu^2$. Zudem ist wegen $\sigma^2 = Var(X_i) = E(X_i^2) - \mu^2$

$$E\left(\sum_{i=1}^{n} X_i^2\right) = n \cdot E(X_i^2) = n(\sigma^2 + \mu^2).$$

Damit erhalten wir:

$$E\left(\sum_{i=1}^{n}(X_i - \overline{X})^2\right) = n(\sigma^2 + \mu) - n\left(\frac{\sigma^2}{n} + \mu^2\right) = (n-1)\sigma^2$$

Wir müssen also die Summe der Abstandsquadrate $\sum_{i=1}^{n}(X_i - \overline{X})^2$ mit $n-1$ normieren, um eine erwartungstreue Schätzung für σ^2 zu erhalten, nicht etwa mit n. Aus diesem Grund verwendet man üblicherweise den Varianzschätzer

$$\hat{\sigma}^2 = S^2 = \frac{1}{n-1}\sum_{i=1}^{n}(X_i - \overline{X})^2.$$

▷ **Jackknife-Schätzer**

Es gibt ein sehr einfaches Verfahren, das zur Reduktion der Verzerrung eingesetzt werden kann. Im Beispiel zur Schätzung der Fläche $\vartheta = \pi r^2$ eines Kreises war der Schätzer $\hat{\vartheta}_n = \pi \overline{R}^2$ verzerrt mit Bias $\pi \frac{\sigma^2}{n}$. Wir können schreiben:

$$E(\hat{\vartheta}_n) = \vartheta + \frac{a_1}{n}$$

mit $a_1 = \pi \sigma^2$. Angenommen, wir lassen die n-te Beobachtung weg. Dann ist

$$E(\hat{\vartheta}_{n-1}) = \vartheta + \frac{a_1}{n-1}.$$

Multiplizieren wir die die erste Gleichung mit n, die zweite mit $n-1$ und bilden die Differenz, so erhalten wir

$$nE(\hat{\vartheta}_n) - (n-1)E(\hat{\vartheta}_{n-1}) = \vartheta.$$

Die linke Seite ist gerade der Erwartungswert des Schätzers $n\hat{\vartheta}_n - (n-1)\hat{\vartheta}_{n-1}$. Diese Argumentation hängt nun gar nicht davon ab, welche Beobachtung wir weggelassen haben. Bezeichnet $\hat{\vartheta}_{n,-i}$ den Schätzer, den wir bei Weglassen der

i-ten Beobachtung erhalten, genannt: *leave-one-out* Schätzer, so ist

$$\widehat{\vartheta}_{ni}^* = n\widehat{\vartheta}_n - (n-1)\widehat{\vartheta}_{n,-i}$$

ein erwartungstreuer Schätzer für ϑ. Den Mittelwert

$$\mathrm{Jack}(\widehat{\vartheta}_n) = \frac{1}{n}\sum_{i=1}^{n} \widehat{\vartheta}_{ni}^*$$

bezeichnet man als **Jackknife-Schätzer** für ϑ basierend auf $\widehat{\vartheta}_n$. Es gilt:

$$\mathrm{Jack}(\widehat{\vartheta}_n) = n \cdot \widehat{\vartheta}_n + (n-1) \cdot \overline{\widehat{\vartheta}}_{n,-}.$$

Hierbei ist $\overline{\widehat{\vartheta}}_{n,-.} = \frac{1}{n}\sum_{i=1}^{n} \widehat{\vartheta}_{n,-i}$ das arithmetische Mittel der *leave-one-out* Schätzer.

Ist der Bias von der Form $\frac{a_1}{n}$, so wird er eliminiert. Meist treten jedoch weitere Terme auf: $\frac{a_1}{n} + \frac{a_2}{n^2} + \dots$. In diesem Fall reduziert das Jackknife die Verzerrung auf einen Ausdruck der Form $\frac{a_2}{n(n-1)} + \dots$, was schon erheblich kleiner ist.

Beispiel 5.2.5 Vier Messungen des Radius eines Kreises ergebe $1.2, 0.8, 1.1, 0.7$.   **5.2.5**
Dies ergibt $\widehat{\vartheta}_4 = \pi \cdot 0.95^2 = 2.8353$. Weglassen der ersten Beobachtung liefert:

$$\widehat{\vartheta}_{n,-1} = \pi \cdot \left(\frac{0.8 + 1.1 + 0.7}{3}\right)^2 = 2.36.$$

Analog erhält man $\widehat{\vartheta}_{n,-2} = 3.1416$, $\widehat{\vartheta}_{n,-3} = 2.545$ und $\widehat{\vartheta}_{n,-4} = 3.355$. Dies ergibt

$$\widehat{\vartheta}_{n1}^* = 4 \cdot 2.8353 - 3 \cdot 2.36 = 4.2612$$

sowie $\widehat{\vartheta}_{n4}^* = 1.9164$, $\widehat{\vartheta}_{n3}^* = 3.707$ und $\widehat{\vartheta}_{n4}^* = 1.2776$. Die Jackknife-Schätzung ist daher

$$\mathrm{Jack}(\widehat{\vartheta}_4) = \frac{4.2616 + 1.9164 + 3.707 + 1.2776}{4} = 2.7907$$

Beispiel 5.2.6 Wendet man das Jackknife-Verfahren auf das arithmetische   **5.2.6**
Mittel an, so ergibt sich keine Veränderung: $\mathrm{Jack}(\overline{X}_n) = \overline{X}_n$, was auch Sinn macht, da $\overline{X}$ bereits erwartungstreu ist. Anwendung der Jackknife-Technik auf die verzerrte Stichprobenvarianz $\frac{1}{n}\sum_{i=1}^{n}(X_i - \overline{X})^2$ liefert nach einiger Rechnung den erwartungstreuen Schätzer $\frac{1}{n-1}\sum_{i=1}^{n}(X_i - \overline{X})^2$.

Neben der Erwartungstreue eines Schätzers spielt auch seine Varianz

$$\text{Var}\,(\widehat{\vartheta}_n) = E_\vartheta(\widehat{\vartheta} - E_\vartheta(\widehat{\vartheta}))^2$$

eine wichtige Rolle. Hat man mehrere erwartungstreue Schätzer zur Auswahl, so ist es naheliegend, diejenige zu verwenden, welche die kleinste Varianz hat. Sind T_1 und T_2 zwei erwartungstreue Schätzer für ϑ und gilt $\text{Var}\,(T_1) <$ $\text{Var}\,(T_2)$, so heißt T_1 **effizienter** als T_2. T_1 ist **effizient**, wenn T_1 effizienter als jede andere erwartungstreue Schätzfunktion ist.

5.2.7   **Beispiel 5.2.7** $X_1, \ldots, X_n$ seien unabhängig und identisch gleichverteilt im Intervall $[0, \vartheta]$. Es gilt: $\mu = E(X_1) = \frac{\vartheta}{2}$ und $\sigma^2 = \text{Var}\,(X_1) = \frac{\vartheta^2}{12}$. Daher ist

$$T_1 = 2\overline{x}$$

eine erwartungstreue Schätzfunktion für ϑ mit Varianz

$$\text{Var}\,(T_1) = 4\frac{\sigma^2}{n} = \frac{\vartheta^2}{3n}.$$

Eine zweite erwartungstreue Schätzfunktion für ϑ ist

$$T_2 = \frac{n+1}{n}\max(X_1, \ldots, X_n).$$

Die Varianz von $Z = \max(X_1, \ldots, X_n)$ - und damit von T_2 berechnet sich ähnlich wie in Beispiel 5.2.3. Zunächst ist

$$E(Z^2) = \frac{n}{\vartheta^n}\int_0^\vartheta x^{n+1}dx = \frac{n}{\vartheta^n}\frac{\vartheta^{n+2}}{n+2} = \vartheta^2\frac{n}{n+2}.$$

Daraus folgt nach dem Verschiebungssatz $(\text{Var}\,(Z) = E(Z^2) - (E(Z))^2)$

$$\text{Var}\,(Z) = \vartheta^2\frac{n}{n+2} - \vartheta^2\frac{n^2}{(n+1)^2} = \vartheta^2\frac{n}{(n+1)^2(n+2)}$$

und somit $\text{Var}\,(T_2) = \frac{(n+1)^2}{n^2}\cdot\text{Var}\,(Z) = \frac{\vartheta}{n(n+2)}$. Daher ist

$$\text{Var}\,(T_2) = \frac{\vartheta^2}{n(n+2)} < \frac{\vartheta^2}{3n} = \text{Var}\,(T_1).$$

Die Verteilung von T_2 ist daher enger um ϑ konzentriert als die von T_1. T_2 ist effizienter als T_1.

Warum einen erwartungstreuen Schätzer mit hoher Varianz nehmen, wenn es auch einen leicht verzerrten gibt, der deutlich weniger streut? Es scheint also einen trade-off zwischen Verzerrung und Varianz zu geben.

Ein Konzept, dass sowohl Verzerrung als auch Varianz einer Schätzung berück-
sichtigt, ist der **mittlere quadratische Fehler** (engl.: *mean square error,
MSE*).   Der MSE misst nicht die erwartete quadratische Abweichung zum
Erwartungswert, sondern zum wahren Parameter ϑ:

$$MSE(\widehat{\vartheta_n}; \vartheta) = E_\vartheta(\widehat{\vartheta_n} - \vartheta)^2$$

Durch Ausquadrieren sieht man, dass sich der MSE additiv aus der Varianz
und der quadrierten Verzerrung zusammen setzt.

$$MSE(\widehat{\vartheta_n}; \vartheta) = \text{Var}_\vartheta(\widehat{\vartheta}) + [\text{Bias}(\widehat{\vartheta}_n; \vartheta)]^2.$$

5.3 Konfidenzintervalle

Angenommen, wir wollen den unbekannten Erwartungswert μ einer Variable
X schätzen. Die Statistik lehrt uns, dass wir eine Stichprobe vom Umfang
n ziehen sollen. μ wird durch erwartungstreu durch $\overline{x}$. Die Streuung des
Merkmals wird durch s geschätzt, die Genauigkeit der Schätzung von μ wird
durch den Standardfehler $s/\sqrt{n}$ quantifiziert. Dieses Vorgehen könnte etwa
so kommuniziert werden: „Den Erwartungswert schätzen wir anhand einer
Stichprobe vom Umfang $n = 25$ durch $\overline{x} = 11.34534$ bei einem Standardfehler
von $s/\sqrt{n} = 5.45$."
In Anbetracht der Tatsache, dass der Standardfehler - wie in diesem Beispiel -
sehr groß sein kann, stellt sich die Frage, ob die Angabe eines Punktschätzers
wie $\overline{x}$, womöglich noch mit vielen Nachkommstellen, immer sinnvoll ist. Wird
hierdurch nicht leicht eine Genauigkeit suggeriert, die auch durch die Angabe des Standardfehlers nur unzureichend relativiert wird? Wäre es nicht
sinnvoller, ein *Intervall* als Schätzung anzugeben, bei dem die Intervallbreite
unmittelbar die Schätzgenauigkeit zum Ausdruck bringt?
Es stellt sich also die Frage, wie man praktikabel und statistisch sinnvoll ein
Intervall $[L, U]$ aus den Daten berechnet, um einen Parameter ϑ zu schätzen.
Beim **statistischen Konfidenzintervall** (Vertrauensintervall) konstruiert
man das Intervall so, dass es mit einer vorgegebenen Mindestwahrscheinlichkeit $1 - \alpha$ den wahren Parameter überdeckt und nur mit einer Restwahr-
scheinlichkeit α nicht überdeckt:

$$P([L, U] \ni \vartheta) \geq 1 - \alpha$$

$1 - \alpha$ heißt hierbei Konfidenzniveau. Übliche Konfidenzniveaus sind $1 - \alpha =
0.9, 0.95$ und 0.99. $[L, U]$ heißt dann $(1 - \alpha)$-Konfidenzintervall oder Konfi-
denzintervall zum Niveau $1 - \alpha$.

❭ 5.3.1 Konfidenzintervall für μ

Gegeben seien $X_1, \ldots, X_n \overset{i.i.d.}{\sim} \mathcal{N}(\mu, \sigma^2)$. Man kann nun aus der Tatsache, dass unter diesen Voraussetzungen die Statistik $T = \sqrt{n}(\overline{X} - \mu)/S$ einer $t(n-1)$-Verteilung folgt, ein Konfidenzintervall herleiten. Zunächst können wir direkt ein Prognoseintervall für T angeben: Die Aussage

$$-t(n-1)_{1-\alpha/2} \leq \sqrt{n}\frac{\overline{X} - \mu}{S} \leq t(n-1)_{1-\alpha/2}$$

ist mit einer Wahrscheinlichkeit von $1 - \alpha$ wahr. Diese Ungleichungskette kann nun äquivalent so umgeformt werden, dass nur μ in der Mitte stehen bleibt. Dies ergibt

$$\overline{X} - t(n-1)_{1-\alpha/2}\frac{S}{\sqrt{n}} \leq \mu \leq \overline{X} + t(n-1)_{1-\alpha/2}\frac{S}{\sqrt{n}}.$$

Da beide Ungleichungsketten durch Äquivalenzumformungen auseinander hervor gehen, haben beide Aussagen dieselbe Wahrscheinlichkeit. Somit ist

$$\left[\overline{X} - z_{1-\alpha/2}\frac{S}{\sqrt{n}}, \overline{X} + z_{1-\alpha/2}\frac{S}{\sqrt{n}}\right]$$

ein Konfidenzintervall zum Konfidenzniveau $1 - \alpha$. Ist σ bekannt, so kann man in diesen Formeln S durch σ ersetzen und das Normalverteilungsquantil $z_{1-\alpha/2}$ verwenden.

❭ 5.3.2 Konfidenzintervall für p

Gegeben sei eine binomialverteilte Zufallsvariable $Y \sim B(n,p)$. Ein (approximatives) $(1 - \alpha)$-Konfidenzintervall für die Erfolgswahrscheinlichkeit p ist gegeben durch $[L, U]$ mit

$$L = \widehat{p} - z_{1-\alpha/2}\sqrt{\frac{\widehat{p}(1 - \widehat{p})}{n}}$$

$$U = \widehat{p} + z_{1-\alpha/2}\sqrt{\frac{\widehat{p}(1 - \widehat{p})}{n}}$$

Die Herleitung ist ganz ähnlich wie bei dem Konfidenzintervall für μ. Die Überdeckungswahrscheinlichkeit wird jedoch nur näherungsweise (in großen Stichproben) eingehalten, da man den Zentralen Grenzwertsatz anwendet: $\sqrt{n}(\widehat{p} - p)/\sqrt{\widehat{p}(1 - \widehat{p})}$ ist in großen Stichproben näherungsweise standardnormalverteilt.

5.4 Experimente, Wahrscheinlichkeit und Entscheidungsverfahren

In aller Regel führt man ein naturwissenschaftliches Experiment durch, um zu untersuchen, ob bestimmte Vorstellungen über den Gegenstandsbereich des Experiments zutreffen oder nicht. Häufig kann das Ergebnis eines Experiments durch eine, sagen wir, stetige Zufallsvariable T ausreichend beschrieben werden. Ob explizit formuliert oder nicht, es gibt also bestimmte **Erwartungen** (Hypothesen) über den Experimentausgang. Bei den Zufallsexperimenten, die wir hier betrachten, heißt dies: Erwartungen bzw. Hypothesen über die Wahrscheinlichkeitsverteilung von T.

Im einfachsten Fall konkurrieren zwei Theorien, die wir zunächst Theorie 0 und Theorie 1 nennen wollen. Um anhand des Experiments entscheiden zu können, welche Theorie besser mit den experimentellen Daten verträglich ist, wird man versuchen, dass Experiment so anzulegen, dass Theorie 0 und Theorie 1 möglichst verschiedene Aussagen über die Verteilung von X machen. Etwa in der Form:

Theorie 0: T *nimmt tendenziell kleine Werte an, große Werte sind unwahrscheinlich.*

Theorie 1: T *nimmt tendenziell große Werte an, kleine Werte sind unwahrscheinlich.*

In der Tat haben sehr viele praktisch einsetzbare statistische Tests diese Struktur. Die beiden Theorien postulieren also unterschiedliche Dichtefunktionen f_0 bzw. f_1 für T. Dies ist in Abbildung 5.2 illustriert.

Da wir nicht wissen, welche Theorie richtig ist, können wir lediglich versuchen, anhand der Beobachtung von T auf die zugrundeliegende Dichtefunktion zu schließen. Dies ist die Grundaufgabe der inferentiellen (=schließenden) Statistik. In der Statistik spricht man nicht von Theorie 0 und Theorie 1, sondern von **Nullhypothese** H_0 und **Alternative** H_1 und formuliert das Testproblem in der Form:

$$H_0 : f = f_0 \qquad \text{versus} \qquad H_1 : f = f_1,$$

wobei f die wahre aber unbekannte Dichtefunktion von T ist.

Ein statistischer Test ist eine Entscheidungsregel, die anhand der Beobachtung T eine Entscheidung zu Gunsten von H_0 oder H_1 nahelegt. Im Folgenden soll die Notation $"H_0''$ die Entscheidung für H_0 und $"H_1''$ die Entscheidung für H_1 bezeichnen.

In der hier betrachteten Beispielsituation ist das einzig sinnvolle Vorgehen, bei kleinen Werten von T die Nullhypothese anzunehmen und bei großen Werten zu verwerfen. Folglich wird man ab einem kritischen Wert c_{krit} H_0

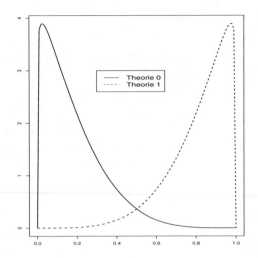

Abbildung 5.2: Theorie 0 und Theorie 1 postulieren zwei Thesen über die Verteilung von X.

nicht mehr akzeptieren und die Entscheidungsregel

$$''H_1'' \Leftrightarrow T > c_{krit}$$

formulieren. Der Wert c_{krit} zerlegt die Menge der möglichen Realisationen von T - hier das Intervall $[0,1]$ - in zwei Mengen $A = [0, c_{krit}]$ und $B = (c_{krit}, 1]$. Wird $T \in A$ beobachtet, so wird H_0 angenommen; A heißt daher **Annahmebereich**. Bei Beobachtung von $T \in B$ wird H_0 abgelehnt; B heißt daher **Ablehnbereich**. Ganz allgemein liefert jede Angabe von Annahme- und Ablehnbereich ein Entscheidungsverfahren.

Wesentlich sind nun die folgenden Beobachtungen:

— Auch wenn H_0 gilt, werden große Werte von T beobachtet (allerdings selten).

— Auch wenn H_1 gilt, werden kleine Werte von T beobachtet (allerdings selten).

Folglich besteht das Risiko, Fehlentscheidungen zu begehen. Man hat zwei Fehlerarten zu unterscheiden.

Fehler 1. Art: Entscheidung für H_1, obwohl H_0 richtig ist. Also: H_0 wird fälschlicherweise verworfen.

Fehler 2. Art: Entscheidung für H_0, obwohl H_1 richtig ist. Also: H_0 wird fälschlicherweise akzeptiert.

Insgesamt sind vier Konstellationen möglich, die in der folgenden Tabelle zusammengefasst sind.

	H_0	H_1
$"H_0"$	$\checkmark$	Fehler 2. Art
$"H_1"$	Fehler 1. Art	$\checkmark$

Da H_0 und H_1 explizite Aussagen über die Verteilung von T machen, ist es möglich, den Fehler 1. bzw. 2. Art zu quantifizieren. Die Fehlerwahrscheinlichkeit 1. Art ist die unter H_0 berechnete Wahrscheinlichkeit, fälschlicherweise H_0 abzulehnen,

$$P_{H_0}(T > ckrit) = \;\;\;\;\;\;\;\;\;\;\;\;\;\; = \int_{ckrit}^{\infty} f_0(x)\, dx,$$

und heißt auch **Signifikanzniveau** der Entscheidungsregel "Verwerfe H_0, wenn $T > c_{krit}$". Die Schreibweise P_{H_0} weist hierbei darauf hin, dass die Wahrscheinlichkeit unter der Annahme der Gültigkeit von H_0 berechnet wird. Die Fehlerwahrscheinlichkeit 2. Art ist die unter H_1 berechnete Wahrscheinlichkeit, fälschlicherweise H_0 zu akzeptieren:

$$P_{H_1}(T \leq c_{krit}) = \;\;\;\;\;\;\;\;\;\;\;\;\;\; = \int_{-\infty}^{c_{krit}} f_1(x)\, dx$$

Aus statistischer Sicht sind dies die beiden relevanten Maßzahlen zur rationalen Beurteilung eines Entscheidungsverfahrens. Die zugehörigen Flächenstücke sind in Abbildung 5.3 schraffiert gekennzeichnet.

Aus der Abbildung wird ersichtlich, dass man in einem Dilemma steckt: Durch Verändern des kritischen Wertes c_{krit} ändern sich sowohl die Wahrscheinlichkeit für einen Fehler 1. als auch 2. Art, jedoch jeweils in gegensätzlicher Richtung. Verschiebt man c_{krit} nach rechts, so wird das Risiko eines Fehlers 1. Art kleiner, das Risiko eines Fehlers 2. Art jedoch größer. Schiebt man c_{krit} nach links, so verhält es sich genau umgekehrt.

Es stellt sich also die Frage, wie man mit dem Fehler 1. und 2. Art umgehen soll. Es gibt zwei verschiedene Herangehensweisen: die Risikoüberlegung und die Nachweisproblematik.

Nachweisproblematik:

In den meisten naturwissenschaftlichen Anwendungen haben die beiden Theorien H_0 und H_1 über die Welt ein unterschiedliches Gewicht. Eine - und das soll für uns fortan die Nullhypothese H_0 sein - verkörpert den aktuellen eta-

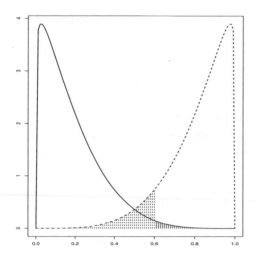

Abbildung 5.3. Fehler 1. und 2. Art.

blieren Stand des Wissens, die gängige Theorie, die andere - für uns nun H_1 - ist die neue Theorie, die die alte herausfordert, vielleicht eine neue Behandlungsmethode, die behauptet, besser zu sein, oder eine neue molekularbiologische Methode, die den Nachweis von DNA-Fragmenten einfacher und sicherer machen soll. H_1-Anhänger glauben hieran und wollen dies durch das Experiment nachweisen, um ihre Gegner - die H_0-Anhänger - von der Richtigkeit ihrer Position zu überzeugen.

Doch sollte man sofort H_0 zu Gunsten von H_1 verwerfen? Die H_0-Verfechter werden mit Fug und Recht darauf verweisen, dass eine Entscheidung für H_1 ein Fehler (1. Art) sein kann, der aufgrund der stochastischen Natur des Experiments nicht ausgeschlossen werden kann. Sie werden fordern, dass das in der Nullhypothese formulierte etablierte Wissen nur dann verworfen werden darf, wenn das Risiko eines Fehlers 1. Art sehr klein ist. Der Fehler 2. Art (das Risiko der Gegenseite, dass H_1 fälschlicherweise nicht nachgewiesen wird) ist aus ihrer Sicht zweitrangig.

Wollen die H_1-Anhänger die Alternative nachweisen, so müssen sie sich in der Tat fragen, ob man von einem Nachweis wirklich sprechen kann, wenn dieser "Nachweis" mit hoher Wahrscheinlichkeit auch dann zustande kommt, wenn gar nichts vorliegt. Wohl kaum! Von einem bedeutsamen (signifikanten) Nachweis wird man in diesem Fall nicht sprechen können.

Ein statistischer Test wird daher **grundsätzlich** so konstruiert, dass der Fehler 1. Art kontrolliert wird. Hierzu gibt man eine obere Schranke α für die Wahrscheinlichkeit eines Fehlers 1. Art vor, die nicht überschritten werden darf:

$$P_{H_0}(''H_1'') \le \alpha.$$

Die Schranke α heißt **Signifikanzniveau** (kurz: **Niveau**) des Tests. Etwas präziser: Die linke Seite ist das tatsächliche Signifikanzniveau des Tests und die rechte Seite das (vorgegebene) nominale Signifikanzniveau. Man fordert nur $\le$ statt $=$, da es bei manchen Testproblemen nicht möglich ist, den Test so konstruieren, dass das nominale Niveau exakt erreicht wird. Ein statistischer Nachweis (der Alternative H_1) zum Niveau α liegt also vor, wenn der Nachweis lediglich mit einer Wahrscheinlichkeit von $\alpha \cdot 100\%$ irrtümlich erfolgt. Für die obige Beispielsituation bedeutet dies, das man die kritische Grenze so wählen muss, dass $P_{H_0}(X > c_{krit}) \le \alpha$ gilt.

Die Wahrscheinlichkeit eines Fehlers 2. Art wird üblicherweise mit β bezeichnet. Die Gegenwahrscheinlichkeit,

$$1 - \beta = P_{H_1}(''H_1'') = P_{H_0}(X > c_{krit}),$$

dass der Test H_1 tatsächlich aufdeckt, heißt **Schärfe** (**Power**) des Testverfahrens. Nur wenn die Schärfe eines Tests hinreichend groß ist, kann man erwarten, aus der Analyse von realen Daten auch etwas zu lernen.

In der folgenden Tabelle sind noch einmal die vier Entscheidungskonstellationen und die zugehörigen Wahrscheinlichkeiten dargestellt.

	H_0	H_1
$''H_0''$	$\checkmark$	Fehler 2. Art
	$1 - \alpha$	β
$''H_1''$	Fehler 1. Art	$\checkmark$
	α	$1 - \beta$: Schärfe (Power)

Risikoüberlegung:

Will man eine These statistisch nachweisen, so ist klar, dass man sie in die Alternative H_1 schreiben muss. Nicht immer liegt jedoch eine klare Nachweisproblematik vor, so dass die Formulierung der Hypothesen nicht unbedingt zweifelsfrei ist. Man kann sich mitunter auch durch eine Risikoabschätzung der Fehler 1. bzw. 2. Art leiten lassen.

Beispiel 5.4.1 1986 explodierte ein Block des Kernkraftwerks in Tschernobyl. In einem Umkreis von einigen Kilometern war jedes menschliche Leben unmöglich. Auch in einiger Entfernung wurden (und sind) Felder und Wiesen durch radioaktiven Fallout erheblich belastet. Über die Milch grasender Milchkühe gelangten radioaktive Substanzen in den menschlichen Organismus. Da Milchprodukte insbesondere von Babys und Kleinkindern konsumiert werden, besteht für sie ein besonderes Risiko. Es stellt sich also die Frage, ob

5.4.1

bei einer solchen Katastrophe die Milch überhaupt noch in den Handel gelangen darf. Aufgrund der langen Halbwertszeit ist eine solche Entscheidung allerdings mit der Vernichtung der wirtschaftlichen Existenz vieler Landwirte verbunden. Man hat also zwischen den beiden Risiko-Konstellationen R_1: "unnötigerweise die Existenz der Landwirte vernichten" und R_2: "verseuchte Milch an Kleinkinder geben" mit den zugehörigen Irrtumswahrscheinlichkeiten $p_1 = P(R_1)$ und $p_2 = P(R_2)$ abzuwägen. Schätzt man R_2 als schwerwiegender ein als R_1, so wird man die Hypothesen so formulieren, dass R_2 durch den statistischen Test auf jeden Fall kontrolliert wird. Also soll R_2 der Situation $"H_1"|H_0$ entsprechen. Dann ist die Wahrscheinlichkeit, diese Fehlentscheidung zu fällen höchstens α:

$$p_2 \overset{!}{=} P_{H_0}("H_1") \leq \alpha.$$

Somit muss man das Testproblem formulieren als

$$H_0 : \text{Milch verseucht} \qquad H_1 : \text{Milch o.k.}.$$

Der Preis dafür, dass p_2 auf jeden Fall durch den Test kontrolliert wird, ist, dass kein statistischer Nachweis geführt werden kann, dass die Milch verseucht ist, sondern lediglich, dass die Milch in Ordnung ist.

5.4.2   **Beispiel 5.4.2** Ein Unternehmen hat ein neues Baumaterial für den Innenbereich entwickelt. Um das Produkt vermarkten zu können, muss nachgewiesen werden, dass keine gefährlichen Lösungsmittel entweichen. Hierzu werden Materialproben auf Einhaltung der Grenzwerte untersucht. Für das Unternehmen besteht das *Produzentenrisiko*, dass durch unglückliche Zufallsauswahl der Proben fälschlicherweise auf Nichteinhaltung der Grenzwerte geschlossen wird: R_P : *,,Grenzwert überschritten"—Grenzwert eingehalten*. Für den Kunden besteht hingegen das *Konsumentenrisiko*, dass eine Überschreitung der Grenzwerte nicht erkannt wird: R_K : *,,Grenzwert eingehalten"—Grenzwert überschritten*. Wird das Testproblem so formuliert, dass eine Überschreitung nachgewiesen werden kann, so wird das Produzentenrisiko kontrolliert.

5.5   ## 5.5 1-Stichproben-Tests

Eine Basissituation der empirischen Forschung ist Erhebung einer einfachen Zufallsstichprobe aus einer Population. Oftmals können wichtige Kernfragen (z.B. die Einhaltung von Grenzwerten) an den Populationsparametern von erhobenen Merkmalen festgemacht werden. Man ist dann daran interessiert, Hypothesen über diese Parameter zu testen.

In diesem Abschnitt werden die wichtigsten Methoden und Begriffe vorgestellt und konkretisiert.

❯ 5.5.1 Motivation

Zur Motivation betrachten wir ein konkretes Beispiel:

___

Beispiel 5.5.1 Die Schätzung der mittleren Ozonkonzentration während der   5.5.1
Sommermonate ergab für eine Großstadt anhand von $n = 26$ Messungen die Schätzung $\overline{x} = 244$ (in $[\mu g/m^3]$) bei einer Standardabweichung von $s = 5.1$. Der im Ozongesetz v. 1995 festgelegte verbindliche Warnwert beträgt 240 $[\mu g/m^3]$. Kann dieses Ergebnis als signifikante Überschreitung des Warnwerts gewertet werden ($\alpha = 0.01$)?

___

❯ 5.5.2 Stichproben-Modell

Bei 1-Stichproben-Problemen liegt eine **einfache Stichprobe**

$$X_1, \ldots, X_n \sim F(x)$$

von n Zufallsvariablen vor, wobei X_i den zufallsbehafteten numerischen Ausgang des i-ten Experiments, der i-ten Messwiederholung bzw. Beobachtung repräsentiert. Die Annahme, dass die Beobachtungen a) unter identischen Bedingungen derart erhoben wurden, dass b) die Beobachtungen einander nicht beeinflussen, drückt sich in den folgenden zwei formalen Modellannahmen aus:

a) $X_1, \ldots, X_n$ sind identisch verteilt nach einer gemeinsamen Verteilungsfunktion $F(x)$.

b) $X_1, \ldots, X_n$ sind stochastisch unabhängig.

Die im folgenden Abschnitt besprochenen Verfahren gehen von normalverteilten Daten aus.

❯ 5.5.3 Gauß- und t-Test

In diesem Abschnitt besprechen wir die beiden wohl geläufigsten Testverfahren, nämlich den Gaußtest und den t-Test. Diese Tests setzen voraus, dass die n Beobachtungen $X_1, \ldots, X_n$ unabhängig und identisch normalverteilt sind, d.h.

$$X_i \overset{i.i.d.}{\sim} \mathcal{N}(\mu, \sigma^2), \qquad i = 1, \ldots, n,$$

mit Erwartungswert μ und Varianz σ^2. Der Gaußtest wird verwendet, wenn die Streuung σ bekannt ist. Dem Fall unbekannter Streuung entspricht der t-Test.

▷ **Hypothesen**

einseitig: (Nachweis, dass μ_0 überschritten wird)

$$H_0 : \mu \leq \mu_0 \qquad \text{gegen} \qquad H_1 : \mu > \mu_0,$$

bzw. (Nachweis, dass μ_0 unterschritten wird)

$$H_0 : \mu \geq \mu_0 \qquad \text{gegen} \qquad H_1 : \mu < \mu_0.$$

Das zweiseitige Testproblem stellt der Nullhypothese, dass $\mu = \mu_0$ gilt (Einhaltung des "Sollwertes" μ_0), die Alternative $\mu \neq \mu_0$ gegenüber, dass eine Abweichung nach unten oder oben vorliegt:

$$H_0 : \mu = \mu_0 \qquad \text{gegen} \qquad H_1 : \mu \neq \mu_0.$$

▷ **Der Gaußtest**

Der Lageparameter $\mu = E(X_i)$ wird durch das arithmetische Mittel $\widehat{\mu} = \overline{X} = \frac{1}{n} \sum_{i=1}^{n} X_i$ geschätzt, welches unter der Normalverteilungsannahme wiederum normalverteilt ist:

$$\overline{X} \sim \mathcal{N}(\mu, \sigma^2/n).$$

$\overline{X}$ streut also um den wahren Erwartungswert μ mit Streuung $\sigma/\sqrt{n}$. Für einen einseitigen Test $H_0 : \mu \leq \mu_0$ gegen $H_1 : \mu > \mu_0$ ist es daher naheliegend, H_0 zu verwerfen, wenn die Differenz zwischen unserem Schätzer $\widehat{\mu} = \overline{X}$ und dem Sollwert μ_0 "groß" ist.

Statistisch denken heißt, diese Differenz nicht für bare Münze zu nehmen. Da die Daten und somit auch der Schätzer streuen, muss diese Differenz auf das Streuungsmaß $\sigma/\sqrt{n}$ relativiert werden. Man betrachtet daher die Statistik

$$T = \frac{\overline{X} - \mu_0}{\sigma/\sqrt{n}}.$$

T misst die Abweichung des Schätzer vom Sollwert, ausgedrückt in Streuungseinheiten. Große positive Abweichungen sprechen gegen die Nullhypothese $H_0 : \mu \leq \mu_0$. Daher wird H_0 verworfen, wenn

$$T > c_{krit},$$

wobei c_{krit} ein noch zu bestimmender kritischer Wert ist. c_{krit} muss so gewählt werden, dass die unter H_0 berechnete Wahrscheinlichkeit des Verwerfungsbereiches $B = (c_{krit}, \infty)$ höchstens α beträgt. Problematisch ist nun,

dass die Nullhypothese keine eindeutige Verteilung postuliert, sondern eine
ganze Schar von Verteilungsmodellen, nämlich alle Normalverteilungen mit
$\mu \leq \mu_0$. Man nimmt daher diejenige, die am schwierigsten von den H_1–
Verteilungen zu unterscheiden ist. Dies ist offensichtlich bei festgehaltenem σ
die Normalverteilung mit $\mu = \mu_0$. Für den Moment tun wir daher so, als ob
die Nullhypothese in der Form $H_0 : \mu = \mu_0$ formuliert sei. Unter $H_0 : \mu = \mu_0$
kennen wir die Verteilung von T. Es gilt

$$T = \frac{\overline{X} - \mu_0}{\sigma/\sqrt{n}} \sim_{\mu=\mu_0} \mathcal{N}(0,1).$$

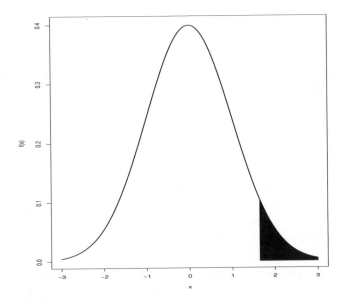

Abbildung 5.4. Einseitiger Gaußtest. Unterlegt ist der Ablehnbereich.

Wir müssen daher T mit demjenigen kritischen Wert vergleichen, oberhalb
dessen genau $\alpha \cdot 100\%$ der Fläche unter der Dichtefunktion liegt. Diese Zahl
ist per definitionem durch das $(1-\alpha)$-Quantil $z_{1-\alpha}$ der Standardnormalverteilung gegeben. Also ist $c_{krit} = z_{1-\alpha}$ und die Entscheidungsregel lautet:

Verwerfe $H_0 : \mu \leq \mu_0$ zum Signifikanzniveau α, wenn $T > z_{1-\alpha}$.

Der Verwerfungsbereich des Tests ist also gerade das Intervall $(z_{1-\alpha}, \infty)$. Man
kann nun diese Entscheidungsregel (Ungleichung) nach $\overline{X}$ auflösen:

$$T > z_{1-\alpha} \qquad \Leftrightarrow \qquad \overline{X} > \mu_0 + z_{1-\alpha} \cdot \frac{\sigma}{\sqrt{n}}$$

Diese Formulierung zeigt, dass beim statistischen Test das Stichprobenmittel nicht in naiver Weise direkt mit μ_0 verglichen wird. Ein Überschreiten ist erst dann statistisch signifikant, wenn die Differenz auch einen *Sicherheitszuschlag* übersteigt. Dieser Sicherheitszuschlag besteht aus drei Faktoren:

— Das Quantil $z_{1-\alpha}$ (kontrolliert durch das Signifikanzniveau).
— Die Streuung σ des Merkmals in der Population.
— Der Stichprobenumfang n.

Die Überlegungen zum einseitigen Gaußtest für das Testproblem $H_0 : \mu \geq \mu_0$ gegen $H_1 : \mu < \mu_0$ (Nachweis des Unterschreitens) verlaufen ganz analog, wobei lediglich die Ungleichheitszeichen zu kippen sind, da nun sehr kleine Werte von $\overline{X}$ bzw. T gegen H_0 sprechen. Die Entscheidungsregel lautet also:

Verwerfe $H_0 : \mu \geq \mu_0$ zum Signifikanzniveau α, wenn $T < z_\alpha$ oder (äquivalent), wenn $\overline{X} < \mu_0 - z_\alpha \cdot \frac{\sigma}{\sqrt{n}}$

In der folgenden Tabelle sind die zu den gängigsten Signifikanzniveaus gehörigen kritischen Werte für beide einseitige Tests zusammengestellt.

α	0.1	0.05	0.01
z_α	-1.282	-1.645	-2.326
$z_{1-\alpha}$	1.282	1.645	2.326

▷ **Der t-Test:**

In aller Regel ist die Standardabweichung σ der Beobachtungen nicht bekannt, so dass die Teststatistik des Gaußtests nicht berechnet werden kann. Der Streuungsparamter σ der Normalverteilung tritt hier jedoch als sog. Störparameter (engl: *nuisance parameter*) auf, da wir keine Inferenz über σ, sondern über den Lageparameter μ betreiben wollen. Man geht nun so vor, dass man den unbekannten Störparameter σ in der Teststatistik durch den konsistenten Schätzer $s = \sqrt{\frac{1}{n-1} \sum_{i=1}^{n} (X_i - \overline{X})^2}$ ersetzt. Da wir die feste, aber unbekannte Größe σ durch einen streuenden, aber berechenbaren Schätzer ersetzen, streut nun auch die resultierende Teststatistik,

$$T = \frac{\overline{X} - \mu_0}{s/\sqrt{n}},$$

stärker als vorher. T folgt nun einer t–Verteilung mit $n-1$ Freiheitsgraden:

$$T = \frac{\overline{X} - \mu_0}{s/\sqrt{n}} \sim_{\mu=\mu_0} t(n-1).$$

Die weiteren Überlegungen zur Konstruktion der Tests für einseitige oder zweiseitige Testprobleme verlaufen analog wie beim Gaußtest. So sprechen bspw. bei dem zweiseitigen Testproblem

$$H_0 : \mu = \mu_0 \qquad \text{gegen} \qquad H_1 : \mu \neq \mu_0$$

große Werte von $|T|$ (also sowohl sehr kleine (negative) als auch sehr große (positive) Werte von T) gegen die Nullhypothese. Man hat im Grunde *zwei* kritische Werte c_1 und c_2 anzugeben: c_1 soll so gewählt werden, dass Unterschreitungen von c_1 durch T (d.h.: $T < c_1$) als signifikant gewertet werden können, c_2 soll entsprechend so gewählt werden, dass Überschreitungen von c_2 durch T als signifikant gewertet werden können. Der Verwerfungsbereich ist also *zweigeteilt*: Er besteht aus den Intervallen $(-\infty, c_1)$ und (c_2, ∞). Weil der Test das Niveau α besitzen soll, müssen wir das Niveau α auf beide Teilbereiche verteilen. Naheliegenderweise weist man beiden Bereichen das Niveau $\alpha/2$ zu (vgl. Abbildung 5.5) Die kritischen Werte c_1 und c_2 müssen daher gewählt sein, dass

$$
\begin{aligned}
P_{H_0}(T < c_1) &= P(t(n-1) < c_1) \overset{!}{=} \alpha/2 \\
P_{H_0}(T > c_2) &= P(t(n-1) > c_2) \overset{!}{=} \alpha/2
\end{aligned}
$$

Somit ergibt sich

$$c_1 = t(n-1)_{\alpha/2}, \ c_2 = t(n-1)_{1-\alpha/2}.$$

Da die t-Verteilung symmetrisch ist, gilt: $c_1 = -c_2$. Wir erhalten die Entscheidungsregel:

Verwerfe $H_0 : \mu = \mu_0$ zum Signifikanzniveau α, wenn für t-Teststatistik gilt: $|T| > t(n-1)_{1-\alpha/2}$.

Beispiel 5.5.2 Wir wollen den t-Test auf die Daten aus Beispiel 5.6.1 anwenden. Zu testen ist $H_0 : \mu \leq 240$ gegen $H_1 : \mu > 240$. Zunächst erhalten wir als beobachtete Teststatistik

$$t = T_{obs} = \sqrt{26}\frac{244 - 240}{5.1} = 3.999,$$

die mit dem kritischen Wert $t(25)_{0.99} = 2.485$ zu vergleichen ist. Da $t > 2.485$, können wir auf einem Signifikanzniveau von $\alpha = 0.01$ auf eine Überschreitung des Warnwerts schließen.

5.5.2

▷ **Der p-Wert**

Wir haben oben die einseitigen Gaußtests nach folgendem Schema konstruiert: *Nach* Festlegung des Signifikanzniveaus wird der Verwerfungsbereich des

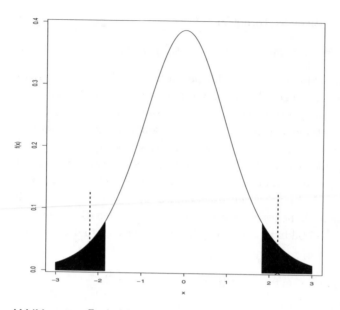

Abbildung 5.5: Zweiseitiger t-Test. Unterlegt ist der Verwerfungsbereich. Ferner ist eine Realisation t_{obs} der Teststatistik T markiert, bei der H_0 verworfen wird (p-Wert kleiner α).

Tests durch Berechnung der entsprechenden Quantile bestimmt. Fällt der beobachtete Wert t_{obs} der Teststatistik in diesen Verwerfungsbereich, so wird H_0 verworfen, ansonsten beibehalten.

Alle gebräuchlichen Statistikprogramme gehen jedoch in aller Regel *nicht* nach diesem Schema vor, und der Grund ist sehr naheliegend: Es ist in aller Regel sinnvoller, das Ergebnis einer statistischen Analyse so zu dokumentieren und kommunizieren, dass Dritte die Testentscheidung aufgrund ihres persönlichen Signifikanzniveaus (neu) fällen können.

Hierzu wird der sog. p-Wert berechnet. Der p-Wert gibt an, wie wahrscheinlich es bei einer (gedanklichen) Wiederholung des Experiments ist, einen Teststatistik-Wert zu erhalten, der noch deutlicher gegen die Nullhypothese spricht, als es der tatsächlich beobachtete Wert tut. Etwas laxer ausgedrückt: Der p–Wert ist die Wahrscheinlichkeit, noch signifikantere Abweichungen von der Nullhypothese zu erhalten. Bezeichnet $t_{obs} = T(x_1, \dots, x_n)$ den realisierten (d.h. konkret beobachteten) Wert der Teststatistik, so ist der p-Wert für das Testproblem

$$H_0 : \mu \leq \mu_0 \qquad \text{gegen} \qquad H_1 : \mu > \mu_0$$

formal definiert durch

$$p = P_{H_0}(T > t_{obs}).$$

Nun gilt (s. Abbildung 5.6)

$$t_{obs} > z_{1-\alpha} \Leftrightarrow P_{H_0}(T > t_{obs}) < \alpha.$$

H_0 wird genau dann verworfen, wenn der p-Wert kleiner als α ist. Es ist zu beachten, dass prinzipiell der p-Wert von der Formulierung des Testproblems abhängt. Für das einseitige Testproblem $H_0 : \mu \geq \mu_0$ gegen $H_1 : \mu < \mu_0$ sind extremere Werte als t_{obs} durch $T < t_{obs}$ gegeben. Somit ist in diesem Fall der p-Wert durch $p = P_{H_0}(T < t_{obs})$ gegeben.

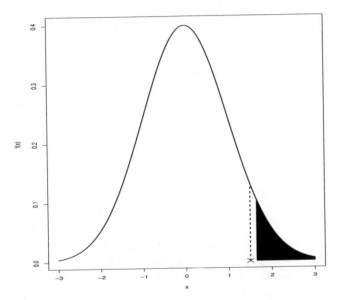

Abbildung 5.6: Einseitiger Gaußtest. Markiert ist eine Realisation der Teststatistik, die zur Beibehaltung der Nullhypothese führt.

Beim zweiseitigen t-Test sprechen große Werte von $|T|$ gegen die Nullhypothese. Der p-Wert ist daher gegeben durch

$$p_{zweis.} = P_{H_0}(|T| > |t|_{obs}),$$

wobei $|t|_{obs}$ den beobachteten Wert der Teststatistik bezeichnet. Mitunter geben Statistik-Programme nur den zweiseitigen oder nur den einseitigen p-Wert aus. Aufgrund der Symmetrie der t-Verteilung ergibt sich folgender

Zusammenhang zwischen beiden:

$$p_{zweis.} = P(|T| > |t|_{obs}) = P_{H_0}(T < -|t|_{obs}) + P_{H_0}(T > |t|_{obs}) = 2 \cdot p_{eins.}$$

Hat man nur den zweiseitigen p-Wert zur Verfügung, so muss man $p_{zweis.}/2$ mit α vergleichen *und* zusätzlich auf das Vorzeichen von t_{obs} schauen:

Beim einseitigen Test von $H_0 : \mu \leq \mu_0$ gegen $H_1 : \mu > \mu_0$ wird H_0 auf dem Niveau α verworfen, wenn $p_{zweis.}/2 < \alpha$ und $t_{obs} > 0$.

Eine häufige Interpretation des p–Wertes ist die folgende: Der p–Wert ist das maximale Signifikanzniveau, das für die gegebenen Daten noch zu einer Beibehaltung der Nullhypothese führen würde. Dies darf jedoch nicht dazu führen, erst Daten zu erheben, dann den p–Wert zu berechnen, um basierend auf dieser Kenntnis das Signifikanzniveau festzulegen. Die Konstruktion eines statistischen Tests zu einem festen Niveau α setzt zwingend voraus, dass α eine deterministische Größe ist, also nicht von den Daten abhängt.

5.5.3   **Beispiel 5.5.3** Angenommen, wir führen einen zweiseitigen Gaußtest durch und erhalten als beobachteten Wert der Teststatistik den Wert $|t| = |T_{obs}| = 2.14$. Der p-Wert ist

$$p = P(|T| > |t|) = 2P(\mathcal{N}(0,1) > 2.14).$$

Aus der Tabelle des Anhangs lesen wir $P(\mathcal{N}(0,1) > 2.14) \approx 0.0162$ ab. H_0 wird auf dem 5%-Niveau abgelehnt.

▷ Gütefunktion

Es stellt sich die Frage nach der Schärfe (Güte, Power) des Gauß- bzw. t-Tests, d.h. nach der Wahrscheinlichkeit mit der die Alternative tatsächlich aufgedeckt wird. Diese Wahrscheinlichkeit hängt ab von den beiden Parameter μ und σ^2. Hier soll die Abhängigkeit von μ im Vordergrund stehen. Die **Gütefunktion** ist definiert als die Ablehnwahrscheinlichkeit des Tests, wenn der Erwartungswert der Beobachtungen gerade μ ist:

$$G(\mu) = P(''H_1''|\mu, \sigma^2)$$

Gehört μ zur Nullhypothese, so gilt $G(\mu) \leq \alpha$. Ist μ ein H_1-Wert, so gibt $G(\mu)$ gerade die Power des Tests bei Vorliegen der Alternative μ an.

Betrachten wir ein konkretes Beispiel: Wir wollen anhand von $n = 25$ unabhängig und identisch normalverteilten Messungen, deren Streuung $\sigma = 10$ sei, untersuchen, ob der Grenzwert $\mu_0 = 150$ überschritten ist. Das Testproblem lautet:

$$H_0 : \mu \leq \mu_0 = 150 \qquad \text{(Grenzwert eingehalten)}$$

versus

$$H_1 : \mu > \mu_0 = 150 \qquad \text{(Grenzwert überschritten)}$$

Wählen wir das Niveau $\alpha = 0.01$, so verwirft der einseitige Gaußtest genau dann, wenn $T > 2.3263$, wobei $T = \frac{\overline{X}-150}{10/\sqrt{n}}$.

Frage: Mit welcher Wahrscheinlichkeit lehnt der Test bei einem wahren Erwartungswert der Messungen von $\mu = 155$ bzw. $\mu = 160$ die Nullhypothese H_0 tatsächlich ab?

Zur Beantwortung berechnen wir die Gütefunktion

$$G(\mu) = P_\mu(T > 2.3263).$$

Wir werden hierbei den Stichprobenumfang zunächst nicht spezifizieren. Ist μ der wahre Erwartungswert der Messungen, so ist in der Teststatistik $\overline{X}$ nicht an seinem Erwartungswert μ zentriert. Um dies zu korrigieren, schreiben wir

$$\frac{\overline{X} - 150}{10/\sqrt{n}} = \frac{\overline{X} - \mu}{10/\sqrt{n}} + \frac{\mu - 150}{10/\sqrt{n}}.$$

Der erste Summand ist $\mathcal{N}(0,1)$-verteilt, den zweiten können wir ausrechnen, wenn n und μ bekannt sind. Wir können nun die Gütefunktion aufstellen:

$$
\begin{aligned}
G(\mu) &= P_\mu\left(\frac{\overline{X} - 150}{10/\sqrt{n}} > 2.3263\right) \\
&= P_\mu\left(\frac{\overline{X} - \mu}{10/\sqrt{n}} + \frac{\mu - 150}{10/\sqrt{n}} > 2.3263\right) \\
&= P_\mu\left(\frac{\overline{X} - \mu}{10/\sqrt{n}} > 2.3263 - \frac{\mu - 150}{10/\sqrt{n}}\right) \\
&= 1 - \Phi\left(2.3263 - \frac{\mu - 150}{10/\sqrt{n}}\right) \\
&= \Phi\left(-2.3263 + \frac{\mu - 150}{10/\sqrt{n}}\right)
\end{aligned}
$$

Für $n = 25$ und $\mu = 155$ erhalten wir

$$G(155) = \Phi(-2.3263 + 2.5) = \Phi(0.1737) \approx 0.569.$$

Genauso berechnet man $G(160) = \Phi(2.6737) \approx 0.9962$. Eine Abweichung von 10 Einheiten wird also mit sehr hoher Wahrscheinlichkeit entdeckt, 5 Einheiten jedoch lediglich mit Wahrscheinlichkeit ≈ 0.57.

Ersetzt man in der obigen Herleitung 2.3263 durch $z_{1-\alpha}$, 150 durch μ und 10 durch σ, so erhält man die allgemeine Formel für die Güte des einseitigen Gaußtests:

$$G(\mu) = \Phi\left(-z_{1-\alpha} + \frac{\mu - \mu_0}{\sigma/\sqrt{n}}\right)$$

Eine analoge Überlegung liefert für den zweiseitigen Test:

$$G_2(\mu) = 2\Phi\left(-z_{1-\alpha/2} + \frac{\mu - \mu_0}{\sigma/\sqrt{n}}\right)$$

Aus diesen Formeln kann man die folgenden grundlegenden Eigenschaften der Gütefunktion ablesen: Sie ist

— stetig und differenzierbar in μ.

— monoton wachsend im Stichprobenumfang n.

— monoton wachsend in $\mu - \mu_0$ (einseitig) bzw. $|\mu - \mu_0|$ (zweiseitig).

— monoton fallend in σ^2.

Für den t-Test ist die Situation etwas schwieriger. Man benötigt die Verteilung unter der Alternative, die sich nicht so elegant auf die Verteilung unter H_0 zurückführen läßt, jedoch in jedem besseren Statistik-Computer-Programm zu finden ist. In vielen praktischen Anwendungen reicht es, die obigen Formeln für den Gaußtest als Näherungsformel anzuwenden, wobei man σ durch eine Schätzung ersetzt.

▷ Fallzahlplanung

Ein statistischer Test zum Niveau α kontrolliert zunächst nur den Fehler 1. Art, dass die Nullhypothese fälschlicherweise verworfen wird. Der Fehler 2. Art, dass die Nullhypothese fälschlicherweise akzeptiert wird, ist zunächst nicht unter Kontrolle. Das zum Fehler 2. Art komplementäre Ereignis ist das Aufdecken der Alternative. Wir haben im vorigen Abschnitt gesehen, dass die Wahrscheinlichkeit, mit der die Alternative aufgedeckt wird, eine stetige Funktion von μ ist. Ist μ nahe dem H_0-Wert μ_0, so ist sie nur unwesentlich größer als α, so dass die zugehörige Wahrscheinlichkeit eines Fehlers 2. Art nahezu $1 - \alpha$ ist.

Ein praktikables Vorgehen besteht nun darin, eine relevante Mindestabweichung d_0 der Lageänderung $d = \mu - \mu_0$ festzulegen und zu verlangen, dass diese mit einer Mindestwahrscheinlichkeit von $1 - \beta$ aufgedeckt werden kann. Dann hat der Test folgende Eigenschaft: Eine Alternative mit $\mu - \mu_0 \geq d$ wird mit einer Wahrscheinlichkeit von mindestens $1 - \beta$ aufgedeckt.

Machen wir uns das Prozedere am konkreten Beispiel des vorigen Abschnitts klar. Dort hatten wir die Gütefunktion

$$G(\mu) = \Phi\left(-2.3263 + \frac{\mu - 150}{10/\sqrt{n}}\right)$$

erhalten. Wir wollen nun die Fallzahl n so bestimmen, dass eine Abweichung von 5 mit einer Wahrscheinlichkeit von 90% aufgedeckt wird. Dies ist gleichbedeutend mit der Forderung, dass die Wahrscheinlichkeit eines Fehlers 2. Art für $\mu = 155$ höchstens 0.1 beträgt. Mit $\mu = 155$ ist also n so zu wählen, dass gilt:

$$\Phi\left(-2.3263 + \frac{\mu - 150}{10/\sqrt{n}}\right) \geq 0.9.$$

Bezeichnen wir das Argument von Φ mit z, so sehen wir, dass die Gleichung $\Phi(z) \geq 1 - \beta$ erfüllt ist, wenn $z \geq z_{1-\beta}$ ist, da Φ streng monoton wachsend ist. Hierbei ist $z_{1-\beta}$ das $(1 - \beta)$-Quantil der $\mathcal{N}(0,1)$-Verteilung. Also:

$$z = -2.3263 + \sqrt{n}\frac{\mu - 150}{10} \geq z_{0.9}$$

Auflösen nach n liefert für $\mu = 155$ und $z_{0.9} = 1.12816$:

$$n \geq \frac{10^2}{5^2}(2.3263 + 1.2816)^2 = 52.068$$

Die gewünschte Schärfe des Tests von mindestens 0.9 für $\mu \geq 155$ ist also ab einem Stichprobenumfang von 53 gewährleistet.

Ersetzt man wieder die speziellen Werte durch ihre Platzhalter, so ergibt sich als Mindestfallzahl

$$n \geq \frac{\sigma^2}{|\mu - \mu_0|^2}(z_{1-\alpha} + z_{1-\beta})^2.$$

Für den zweiseitigen Fall ergibt sich die Forderung

$$n \geq \frac{\sigma^2}{|\mu - \mu|^2}(z_{1-\alpha/2} + z_{1-\beta})^2,$$

damit eine Abweichung von mindestens $\Delta = |\mu - \mu_0|$ aufgedeckt wird.

Für den t-Test ist es meist ausreichend, die obigen Formeln als Näherungen zu verwenden, wobei σ^2 geeignet zu schätzen ist. Um auf der sicheren Seite zu liegen, sollten die Fallzahl (großzügig) aufgerundet werden.

❯ 5.5.4 Vorzeichentest und Binomialtest

Nicht immer sind Daten normalverteilt. Der t-Test reagiert auf etliche Abweichungen von der Normalverteilungsannahme sehr empfindlich. Eine Einhaltung des vorgegebenen Niveaus ist dann nicht mehr gewährleistet.

Ein Test, der immer anwendbar ist, solange die Daten unabhängig und identisch verteilt sind, ist der Vorzeichentest. Im Unterschied zum t-Test ist dies jedoch ein Test für den Median der Verteilung. Der Median stimmt mit dem Erwartungswert überein, wenn die Verteilung symmetrisch ist.

Es zeigt sich, dass dieses Testproblem auf den Binomialtest zurückgeführt werden kann, mit dem Hypothesen über die Erfolgswahrscheinlichkeit p einer Binomialverteilung überprüft werden können. Wir besprechen daher den Binomialtest gleich an dieser Stelle.

▷ **Test für den Median**

Modell: $X_1, \ldots, X_n$ seien unabhängig und identisch verteilt mit Median m. Als einseitiges Testproblem formulieren wir

$$H_0 : m \leq m_0 \qquad \text{versus} \qquad H_1 : m > m_0$$

Wir können dieses Testproblem auf die Situation eines *Binomialexperiments* zurückführen, indem wir zählen, wieviele Beobachtungen größer als der unter H_0 postulierte Median m_0 sind. Als Teststatistik verwendet man daher die Anzahl Y (Summe) der Beobachtungen, die größer als m_0 sind. Dann ist Y binomialverteilt mit Erfolgswahrscheinlichkeit

$$p = P(X_1 > m_0).$$

Ist $m = m_0$, so ist p gerade $1/2$, da m_0 der Median der Beobachtungen ist. Gilt H_0, so ist $p \leq 1/2$, gilt hingegen H_1, so ist $p > 1/2$. Wir können also das ursprüngliche Testproblem auf einen *Binomialtest* zurückführen.

▷ **Binomialtest**

Ist allgemein Y eine $B(n,p)$-verteilte Größe, so wird die Nullhypothese

$$H_0 : p \leq p_0$$

zu Gunsten der Alternative $H_1 : p > p_0$ verworfen, wenn $Y > c_{krit}$, wobei c_{krit} so gewählt wird, dass $P(B(n, p_0) > c_{krit}) \leq \alpha$.

In großen Stichproben kann man die Normalapproximation aufgrund des zentralen Grenzwertsatzes verwenden. Gilt $p = p_0$, so ist

$$E(Y) = np_0, \qquad \text{Var}(Y) = np_0(1 - p_0)$$

und nach dem zentralen Grenzwertsatz gilt in großen Stichproben

$$T = \frac{Y - np_0}{\sqrt{np_0(1 - p_0)}} \sim_{approx} \mathcal{N}(0, 1).$$

H_0 wird daher verworfen, wenn $T > z_{1-\alpha}$, d.h., wenn

$$Y > np_0 + q_{1-\alpha}\sqrt{np_0(1 - p_0)}.$$

Für $p_0 = 1/2$ vereinfachen sich diese Formeln zu $T = \frac{Y - n/2}{\sqrt{n/4}}$ und H_0 wird abgelehnt, wenn $Y > n/2 + z_{1-\alpha}\sqrt{n/4}$. Hierbei ist $z_{1-\alpha}$ das $(1 - \alpha)$-Quantil der Standardnormalverteilung.

Die Gütefunktion des einseitigen Binomialtests berechnet sich zu

$$G(p) = \Phi\left(\sqrt{n}\frac{p - p_0}{\sqrt{p(1 - p)}} - \sqrt{\frac{p_0(1 - p_0)}{p(1 - p)}}z_{1-\alpha}\right).$$

Soll im Rahmen einer Fallzahlplanung der Stichprobenumfang n bestimmt werden, so dass die Alternative $p\ (> p_0)$ mit einer Mindestwahrscheinlichkeit von $1 - \beta$ aufgedeckt wird, so gilt näherungsweise

$$n \geq \left[\frac{\sqrt{p(1 - p)}}{p - p_0}\left(z_{1-\beta} + \sqrt{\frac{p_0(1 - p_0)}{p(1 - p)}}z_{1-\alpha}\right)\right]^2.$$

Beispiel 5.5.4 Eine $B(40, p)$-verteilte Zufallsvariable realisiere sich zu $y = 24$. Spricht dies schon gegen die Nullhypothese $H_0 : p \leq 1/2$ und zu Gunsten $H_1 : p > 1/2$? Wir wählen $\alpha = 0.05$. Dann ist $n/2 + z_{0.95}\sqrt{n/4} \approx 25.2$. Somit kann H_0 nicht verworfen werden. Die Schärfe (Power) des Tests die Alternative $p = 0.6$ aufzudecken beträgt näherungsweise $G(0.6) \approx 0.35$. Wie groß müßte der Stichprobenumfang gewählt werden, damit die Alternative $p = 0.6$ mit einer Wahrscheinlichkeit von $1 - \beta = 0.9$ aufgedeckt wird? Wir erhalten durch obige Näherung $n \geq 211$.

5.5.4

❯ 5.5.5 Robustifizierter t-Tests

In der deskriptiven Statistik hatten wir das getrimmte Mittel $\overline{X}_a$ und das winsorisierte Mittel kennen gelernt, bei dem die $k = [na]$ kleinsten und die $[na]$ größten Beobachtungen ignoriert oder winsorisiert werden. $2a$ ist hierbei der Anteil der extremen Beobachtungen, deren Einfluss man ignorieren (getrimmtes Mittel) oder begrenzen möchte (winsorisiertes Mittel). Verwendet man eines dieser robusten Mittel anstatt des arithmetischen Mittels, um sich gegen Ausreißer abzusichern, so ist es naheliegend, diese Statistiken auch für Hypothesentests zu verwenden.

Modell: $X_1, \ldots, X_n$ seien unabhängig und identisch verteilt nach einer symmetrischen Verteilung mit Symmetriezentrum μ. Dies kann so ausgedrückt werden: Es gelte

$$X_i = \mu + \epsilon_i, \qquad i = 1, \ldots, n,$$

wobei die Messfehler (Störterme) $\epsilon_1, \ldots, \epsilon_n$ unabhängig und identisch nach einer symmetrischen Dichte $f(x)$ verteilt seien, d.h. es gelte $f(-x) = f(x)$ für alle $x \in \mathbb{R}$.

Um wie beim t-Test eine Teststatistik anzugeben, müssen wir die Abweichung $\overline{x}_a - \mu_0$ vom H_0-Wert auf die Streuung des verwendeten Schätzers $\overline{x}_a$ relativieren. Die wahre Streuung von $\overline{x}_a$ kann aus der Stichprobe durch

$$S_a = \frac{1}{(1 - 2\alpha)} \sqrt{\frac{V_a + W_a}{(n - 2k)(n - 2k - 1)}}$$

geschätzt werden. Hierbei ist

$$V_a = \sum_{i=k+1}^{n-k} (x_{(i)} - \overline{x}_\alpha)^2$$

die Summe der Abstandsquadrate der zentralen $n - 2k$ Beobachtungen vom getrimmten Mittel $\overline{x}_a$. Die k kleinsten Beobachtungen werden durch den Wert $x_u = x_{(k+1)}$ ersetzt, die k größten durch $x_o = x_{(n-k)}$. Die Summe der Abstandsquadrate der so verschobenen Werte ist

$$W_a = k(x_u - \overline{x}_a)^2 + k(x_o - \overline{x}_a)^2.$$

Als Teststatistik verwendet man

$$T_a = \frac{\overline{X}_a - \mu_0}{S_a} \sim_{approx} t(n - 2k - 1).$$

T_a wird also mit den Quantilen der t-Verteilung mit $df = n - 2k - 1$ Freiheitsgraden verglichen.

5.6 2-Stichproben-Tests

Die statistische Analyse von Beobachtungen zweier Vergleichsgruppen mit dem Ziel, Unterschiede zwischen den Vergleichsgruppen aufzudecken, ist vermutlich das am häufigsten eingesetzte Instrument der elementaren Statistik. Es ist zwischen den folgenden Versuchsdesigns zu unterscheiden:

— Verbundenes Design: Jeweils zwei Beobachtungen aus beiden Stichproben stammen von *einer* Versuchseinheit und sind daher stochastisch abhängig. Beispiel: An Versuchstieren wird vor und nach Gabe eines blutdrucksenkenden Mittels der Blutdruck gemessen.

— Unverbundenes Design: Alle vorliegenden Beobachtungen stammen von verschiedenen Versuchseinheiten und sind daher voneinander stochastisch unabhängig. Beispiel: Versuchstiere werden auf eine Kontroll- und eine

Behandlungsgruppe verteilt. Die Tiere der Behandlungsgruppe erhalten das blutdrucksenkende Mittel, die der Kontrollgruppe ein Placebo.

Im ersten Fall liegt eine Stichprobe von n Wertepaaren (X_i, Y_i), $i = 1, \ldots, n$, vor, die man erhält, indem an n Versuchseinheiten jeweils zwei Beobachtungen erhoben werden. Im zweiten Fall liegen zwei unabhängige Stichproben mit einzelnen Stichprobenumfängen n_1 und n_2 vor, die von $n = n_1 + n_2$ verschiedenen Versuchseinheiten stammen.

❯ 5.6.1 Verbundene Stichproben

Mitunter ist der aufzudeckende Lageunterschied (Behandlungseffekt) deutlich kleiner als die Streuung zwischen den Versuchseinheiten. Dann benötigt man sehr große Stichproben, was nicht immer realisierbar ist. Man kann nun so vorgehen, dass man n Versuchseinheiten *beiden* Versuchsbedingungen (Behandlungen) aussetzt und die Zielgröße erhebt. Dann kann jede Versuchseinheit als seine eigene Kontrolle fungieren. Die typische Anwendungssituation ist die Vorher-Nachher-Studie, bei der vor und nach Verabreichen einer Testsubstanz eine Zielgröße gemessen wird.

Modell: Wir gehen also davon aus, dass eine Zufallsstichprobe

$$(X_1, Y_1), \ldots, (X_n, Y_n)$$

von bivariat normalverteilten Zufallsvariablen vorliegt. Wir wollen durch einen statistischen Test untersuchen, ob sich die Erwartungswerte

$$\mu_X = E(X_i) \qquad \text{und} \qquad \mu_Y = E(Y_i)$$

unterscheiden. In Anbetracht der vorher-nachher-Situation berechnet man für die n Versuchseinheiten die Differenzen

$$D_i = Y_i - X_i, \qquad i = 1, \ldots, n.$$

Durch die Differenzenbildung ist das Problem auf die Auswertung *einer* Stichprobe reduziert. Der Erwartungswert der Differenzen,

$$\delta = E(D_i) = \mu_Y - \mu_X$$

ist genau dann Null, wenn sich die Vergleichsgruppen in ihrer Lage nicht unterscheiden. Wir können daher einen t-Test auf die Differenzen anwenden, um die Nullhypothese

$$H_0 : \delta = 0 \Leftrightarrow \mu_X = \mu_Y \qquad (\text{kein Effekt})$$

gegen die (zweiseitige) Alternative

$$H_1 : \delta \neq 0 \Leftrightarrow \mu_X = \mu_Y \qquad \text{(Effekt vorhanden)}$$

zu testen. H_0 wird auf einem Signifikanzniveau α verworfen, wenn die Teststatistik

$$T = \frac{\overline{D}}{S_D/\sqrt{n}}$$

betragsmäßig größer ist als das $(1 - \alpha/2)$-Quantil der $t(n - 1)$-Verteilung. Hierbei ist $S_D^2 = \frac{1}{n-1} \sum_{i=1}^{n} (D_i - \overline{D})^2$. Soll einseitig $H_0 : \delta \leq 0$ gegen $H_1 : \delta > 0$ getestet werden, so schließt man auf einen signifikanten Lageunterschied, wenn $T > t(n - 1)_{1-\alpha}$. Entsprechend wird $H_0 : \delta \geq 0$ zu Gunsten von $H_1 : \delta < 0$ verworfen, wenn $T < t(n - 1)_{\alpha}$.

❯ 5.6.2 Unverbundene Stichproben (2-Stichproben t-Test)

Liegen zwei unabhängige Stichproben vor, die auf einen Lageunterschied untersucht werden sollen, so verwendet man bei normalverteilten Daten die folgenden Testverfahren.

▷ **Motivation**

5.6.1   **Beispiel 5.6.1** Im Rahmen einer biowissenschaftlichen Untersuchung wurden unter zwei Versuchsbedingungen (Wirkstoffen) Daten von $n_1 = 7$ bzw. $n_2 = 6$ Individuen gewonnen. Man erhielt

	Gruppe 1	Gruppe 2
$\overline{x}$	-30.71429	62.5
s	32.96824	44.6934

Es stellt sich die Frage, ob die beobachtete Differenz der Mittelwerte, $d = 62.5 - (-30.71429) = 93.21429$, auf einen tatsächlichen Unterschied hindeutet, also ernst zu nehmen ist, oder ob sie ein stochastisches Artefakt auf Grund der Stichprobenziehung und natürlichen Variation des erhobenen Merkmals ist. Letzteres rückt durch die nicht unbeträchtlichen Streuungen durchaus in den Bereich des Möglichen. Ferner stellt sich die Frage, ob die unterschiedlichen Streuungsschätzungen auf einen tatsächlichen Streuungseffekt hindeuten oder nicht.

In der Praxis tritt häufig das Problem auf, dass die Streuungen der zu vergleichenden Gruppen nicht identisch sind. Dieses Phänomen bezeichnet man als **(Varianz-) Heteroskedastizität** und spricht (ein wenig lax) von **heteroskedastischen Daten**. Stimmen die Varianzen überein - etwa da eine Randomisierung der Versuchseinheiten auf die beiden Gruppen vorgenommen wurde - so spricht man von **Varianzhomogenität**. Ist die Varianzhomogenität verletzt, so ist der von Welch vorgeschlagene Test deutlich besser. Routinemäßig wird daher zunächst ein Test auf Varianzhomogenität durchgeführt und in Abhängigkeit vom Testergebnis der t-Test oder Welchs Test angewendet.

Modell: Es liegen zwei unabhängige Stichproben

$$X_{11}, \ldots, X_{1n_1} \overset{i.i.d.}{\sim} \mathcal{N}(\mu_1, \sigma_1^2)$$

$$X_{21}, \ldots, X_{2n_2} \overset{i.i.d.}{\sim} \mathcal{N}(\mu_2, \sigma_2^2)$$

vor.

▷ **Test auf Varianzhomogenität**

Zu testen ist die Nullhypothese $H_0 : \sigma_1^2 = \sigma_2^2$, der Varianzgleichheit (Homogenität) in beiden Stichproben gegen die Alternative $H_1 : \sigma_1^2 \neq \sigma_2^2$, dass die Daten in einer der beiden Gruppen weniger streuen als in der anderen. Es ist naheliegend, eine Teststatistik zu verwenden, welche die Varianzschätzungen

$$S_1^2 = \frac{1}{n_1 - 1} \sum_{j=1}^{n_1} (X_{1j} - \overline{X}_1)^2$$

und

$$S_2^2 = \frac{1}{n_2 - 1} \sum_{j=1}^{n_2} (X_{2j} - \overline{X}_2)^2$$

der beiden Stichproben in Beziehung setzt. Unter der Normalverteilungsannahme sind die Varianzschätzungen gestreckt χ^2-verteilt:

$$\frac{(n_i - 1)S_i^2}{\sigma_i^2} \sim \chi^2(n_i - 1), \qquad i = 1, 2.$$

Da beide Streuungsmaße aus verschiedenen und unabhängigen Stichproben berechnet werden, folgt der mit den reziproken Freiheitsgraden gewichtete Quotient $\frac{\sigma_2^2}{\sigma_1^2} \frac{S_1^2}{S_2^2}$ einer $F(n_1 - 1, n_2 - 1)$-Verteilung. Unter der Nullhypothese ist $\frac{\sigma_1^2}{\sigma_2^2} = 1$, so dass die F-Teststatistik

$$F = \frac{S_1^2}{S_2^2}$$

mit den Quantilen der $F(n_1 - 1, n_2 - 1)$-Verteilung verglichen werden kann. Sowohl sehr kleine als auch sehr große Werte sprechen gegen die Nullhypothese. Man verwirft H_0, wenn $F < F(n_1 - 1, n_2 - 1)_{\alpha/2}$ oder $F > F(n_1 - 1, n_2 - 1)_{1-\alpha/2}$. Dies ist äquivalent dazu, die Stichproben so zu nummerieren, dass S_1^2 die kleinere Varianzschätzung ist und H_0 zu verwerfen, wenn $F < F(n_1 - 1, n_2)_{\alpha/2}$.

5.6.2   **Beispiel 5.6.2**   Wir wollen den Varianztest auf die Daten von Beispiel 5.6.1 anwenden. Zu testen sei also auf einem Niveau von $\alpha = 0.1$, ob sich die Varianzparameter σ_1 und σ_2 der zugrunde liegenden Populationen unterscheiden. Es ist

$$F_{obs} = \frac{32.968^2}{44.693^2} = 0.544$$

Wir benötigen die Quantile $F(6,5)_{0.95} = 4.950$ und $F(5,6)_{0.05} = \frac{1}{F(6,5)_{0.95}} = 0.2020$. Der Annahmebereich ist also $[0.2020, 4.950]$. Da $0.544 \in [0.2020, 4.950]$, wird H_0 beibehalten.

▷ **t-Test auf Lageunterschied**

In diesem Abschnitt besprechen wir den 2-Stichproben t-Test, der bei normalverteilten und unabhängigen Stichproben mit identischer Varianz verwendet werden sollte, um einen Lageunterschied nachzuweisen.

Die statistische Formulierung des Testproblems, einen Lageunterschied zwischen den zwei Stichproben nachzuweisen (aufzudecken), lautet:

$$H_0 : \mu_1 = \mu_2 \qquad \text{(kein Lageunterschied)}$$

versus

$$H_1 : \mu_1 \neq \mu_2 \quad \text{(Lageunterschied)}$$

Der Nachweis tendenziell größerer Beobachtungen in Gruppe 2 erfolgt über die einseitige Formulierung

$$H_0 : \mu_1 \geq \mu_2 \qquad \text{versus} \qquad H_1 : \mu_1 < \mu_2.$$

Entsprechend testet man $H_0 : \mu_1 \leq \mu_2$ gegen $H_1 : \mu_1 > \mu_2$, um tendenziell größere Beobachtungen in Gruppe 1 nachzuweisen.

Die Teststatistik des 2-Stichproben t-Tests schaut naheliegenderweise auf die Differenz der arithmetischen Mittelwerte

$$\overline{X}_1 = \frac{1}{n_1} \sum_{j=1}^{n_1} X_{1j}, \qquad \overline{X}_2 = \frac{1}{n_2} \sum_{j=1}^{n_1} X_{2j}.$$

Wir wollen die wesentliche Schritte, die zu dieser wichtigen Teststatistik führen, nachvollziehen.

Statistisch denken heißt, die Differenz der arithmetischen Mittelwerte nicht für bare Münze zu nehmen, sondern in Relation zur *Streuung* zu setzen. Die

Varianz eines arithmetischen Mittels ist gerade die Varianz der gemittelten Werte geteilt durch die Anzahl der Summanden. Da die Mittelwerte $\overline{X}_1$ und $\overline{X}_2$ unabhängig sind, erhalten wir als Varianz der Differenz:

$$v^2 = \text{Var}\left(\overline{X}_2 - \overline{X}_1\right) = \frac{\sigma^2}{n_1} + \frac{\sigma^2}{n_2}.$$

Genauer gilt: Bei normalverteilten Daten ist die Differenz normalverteilt,

$$\overline{X}_2 - \overline{X}_1 \sim \mathcal{N}\left(\mu_2 - \mu_1, \sigma^2\left(\frac{1}{n_1} + \frac{1}{n_2}\right)\right).$$

Ist σ^2 bekannt, so kann man die normalverteilte Größe $\frac{\overline{X}_2 - \overline{X}_1}{v}$ als Teststatistik verwenden. Dies ist jedoch unrealistisch. Man benötigt daher eine Schätzung für σ^2. Eine erwartungstreue Schätzung erhält man durch das gewichtete Mittel der Schätzer S_1^2 und S_2^2, wobei man als Gewichte die Freiheitsgrade verwendet:

$$S^2 = \frac{n_1 - 1}{n_1 + n_2 - 2}S_1^2 + \frac{n_2 - 1}{n_1 + n_2 - 2}S_2^2.$$

Bei identischen Stichprobenumfängen ($n_1 = n_2$) mittelt man also einfach S_1^2 und S_2^2. Als Summe von unabhängigen und gestreckt χ^2-verteilten Größen ist $(n_1 + n_2 - 2)S^2$ ebenfalls wieder gestreckt χ^2-verteilt:

$$(n_1 + n_2 - 2)S^2/\sigma^2 \sim \cdot\chi^2(n_1 + n_2 - 2).$$

(Wieder greift die Regel zur Berechnung der Anzahl der Freiheitsgrade: „Anzahl der Summanden minus Anzahl der geschätzten Parameter ist"). Man verwendet daher die Teststatistik

$$T = \frac{\overline{X}_2 - \overline{X}_1}{\sqrt{\left(\frac{1}{n_1} + \frac{1}{n_2}\right)S^2}}$$

Unter der Nullhypothese folgt T einer $t(n-1)$-Verteilung. $H_0 : \mu_1 = \mu_2$ wird daher zu Gunsten $H_1 : \mu_1 \neq \mu_2$ verworfen, wenn $|T| > t(n-1)_{1-\alpha/2}$. Entsprechend wird beim einseitigen Test $H_0 : \mu_1 \leq \mu_2$ zu Gunsten $H_1 : \mu_1 > \mu_2$ verworfen, wenn $T < t(n-1)_\alpha$, und $H_0 : \mu_1 \geq \mu_2$ zu Gunsten $H_1 : \mu_1 < \mu_2$, falls $T > t(n-1)_{1-\alpha}$.

Beispiel 5.6.3 Für die Daten aus Beispiel 5.6.1 ergibt sich zunächst   **5.6.3**

$$S^2 = \frac{6}{11}32.968^2 + \frac{5}{11}44.693^2 = 1500.787,$$

also $\widehat{\sigma} = S = 38.734$. Die t-Teststatistik berechnet sich zu

$$T_{obs} = \frac{62.5 - (-30.71)}{\sqrt{\left(\frac{1}{7} + \frac{1}{6}\right) 1500.803}} = 4.3249$$

Für einen Test auf einem Niveau von $\alpha = 0.05$ müssen wir $|T_{obs}| = 4.3249$ mit dem Quantil $t(df = 6 + 7 - 2)_{1-\alpha/2} = t(11)_{0.975} = 2.201$ vergleichen. Wir können also die Nullhypothese auf dem 5%-Niveau verwerfen.

▷ **Welchs Test**

Bei Varianzinhomogenität ($\sigma_1 \neq \sigma_2$) sollte Welchs Test verwendet werden. Als Teststatistik verwendet man

$$T = \frac{\overline{X}_2 - \overline{X}_1}{\sqrt{\frac{S_1^2}{n_1} + \frac{S_2^2}{n_2}}}.$$

Der Ausdruck unter der Wurzel schätzt hierbei die Varianz des Zählers. In großen Stichproben ist T näherungsweise standardnormalverteilt. Jedoch ist die folgende Approximation durch eine t-Verteilung (nach Welch) wesentlich besser. Man verwirft $H_0 : \mu_1 = \mu_2$, wenn $|T| > t(df)$, wobei sich die zu verwendenden Freiheitsgrade durch die Formel

$$df = \frac{\left(\frac{S_1^2}{n_1} + \frac{S_2^2}{n_2}\right)^2}{\left(\frac{S_1^2}{n_1}\right)^2 \frac{1}{n_1 - 1} + \left(\frac{S_2^2}{n_2}\right)^2 \frac{1}{n_2 - 1}}$$

berechnet, wobei man aufrundet.

▷ **Fallzahlplanung**

Für den Fall identischer Stichprobenumfänge ($n_1 = n_2 = n$) kann eine Fall-zahlplanung anhand der folgenden Näherungsformeln erfolgen, die sich analog zum 1-Stichproben-Fall aus der Normalapproximation ergeben.

Zweiseitiger Test: Wähle

$$n \geq \frac{\sigma^2}{\Delta}(z_{1-\alpha/2} + z_{1-\beta})^2,$$

um eine Schärfe von $1 - \beta$ bei einer Abweichung von $\Delta = |\mu_A - \mu_B|$ nähe-rungsweise zu erzielen.

Einseitiger Test: Wähle

$$n \geq \frac{\sigma^2}{\Delta}(z_{1-\alpha} + z_{1-\beta})^2,$$

um eine Schärfe von $1 - \beta$ bei einer Abweichung von $\Delta = |\mu_A - \mu_B|$ näherungsweise zu erzielen.

▷ **Change-over Designs**

In der Praxis besteht bei der Anwendung von zwei Versuchsbedingungen auf jede Versuchseinheit das Problem, dass i.d.R. eine zeitliche Trennung notwendig ist. Bestehen die Versuchsbedingungen in der Gabe eines Wirkstoffs, so müssen die Wirkstoffe zwangsläufig nacheinander verabreicht werden. Ist der zeitliche Abstand hinreichend groß (*wash-out time*), so wird man zwar hoffen können, dass die Wirkung des ersten Wirkstoffs nahezu vollständig abgeklungen ist, aber man handelt sich dadurch das Problem ein, dass nun ein Zeiteffekt (Periodeneffekt) den Behandlungseffekt überlagern kann.

Man bildet dazu zwei Gruppen (mit verschiedenen Versuchseinheiten), welche die zwei Wirkstoffe A und B in unterschiedlicher Reihenfolge verabreicht bekommen: Gruppe 1 zunächst A und dann B, Gruppe 2 zunächst B und dann A. Man hat also folgendes Schema:

Gruppe 1 (A,B)		Gruppe 2 (B,A)	
Periode 1	Periode 2	Periode 1	Periode 2
A	B	B	A
A_{1i}	B_{1i}	B_{2i}	A_{2i}

In der Gruppe 1 erhebt man zunächst die Messungen $A_{11}, \ldots, A_{1n}$ für Wirkstoff A, dann (an denselben Versuchseinheiten) $B_{11}, \ldots, B_{1n}$ für Wirkstoff B. Die entsprechend gewonnenen Messwerte für Gruppe 2 bezeichnen wir mit B_{2i} und A_{2i}, $i = 1, \ldots, n$.

Modell: Die Paare (A_{1i}, B_{1i}), $i = 1, \ldots, n$, seien unabhängig und identisch bivariat normalverteilt mit

$$E(A_{1i}) = \mu_A, \qquad \text{und} \qquad E(B_{1i}) = \mu_B + \mu_P$$

und gemeinsamer Varianz $\sigma^2 > 0$. Hierbei ist μ_P der Periodeneffekt, der die Änderung der wahren Wirkung der Wirkstoffe auf Grund der Zeitdifferenz beschreibt. Die Beobachtungspaare (A_{2i}, B_{2i}), $i = 1, \ldots, n$, der Gruppe 2 seien unabhängig von denen der Gruppe 1 und ebenfalls unabhängig und identisch bivariat normalverteilt mit

$$E(B_{2i}) = \mu_B, \qquad \text{und} \qquad E(A_{1i}) = \mu_A + \mu_P$$

und gemeinsamer Varianz σ_2.

Für Gruppe 1 berechnet man nun die (zeitlichen) Differenzen

$$X_i = B_{1i} - A_{1i}, \qquad i = 1, \ldots, n,$$

die den Erwartungswert

$$\mu_X = \mu_B - \mu_A + \mu_P$$

schätzen. Ist $\mu_P \neq 0$ (Zeiteffekt liegt vor), so schätzen die Differenzen in der Tat etwas anderes als den Behandlungseffekt. Für Gruppe 2 berechnet man ebenfalls die zeitlichen Differenzen

$$Y_i = A_{2i} - B_{2i}, \qquad i = 1, \ldots, n,$$

die hingegen den Erwartungswert

$$\mu_Y = \mu_A - \mu_B + \mu_P$$

haben. Um den Periodeneffekt zu eliminieren berechnet man nun die n Differenzen

$$D_i = Y_i - X_i, \qquad i = 1, \ldots, n,$$

die eine Stichprobe von unabhängig und identisch normalverteilten Zufallsvariablen mit Erwartungswert

$$E(D_i) = \mu_Y - \mu_X = 2\mu_A - 2\mu_B$$

bilden. Durch die geschickte Differenzenbildung können die Daten um den Periodeneffekt bereinigt werden. Auf die Differenzen D_i wendet man den t-Test an, verfährt also so wie oben beschrieben. Folglich wird etwa die Nullhypothese $H_0 : \mu_A = \mu_B$ verworfen, wenn

$$\left| \frac{\overline{D}}{s_D/\sqrt{n}} \right| > t(n-1)_{1-\alpha/2},$$

wobei $s_D = \frac{1}{n-1} \sum_{i=1}^{n} (D_i - \overline{D})^2$. Der Behandlungseffekt $\delta = \mu_B - \mu_A$ wird durch $\widehat{\delta} = \overline{D}/2$ geschätzt.

Entscheidende Annahmen dieses Test sind die Abwesendheit eines sog. Carryover - Effekts, d.h., die zuerst angewendete Versuchsbedingung darf keinen Einfluss auf den Effekt der in Periode 2 applizierten Versuchsbedingung haben.

5.6.4   **Beispiel 5.6.4** Im Rahmen einer medizinischen Studie[1] wurden $n_1 = 7$ Patienten der Gruppe 1 (A/B) und $n_2 = 6$ Patienten der Gruppe 2 (B/A) zugeordnet. In der folgenden Tabelle sind die Beobachtungen, die zeitlichen Differenzen, sowie einige Mittelwerte und Streuungen angegeben.

---

[1]Senn, S. (2002). *Cross-over Trials in Clinical Research*, Wiley, Chichester.

| Gruppe 1 (A,B) | | | Gruppe 2 (B,A) | | |
| Periode 1 | Periode 2 | | Periode 1 | Periode 2 | |
A	B	X_i	B	A	Y_i
310	270	-40	370	385	15
310	260	-50	310	400	90
370	300	-70	380	410	30
410	390	-20	290	320	30
250	210	-40	260	340	80
380	350	-30	90	220	130
330	365	35			
$\overline{x}$ 337.14	306.43	-30.714	283.33	345.83	62.5
s		32.968			44.693

Die resultierenden zwei unabhängigen Stichproben der X- und Y-Werte liefern gerade die Zahlen für das Beispiel 5.6.1 und wurden bereits ausgewertet. Wir können daher auf dem 5%-Niveau schließen, dass ein Effekt besteht.

❯ 5.6.3 Wilcoxon-Test

Oftmals ist die Normalverteilungsannahme des 2-Stichproben t-Tests nicht erfüllt. Hierbei ist insbesondere an schiefe Verteilungen und Ausreißer in den Daten zu denken. In diesem Fall ist von einer Anwendung tendenziell abzuraten, da nicht mehr sichergestellt ist, dass der Test tatsächlich das vorgegebene Signifikanzniveau einhält. Hinzu kommt, dass bei nicht normalverteilten Daten die t-Testverfahren ihre Optimalitätseigenschaften verlieren.

Ein Ausweg ist der Wilcoxon-Rangsummentest an. Dieser Test hat immer das vorgegebene Niveau, solange zwei unabhängige Stichproben vorliegen, deren Beobachtungen jeweils unabhängig und identisch stetig verteilt sind. Er kann ebenfalls auf ordinal skalierte Daten angewendet werden.

Modell: Es liegen zwei unabhängige Stichproben

$$X_{i1}, \ldots, X_{in_i} \sim F_i(x), \quad i = 1, 2,$$

mit Stichprobenumfängen n_1 und n_2 vor. Es soll untersucht werden, ob ein Lageunterschied zwischen den Stichproben besteht. Dies bedeutet, dass nach Subtraktion des Lageunterschiedes Δ Beobachtungen der zweiten Stichprobe genau so verteilt sind wie Beobachtungen der ersten Stichprobe. Dann gilt für alle $x \in \mathbb{R}$:

$$P(X_{21} - \Delta \leq x) = P(X_{11} \leq x)$$

Die linke Seite ist gerade $F_2(x - \Delta)$, die rechte hingegen $F_1(x)$. Dieses sog. **Shiftmodell** unterstellt also, dass

$$F_2(x - \Delta) = F_1(x).$$

Für $\Delta > 0$ sind die Beobachtungen der zweiten Stichprobe tendenziell größer als die der ersten, im Fall $\Delta < 0$ verhält es sich genau umgekehrt. Kein Lageunterschied besteht, wenn $\Delta = 0$. Dies ist im Shiftmodell gleichbedeutend mit der Gleichheit der Verteilungsfunktionen: $F_1(x) = F_2(x)$ für alle $x \in \mathbb{R}$. Als Testproblem formuliert man daher im zweiseitigen Fall

$$H_0 : \Delta = 0 \Leftrightarrow F_1 = F_2$$

versus

$$H_1 : \Delta \neq 0 \Leftrightarrow F_1 \neq F_2$$

Die Grundidee des Wilcoxon-Tests ist es, die Daten so zu transformieren, dass die Schiefe eliminiert und der Einfluss von Ausreißern begrenzt wird. Hierzu markiert man alle Beobachtungen auf der Zahlengerade und kennzeichnet ihre Zugehörigkeit zu den beiden Stichproben. Nun schreibt man von links nach rechts die Zahlen 1 bis $n = n_1 + n_2$ unter die Punkte. Auf diese Weise hat man den Beobachtungen ihre Rangzahlen in der Gesamt-Stichprobe zugewiesen. Diese wollen wir mit R_{ij} bezeichnen.

Besteht nun ein Lageunterschied, so werden tendenziell die Beobachtungen der einen Stichprobe kleine Rangzahlen erhalten, die der anderen Stichprobe hingegen große Rangzahlen. Man verwendet daher die Summe der Ränge der zweiten Stichprobe,

$$T = \sum_{j=1}^{n_i} R_{2j},$$

als Teststatistik. Sowohl sehr große als auch sehr kleine Werte von T sprechen gegen die Nullhypothese. Unter der Nullhypothese ist die Teststatistik T **verteilungsfrei**, d.h. ihre Verteilung hängt nicht von der zugrunde liegenden Verteilung F der Daten ab.[2] Die kritischen Werte können daher tabelliert werden und gelten unabhängig von der Verteilung der Daten. Eine weitere Konsequenz der Verteilungsfreiheit ist, dass der Wilcoxon-Test immer sein Niveau einhält.

Bei großen Stichproben kann man die Verteilung von T durch eine Normalverteilung approximieren, da auch für T ein zentraler Grenzwertsatz gilt. Da

$$E_{H_0}(T) = \frac{n_1 n_2}{2}, \qquad \mathrm{Var}_{H_0}(W) = \frac{n_1 n_2 (n+1)}{12},$$

---

[2]Bei Gültigkeit der Nullhypothese liegt eine Zufallsstichprobe vom Umfang $n = n_1 + n_2$ aus *einer* Population vor. Dann ist jede Permutation der n Stichprobenwerte gleichwahrscheinlich. Also ist jede Zuordnung von n_2 Rangzahlen (aus der Menge $(\{1, \dots, n\})$) zu den Beobachtungen der zweiten Stichprobe gleichwahrscheinlich mit Wahrscheinlichkeit $1/\binom{n}{n_2}$, also unabhängig von F.

gilt unter H_0 näherungsweise

$$\frac{W - n_1 n_2/2}{\sqrt{n_1 n_2 (n+1)/12}} \sim_n \mathcal{N}(0,1).$$

H_0 wird daher auf einem Niveau α verworfen, wenn

$$W > \frac{n_1 n_2}{2} + q_{1-\alpha/2} \sqrt{n_1 n_2 (n+1)/12}.$$

❷ 5.6.4 2-Stichproben Binomialtest

Werden unter zwei Versuchsbedingungen Zufallsstichproben mit Umfängen n_1 bzw. n_2 erhoben, wobei die Zielgröße *binär* (Erfolg/Misserfolg) ist, so betrachtet man die Anzahl der Erfolge, k_1 und k_2, in beiden Stichproben. Es liegen dann zwei unabhängige binomialverteilte Größen vor:

$$k_1 \sim B(n_1, p_1), \qquad k_2 \sim B(n_2, p_2),$$

mit Erfolgswahrscheinlichkeiten p_1 und p_2. Das binäre Merkmal ist in beiden Gruppen identisch verteilt, wenn $p_1 = p_2$ gilt. Somit lautet das Testproblem „gleiche Erfolgschancen" formal:

$$H_0 : p_1 = p_2 \qquad \text{versus} \qquad H_1 : p_1 \neq p_2.$$

Möchte man nachweisen, dass eine Behandlung, sagen wir die zweite, größere Erfolgschancen hat, so formuliert man $H_0 : p_1 \geq p_2$ versus $H_1 : p_1 < p_2$.
Man kann nun eine 2×2-Kontingenztafel mit den Einträgen k_1, $n_1 - k_1$ sowie k_2, $n_2 - k_2$ aufstellen und das zweiseitige Testproblem durch einen χ^2-Test untersuchen. Dieser Ansatz wird im Abschnitt über die Analyse von Kontingenztafeln vorgestellt.

▷ Differenz der Erfolgswahrscheinlichkeiten
Die Erfolgswahrscheinlichkeiten werden durch

$$\widehat{p}_1 = \frac{k_1}{n_1} \qquad \text{und} \qquad \widehat{p}_2 = \frac{k_2}{n_2}$$

geschätzt. Die Differenz $p_2 - p_1$ misst die Erhöhung der Wahrscheinlichkeit durch die Versuchsbedingung der 2. Stichprobe. Im Kontext epidemiologischer Studien, in denen man oft die Krankheitsraten zwischen Exponierten und Nicht-Exponierten betrachtet, heißt $p_2 - p_1$ **attributives Risiko**. In großen Stichproben gilt nach dem zentralen Grenzwertsatz

$$\widehat{p}_2 - \widehat{p}_1 \sim_{appr.} \mathcal{N}(0, \sigma_n^2)$$

mit $\sigma_n^2 = \frac{p_2(1-p_2)}{n_2} + \frac{p_1(1-p_1)}{n_1}$. Ersetzen wir die unbekannten p_1 und p_2 durch ihrer Schätzungen, so ist die Teststatistik

$$T = \frac{\widehat{p}_2 - \widehat{p}_1}{\frac{\widehat{p}_2(1-\widehat{p}_2)}{n_2} + \frac{\widehat{p}_1(1-\widehat{p}_1)}{n_1}}$$

näherungsweise standardnormalverteilt. Die Nullhypothese $H_0 : p_1 = p_2$ wird daher zu Gunsten der Alternative $H_1 : p_1 \neq p_2$ auf dem α-Niveau verworfen, wenn $|T| > z_{1-\alpha/2}$. Entsprechend verwirft man $H_0 : p_1 \geq p_2$ zu Gunsten $H_1 : p_1 < p_2$, wenn $T > z_{1-\alpha}$.

▷ **Relatives Risiko und Odds-Ratio**

Statt der Differenz $p_2 - p_1$ betrachtet man oftmals das **relative Risiko**. Wir nehmen an, dass die 1. Stichprobe die Exponierten (z.B. Raucher) und die 2. Stichprobe die Nicht-Exponierten umfasst. p_1 sei das Risiko der Exponierten, p_2 das der Nicht-Exponierten. Dann heißt

$$r = \frac{p_1}{p_2}$$

(wahres) relatives Risiko. Es wird geschätzt durch

$$\widehat{r} = \frac{\widehat{p}_1}{\widehat{p}_2} = \frac{k_1/n_1}{k_2/n_2}.$$

Man spricht von einer positiven Assoziation, wenn $\widehat{r} > 1$ ist, im Fall $\widehat{r} < 1$ hingegen von einer negativen Assoziation. Ist bspw. $\widehat{p}_1 = 0.1$ und $\widehat{p}_2 = 0.3$, so ist das Risiko - z.B. zu erkranken - für Exponierte dreimal so hoch ($\widehat{r} = 3$) wie für Nicht-Exponierte.

Die **Chance** (engl.: *Odds*) der Wahrscheinlichkeit $p = P(A)$ eines Ereignisses A ist gegeben durch $o = \frac{p}{1-p}$. Es wird also die Wahrscheinlichkeit von A zu der komplentären Wahrscheinlichkeit von $\overline{A}$ ins Verhältnis gesetzt.

c wird ebenfalls durch Einsetzen des Stichprobenanteils $\widehat{p}$ geschätzt. Die Odds der beiden Stichproben werden also durch

$$\widehat{o}_i = \frac{k_i/n_i}{1 - k_i/n_i} = \frac{k_i}{n_i - k_i}, \qquad i = 1,2,$$

geschätzt. Man vergleich nun die (geschätzten) Odds der beiden Stichproben (z.B. der Exponierten und Nichtexponierten). Wahres und geschätztes Odds-Ratio sind gegeben durch:

$$\psi = \frac{o_1}{o_2}, \qquad \widehat{\psi} = \frac{\widehat{o}_1}{\widehat{o}_2} = \frac{k_1(n_2 - k_2)}{k_2(n_1 - k_1)}.$$

In großen Stichproben ist $\widehat{\psi}$ näherungsweise normalverteilt,

$$T_\psi = \frac{\widehat{\psi} - \psi}{s_\psi} \sim_{approx.} \mathcal{N}(0,1),$$

wobei man den Varianzschätzer

$$s_\psi^2 = \widehat{\psi}^2 \left[\frac{1}{k_1} + \frac{1}{n_1 - k_1} + \frac{1}{k_2} + \frac{1}{n_2 - k_2} \right]$$

verwendet. Die Nullhypothese $H_0 : \psi = 1$, die gleichen Erfolgswahrscheinlichkeiten $p_1 = p_2$ entspricht, wird auf dem Niveau α verworfen, wenn $|T_\psi| > z_{1-\alpha/2}$. Man schließt auf ein höheres Chancenverhältnis von Stichprobe 1 und verwirft $H_0 : \psi \leq 1$, wenn $T_\psi > z_{1-\alpha}$.

Ein approximatives Konfidenzintervall für ψ zum Konfidenzniveau $1 - \alpha$ ist gegeben durch

$$\widehat{\psi} \pm z_{1-\alpha/2} s_\psi,$$

wobei $z_{1-\alpha/2}$ das $(1 - \alpha/2)$-Quantil der $\mathcal{N}(0,1)$-Verteilung ist. Die Nullhypothese $H_0 : \psi = \psi_0$ wird auf dem Niveau α verworfen, wenn das Konfidenzintervall nicht den Wert ψ_0 überdeckt.

5.7 Korrelation und Regression

Situation: An n Untersuchungseinheiten werden zwei Merkmale X und Y simultan beobachtet. Es liegt also eine Stichprobe

$$(X_1, Y_1), \ldots, (X_n, Y_n)$$

von Wertepaaren vor. Es soll anhand dieser Daten untersucht werden, ob zwischen den Merkmalen X und Y ein ungerichteter Zusammenhang besteht. Das heißt, uns interessiert, ob das gemeinsame Auftreten von X- und Y-Werten gewissen Regelmäßigkeiten unterliegt (etwa: große X-Werte treten stark gehäuft zusammen mit kleinen Y-Werten auf), ohne dass ein kausaler Zusammenhang unterstellt wird. Keine der beiden Variablen ist also ausgezeichnet. Daher sollte eine geeignete Kenngröße, die 'Zusammenhang' (Korrelation) messen will, symmetrisch in den X- und Y-Werten sein.

Die klassische Korrelationsrechnung basiert auf dem Begriff der (theoretischen) Kovarianz.

❯ **5.7.1 Kovarianz und Korrelation**

5.7.1   **Beispiel 5.7.1** Zwei kleine, aber gleich große Bäume werden nebeneinander angepflanzt. Die Höhen der Bäume seien mit X und Y bezeichnet. Da das Wachstum von vielfältigen zufälligen Einflussfaktoren abhängt (Nährstoffangebot im Boden, Wetter, etc.), sind X und Y Zufallsvariablen. Ihre Erwartungswerte seien mit μ_X und μ_Y bezeichnet. Da beide Bäume die gleichen Entwicklungschancen haben, gilt: $\mu_X = \mu_Y$. Angenommen, die Bäume stehen sehr weit auseinander, so dass sie nicht in Konkurrenz hinsichtlich des Nährstoffangebots stehen und sich auch nicht gegenseitig verschatten können. Dann ist es plausibel anzunehmen, dass X und Y unabhängig sind. Stehen die Bäume jedoch dicht beieinander, so kann es passieren, dass ein Baum, der zufällig ein bisschen schneller gewachsen ist, einen nachhaltigen Vorteil gegenüber dem anderen Baum erzielt. Sein (vielleicht zunächst nur minimal) besser entwickeltes Wurzelwerk entzieht dem Boden mehr Nährstoffe, die dem anderen Baum fehlen. Verschattet er zudem den anderen Baum, so erhält dieser weniger Licht. Wir erwarten also, dass $Y < \mu_Y$ ist, wenn $X > \mu_X$, und umgekehrt. Sind die X-Werte also tendenziell größer als erwartete, so sind (paarig dazu) die Y-Werte kleiner als erwartet. Dann ist das Produkt $(X - \mu_X)(Y - \mu_Y)$ tendenziell negativ. Also:

$$\mathrm{Cov}\,(X,Y) = E(X - \mu_X)(Y - \mu_Y) < 0.$$

$\mathrm{Cov}\,(X,Y)$ heißt Kovarianz von X und Y. Gilt $\mathrm{Cov}\,(X,Y) = 0$, so heißen X und Y **unkorreliert**. Sind X und Y unabhängig, so sind X und Y unkorreliert. Die Umkehrung gilt nur, wenn X und Y gemeinsam normalverteilt sind.

Zwischen der Varianz einer Summe von Zufallsvariablen und der Kovarianz gilt der folgende wichtige Zusammenhang:

$$\mathrm{Var}\,(X + Y) = \mathrm{Var}\,(X) + \mathrm{Var}\,(Y) + 2\mathrm{Cov}\,(X,Y).$$

Die Kovarianz bestimmt also gerade den Korrekturterm, der nötig ist, um aus den einzelnen Varianzen auf die Varianz der Summe zu schließen. Interpretation: Sind X und Y zwei fehlerbehaftete Messungen, so gibt $\mathrm{Var}\,(X+Y)$ die Messungenauigkeit (Streuung) der Summe beider Messungen an. Im unkorrelierten Fall ergibt sich die Messungenauigkeit als Summe der einzelnen Messungenauigkeiten. Ansonsten kann sie größer werden ($\mathrm{Cov}\,(X,Y) > 0$) oder auch kleiner ($\mathrm{Cov}\,(X,Y) < 0$) sein.

Die Dimension der Kovarianz ist das Produkt der Dimensionen von X und Y, also ist sie keine dimensionslose Maßzahl. Zudem ist nicht klar, ob wir

eine Kovarianz von $+3$ als groß oder klein ansehen müssen. Es gilt die Ungleichung:

$$-\sqrt{\text{Var}\,(X)}\sqrt{\text{Var}\,(Y)} \le \text{Cov}\,(X,Y) \le \sqrt{\text{Var}\,(X)}\sqrt{\text{Var}\,(Y)}.$$

Teilt man daher durch $\sqrt{\text{Var}\,(X)}\sqrt{\text{Var}\,(Y)}$, so erhält man eine dimensionslose Kenngröße, die Werte zwischen -1 und $+1$ annimmt. Diese Größe heißt
theoretischer Korrelationskoeffizient (nach Bravais-Pearson),

$$\rho(X,Y) = \frac{\text{Cov}\,(X,Y)}{\sqrt{\text{Var}\,(X)}\sqrt{\text{Var}\,(Y)}}$$

andere Notation: $\rho = \text{Cor}\,(X,Y) = \rho(X,Y)$.
Rechenregeln: Für Konstanten $a, b \in \mathbb{R}$ gilt:
1. $\text{Cov}\,(X,Y) = E(X \cdot Y) - E(X) \cdot E(Y)$.
2. $\text{Cov}\,(a + b \cdot X, c + d \cdot Y) = b \cdot d \cdot \text{Cov}\,(X,Y)$.
3. $\text{Cov}\,(X,X) = \text{Var}\,(X)$.

Empirische Kovarianz und empirischer Korrelationskoeffizient
Die Größen $\text{Cov}\,(X,Y)$ und $\text{Cor}\,(X,Y)$ sind auf der Populationsebene definiert. Wir erhalten eine empirische Kenngröße, die aus den Daten ausgerechnet werden kann und die Populationsgröße schätzt, indem wir die einzelnen
Ausdrücke durch ihre empirischen Gegenstücke ersetzen. Den Nenner des
theoretischen Korrelationskoeffizienten können wir schätzen, indem wir die
auftretenden Varianzen durch die Stichprobenvarianzen ersetzen. Bleibt der
Zähler. Den Erwartungswert $E(X - \mu_X)(Y - \mu_Y)$ schätzen wir durch das
arithmetische Mittel

$$\frac{1}{n}\sum_{i=1}^{n}(X_i - \mu_X)(Y_i - \mu_Y),$$

das man erhält, wenn für X und Y die Beobachtungspaare einsetzt und mittelt. Die unbekannten Erwartungswerte $\mu_X = E(X)$ und $\mu_Y = E(Y)$ schätzt
man durch Einsetzen der arithmetischen Mittelwerte $\overline{X}$ und $\overline{Y}$. Dies liefert
die **empirische Kovarianz**

$$s_{XY} = \frac{1}{n}\sum_{i=1}^{n}(X_i - \overline{X})(Y_i - \overline{Y}).$$

Der Verschiebungssatz liefert die für Handrechnungen einfachere Formel:

$$s_{XY} = \frac{1}{n}\left(\sum_{i=1}^{n}X_iY_i - n \cdot \overline{X} \cdot \overline{Y}\right).$$

Der **empirische Korrelationskoeffizient** (nach Bravais-Pearson) ist dann gegeben durch

$$\widehat{\rho} = r(X,Y) = \frac{\frac{1}{n}\sum_{i=1}^{n}(X_i - \overline{X})(Y_i - \overline{Y})}{\sqrt{\frac{1}{n}\sum_{i=1}^{n}(X_i - \overline{X})^2}\sqrt{\frac{1}{n}\sum_{i=1}^{n}(Y_i - \overline{Y})^2}}$$

oder etwas knapper: $r(X,Y) = \frac{s_{XY}}{s_X \cdot s_Y}$. Die Notationen $\widehat{\rho}$ und $r(X,Y)$ sind hierbei nur die gebräuchlichsten.

❷ 5.7.2 Test auf Korrelation

Modell: Es liegt eine Stichprobe $(X_1, Y_1), \ldots, (X_n, Y_n)$ von bivariat normalverteilten Paaren vor mit Korrelationskoeffizient $\rho = \rho(X,Y)$.

Testproblem: Um auf Korrelation zwischen den zufälligen Variablen X und Y zu testen, formulieren wir:

$$H_0 : \rho = 0 \qquad \text{versus} \qquad H_1 : \rho \neq 0.$$

Als Testgröße verwendet man die Teststatistik

$$T = \frac{\widehat{\rho}\sqrt{n-2}}{\sqrt{1-\widehat{\rho}^2}}$$

Unter der Nullhypothese, dass die Merkmale nicht korrelieren, folgt T einer t-Verteilung mit $n - 2$ Freiheitsgraden:

$$T \overset{H_0}{\sim} t(n-2).$$

H_0 wird auf einem Signifikanzniveau von α zu Gunsten von H_1 verworfen, wenn $|T| > t(n-2)_{1-\alpha/2}$.

Für bivariat normalverteilte Daten ist dieser Test ein exakter Test auf Unabhängigkeit. Bei Verletzung der Normalverteilungsannahme kann der Test als asymptotischer Test auf Unkorreliertheit angewendet werden.

5.7.2   **Beispiel 5.7.2** Der (empirische) Korrelationskoeffizient von $n = 15$ Wertepaaren der Natrium- bzw. Chlorionen aus 15 Experimenten betrage $\widehat{\rho} = 0.742$. Die Daten seien zweidimensional normalverteilt. Zu testen sei auf einem Niveau von $\alpha = 0.05$, ob die Konzentrationen unabhängig sind. Aufgrund der Normalverteilungsannahme ist dies äquivalent zur Unkorreliertheit der Konzentrationen. Als Wert der Teststatistik erhalten wir:

$$t = T_{obs} = \frac{0.742\sqrt{15-2}}{\sqrt{1-0.742^2}} = 3.99.$$

Der kritische Wert ist

$$c_{krit} = t(13)_{0.975} = 2.16.$$

Da $|T_{obs}| = 3.99 > 2.16$, kann die Nullhypothese auf einem Niveau von 5% verworfen werden. Der beobachtete Korrelationskoeffizient von 0.742 ist also auf einem Signifikanzniveau von $\alpha = 0.05$ von 0 verschieden.

❯ 5.7.3 Rangkorrelation nach Spearman

Ein Assoziationsmaß, das lediglich die ordinale Information verwendet, ist der Korrelationskoeffizient nach Spearman. Er ist ein robustes Korrelationsmaß, das auf den Rangzahlen basiert. Somit kann es insbesondere auch verwendet werden, um zu untersuchen, ob Rangordnungen (z.B. von Produkten hinsichtlich gewisser Kriterien) tendenziell vergleichbar, gegenläufig oder ohne Zusammenhang sind.

Zunächst werden den Ausgangsmessungen X_i und Y_i Rangzahlen zugeordnet. X_i erhält die Rangzahl k, wenn X_i die k-größte Beobachtung unter $X_1, \ldots, X_n$ ist. Entsprechend verfährt man mit den Y-Werten. Die so ermittelten Paare von Rangzahlen (Rankings) seien mit $(R_{X,i}, R_{Y,i})$, $i = 1, \ldots, n$ bezeichnet.

Spearman's Rangkorrelationskoeffizienten R_{Sp} erhält man, indem man den Korrelationskoeffizienten $\widehat{\rho}$ nach Bravais - Pearson für die Rangzahlen ($R_{X,i}$, $R_{Y,i}$) berechnet. Da $\widehat{\rho}$ die Stärke des linearen Zusammenhangs misst (vgl. den nächsten Abschnitt) und ein optimaler monotoner Zusammenhang zwischen den Datenreihen $X_1, \ldots, X_n$ und $Y_1, \ldots, Y_n$ genau dann besteht, wenn $R_{X,i} = R_{Y,i}$ für alle $i = 1, \ldots, n$ gilt, misst R_{sp} die Stärke des *monotonen* Zusammenhangs. Bezeichnen wir mit

$$D_i = R_{Y,i} - R_{X,i}, \qquad i = 1, \ldots, n,$$

die Differenzen der Rangplätze, so gilt die für Handrechnungen empfehlenswerte Formel

$$R_{Sp} = 1 - \frac{6 \sum_{i=1}^{n} D_i^2}{n(n+1)(n-1)}.$$

R_{sp} ist also ein (quadratisches) Maß für die Differenz der Rankings.

Um formal die Nullhypothese, dass kein monotoner Zusammenhang existiert, zu testen, vergleicht man wiederum die Teststatistik $T = \frac{R_{sp}\sqrt{n-2}}{\sqrt{1-R_{Sp}^2}}$ mit den Quantilen der $t(n-2)$-Verteilung. Hierdurch erhält man einen Test, der approximativ (in großen Stichproben) das vorgewählte Niveau einhält.

5.7.3   **Beispiel 5.7.3** $n = 6$ Personen markierten auf einer Skala von $0-8$, die jedoch nur ordinal interpretiert werden soll, wie stark sie an *berufsbedingtem Stress* (X) sowie *Schlaflosigkeit* (Y) leiden (hypothetische Daten).

i	1	2	3	4	5	6
x_i	3.4	6.1	1.2	5.2	3.3	7.8
y_i	2.8	5.4	1.7	3.9	3.5	7.2
$r_{X,i}$	3	5	1	4	2	6
$r_{Y,u}$	2	5	1	4	3	6
d_i	-1	0	0	0	1	0

Man erhält $r_{Sp} = 1 - \frac{6 \cdot 2}{6 \cdot 7 \cdot 5} = 0.9428571$, also einen starken monotonen Zusammenhang.

❯ 5.7.4 Grenzen der Korrelationsrechnung

Die Berechnung von Korrelationskoeffizienten ist eine häufig eingesetzte Methode, um Zusammenhänge zwischen Merkmalen aufzudecken. Er gilt als Maß für den linearen Zusammenhang. Man sollte jedoch stets zusätzlich auf das Streudiagramm schauen, um sich vor den schlimmsten Fehlinterpretationen abzusichern. Insbesondere, wenn sehr viele Merkmale erhoben wurden, besteht die Gefahr, dass dies unterbleibt und die - meist vom Computer - berechneten Korrelationen "blind" interpretiert werden. Weder kann in jedem Fall ein Zusammenhang zwischen den Merkmalen ausgeschlossen werden, wenn $\hat{\rho}$ klein ist, noch sprechen große Werte von $\hat{\rho}$ automatisch für einen Zusammenhang.

Abbildung 5.7 zeigt vier Datensätze, die alle einen Korrelationskoeffizienten von 0.816 (gerundet) aufweisen. [3] Ein Blick auf die Streudiagramme zeigt jedoch, dass sich die Datensätze strukturell sehr unterscheiden. Die eingezeichneten Ausgleichsgeraden werden im nächsten Abschnitt besprochen.

Problematisch sind auch Scheinkorrelationen aufgrund von strukturierten Populationen. Besteht eine Population aus verschiedenen Subpopulationen, in denen Merkmale unkorreliert sind, so erhält man leicht Scheinkorrelationen, wenn diese Populationsstruktur nicht beachtet wird bzw. nicht bekannt ist. Abbildung 5.8 zeigt Messungen der Breite und des Winkels des Aedeagus von $n = 43$ Fruchtfliegen. Als Korrelationskoeffizienten erhält man $\hat{\rho} = 0.5278$ und schließt bei Anwendung des obigen Signifikanztests auf einen Zusammenhang zwischen beiden Merkmalen. Tatsächlich besteht der Datensatz jedoch aus Messungen von zwei Spezies. Die Korrelationskoeffizienten in den Subpo-

---

[3]Anscombe, F. J. (1973). Graphs in Statistical Analysis. *The American Statistician*, **27**, 1, 17-21.

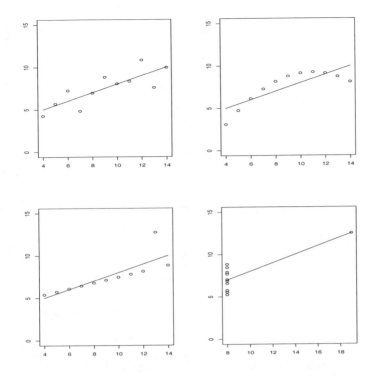

Abbildung 5.7: Vier Datensätze, die zu identischen Korrelationskoeffizienten und Regressionsgeraden führen.

pulationen sind mit -0.194 und -0.125 sehr klein und stellen sich als nicht signifikant heraus ($\alpha = 0.01$).

5.7.5 Lineares Regressionsmodell

Ziel: Die (lineare) Regressionsrechnung hat die statistische Analyse linearer Zusammenhänge zwischen zwei Variablen zum Ziel. Hierbei ist - im Gegensatz zur Korrelationsrechnung - eine Variable (Y) als Zielgröße (abhängige Variable, Regressor, Response) ausgezeichnet. Die andere Variable (x) beeinflusst den Erwartungswert der Zielgröße. Sie heißt unabhängige Variable, Regressand, oder auch erklärende Variable. Es geht also um die Statistik für Gleichungen der Form

$$y = \beta_0 + \beta_1 \cdot x.$$

Wir werden diese Gleichung jedoch noch zu modifizieren haben, um dem Zufallseinfluss Rechnung zu tragen. Da in vielen Anwendungen x nicht beob-

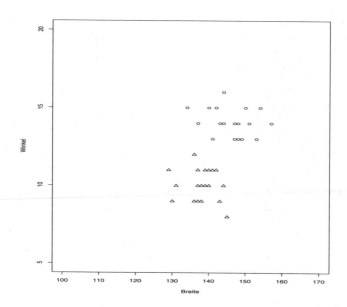

Abbildung 5.8. Messungen der Breite und des Winkels des Aedeagus bei zwei Spezies.

achtet, sondern vielmehr gewählt werden kann, wird im klassischen Regressionsmodell angenommen, dass die X-Daten vorgegebene deterministische Zahlen sind - bspw. die Dosierung eines biochemischen Wirkstoffes. Durch Vorgabe der x_i legen wir das Versuchsdesign des Experiments fest.[4]

▷ **Modell**

Beobachtet werden unabhängige Paare von Messwerten

$$(Y_1, x_1), (Y_2, x_2), \ldots, (Y_n, x_n),$$

wobei Y_i den an der i-ten Versuchs- oder Beobachtungseinheit gemessenen Wert der Zielgröße bezeichnet und x_i den zugehörigen vorgegebenen x-Wert. Trägt man reale Datenpaare von Experimenten auf, bei denen die Theorie einen 'perfekten' linearen Zusammenhang vorhersagt, so erkennt man typischerweise, dass die Messwerte nicht perfekt auf einer Gerade liegen, sondern bestenfalls um eine Gerade streuen. Dies erklärt sich aus Messfehlern oder anderen zufälligen Einflüssen, die in der Theorie nicht berücksichtigt wurden. Die Tatsache, dass wir bei gegebenem x_i nicht den wahren Wert auf der Gerade beobachten, berücksichtigen wir dadurch, dass wir die wah-

---

[4]Sind die Regressoren zufällig, so ändern sich die Rechenschritte nicht; jedoch müssen die Annahmen entsprechend angepasst werden.

re Geradengleichung durch additive stochastische Störterme ergänzen, deren Erwartungswert bei positiver Varianz 0 ist. Also:

$$Y_i = \beta_0 + \beta_1 \cdot x_i + \epsilon_i, \qquad i = 1, \ldots, n,$$

mit Störtermen (Messfehlern) $\epsilon_1, \ldots, \epsilon_n$, für die gilt:

$$E(\epsilon_i) = 0, \qquad \text{Var}\,(\epsilon_i) = \sigma^2, \qquad i = 1, \ldots, n.$$

σ^2 heißt auch **Modellfehler**, da es den zufälligen Messfehler des Modells quantifiziert. Ob x einen Einfluss auf Y ausübt, erkennt man an dem Parameter β_1. Ist $\beta_1 = 0$, so taucht x nicht in der Modellgleichung für die Beobachtung Y_i auf. Die Variable x hat dann keinen Einfluss auf Y.

Das Modell der linearen Einfachregression unterstellt die Gültigkeit der folgenden Annahmen:

— Die Störterme $\epsilon_1, \ldots, \epsilon_n$ sind unabhängig und identisch normalverteilte Zufallsvariable mit

$$E(\epsilon_i) = 0, \qquad \text{Var}\,(\epsilon_i) = \sigma^2 > 0,$$

für $i = 1, \ldots, n$.

— Die $x_1, \ldots, x_n$ sind fest vorgegeben.

— β_0 und β_1 sind unbekannte Parameter, genannt **Regressionskoeffizienten**.

Der Erwartungswert von Y hängt von x ab und berechnet sich zu:

$$m(x) = \beta_0 + \beta_1 x.$$

Die Funktion $m(x)$ heißt **wahre Regressionsfunktion**. Die lineare Funktion $m(x) = \beta_0 + \beta_1 \cdot x$ spezifiziert also den Erwartungswert von Y bei gegebenem x. β_0 ist der y-Achsenabschnitt (intercept), β_1 ist das Steigungsmaß (slope). Es gilt ferner:

$$\beta_0 = m(0), \qquad \beta_1 = m'(x)$$

Bei regressionsanalytischen Untersuchungen ist man primär an der Funktion $m(x)$ interessiert, da sie eine kompakte Beschreibung des Datensatzes liefert und zur Erstellung von *Prognosen* verwendet werden kann. Zudem erkennt man den mittleren Einfluss von x und kann diesen auch quantifizieren.

▷ **Schätzansatz**

Wir wollen uns nun einen sinnvollen Ansatz überlegen, wie die Parameter β_0 und β_1 aus den Daten geschätzt werden können. Für Kandidaten β_0 und β_1

können wir jeweils die n **Residuen**

$$\epsilon_i = Y_i - \beta_0 - \beta_1 x_i, \qquad i = 1, \ldots, n,$$

berechnen. Dies sind die Differenzen zwischen dem beobachteten Wert Y_i und den zugehörigen Punkten auf der Regressionsgerade. Gut sind Parameterwerte, bei denen alle n Residuen gleichmäßig klein sind. Man bewertet daher die Anpassungsgüte durch die Summe der quadrierten Residuen

$$Q(b_0, b_1) = \sum_{i=1}^{n} (Y_i - b_0 - b_1 x_i)^2, \qquad b_0, b_1 \in \mathbb{R}.$$

Diese Methode heißt **Kleinste-Quadrate-Methode** (Least-Squares-Principle) und geht auf den deutschen Mathematiker Gauß zurück. Minimierung von Q liefert die KQ-Schätzungen

$$
\begin{aligned}
\widehat{\beta_1} &= \frac{\sum_{i=1}^{n} y_i x_i - n \cdot \overline{yx}}{\sum_{i=1}^{n} x_i^2 - n \cdot (\overline{x})^2}, \\
\widehat{\beta_0} &= \overline{Y} - \widehat{\beta_1} \cdot x.
\end{aligned}
$$

Hierdurch erhalten wir die **(geschätzte) Regressionsgerade** (**Ausgleichsgerade**)

$$\widehat{m}(x) = \widehat{\beta_0} + \widehat{\beta_1} \cdot x, \qquad \text{für} \quad x \in [x_{\min}, x_{\max}].$$

Das Intervall $[x_{\min}, x_{\max}]$ heißt **Stützbereich** der Regression. Im strengen Sinne ist die Verwendung der Ausgleichsgerade nur für Argumente aus diesem Stützbereich zulässig. Nur innerhalb dieses Intervalls liegen reale Beobachtungen vor. Wendet man $\widehat{m}(x)$ auch für andere Argumente an, so spricht man von Extrapolation.

Die Werte

$$\widehat{Y}_i = \widehat{\beta_0} + \widehat{\beta_1} \cdot x_i, \qquad i = 1, \ldots, n,$$

heißen **Prognosewerte** oder auch **Vorhersagewerte** (Predicted Values). Die Differenzen zu den Zielgrößen Y_i,

$$\widehat{\epsilon}_i = Y_i - \widehat{Y}_i, \qquad i = 1, \ldots, n,$$

sind die **(geschätzten) Residuen**. Wir erhalten also zu jeder Beobachtung auch eine Schätzung des Messfehlers.
Eine erwartungstreue Schätzung des Modellfehlers σ^2 erhält man durch

$$s_n^2 = \frac{1}{n-2} \sum_{i=1}^{n} \widehat{\epsilon}_i^2.$$

Beispiel 5.7.4 Gegeben seien die folgenden Daten:

x	1	2	3	4	5	6	7
y	1.7	2.6	2.0	2.7	3.2	3.6	4.6

Hieraus berechnet man:

$$\sum_{i=1}^{7} x_i = 28, \qquad \sum_{i=1}^{7} x_i^2 = 140, \qquad \overline{x} = 4$$

$$\sum_{i=1}^{7} y_i = 20.4, \qquad \sum_{i=1}^{7} y_i^2 = 65.3, \qquad \overline{Y} = 2.91429$$

sowie $\sum_{i=1}^{7} Y_i x_i = 93.5$. Die geschätzten Regressionskoeffizienten lauten somit:

$$\begin{aligned}
\widehat{\beta}_1 &= \frac{\sum_{i=1}^{7} Y_i x_i - n \cdot \overline{x}\,\overline{Y}}{\sum_{i=1}^{7} x_i^2 - n \cdot \overline{x}^2} \\
&= \frac{93.5 - 7 \cdot 4 \cdot 2.91}{140 - 7 \cdot (4)^2} \\
&\approx \frac{12.02}{28} \\
&\approx 0.4293.
\end{aligned}$$

$$\widehat{\beta}_0 = \overline{Y} - \widehat{\beta}_1 \cdot \overline{x} = 2.91 - 0.4293 \cdot 4 = 1.1928.$$

Die Ausgleichsgerade ist somit gegeben durch:

$$\widehat{m}(x) = 1.1928 + 0.4293 \cdot x, \qquad x \in [1, 7].$$

▷ **Anpassungsgüte**

Es stellt sich die Frage, wie gut die Ausgleichsgerade die realen Daten beschreibt.

Hätten wir keine Kenntnis von den x-Werten, so würden wir die Gesamtstreuung in den Y-Werten letztlich mit der Stichprobenvarianz bewerten, also i.w. durch den Ausdruck

$$SST = \sum_{i=1}^{n} (Y_i - \overline{Y})^2$$

(SST: Sum of Squares Total).

Rechnen wir hingegen eine Regression, so erklärt sich ein gewisser Teil dieser Gesamtstreuung schlichtweg durch die Regressionsgerade: Auch wenn alle Datenpunkte perfekt auf der Ausgleichsgerade liegen, messen wir eine Streuung in den Y-Werten, die jedoch vollständig durch den linearen Zusammenhang zu x und die Variation der x-Werte erklärt wird. Auch wenn die Punkte perfekt auf der Geraden liegen, wundern wir uns über die Streuung der Prognosen $\widehat{Y}_i$ um das arithmetische Mittel $\overline{Y}$,

$$SSR = \sum_{i=1}^{n} (\widehat{Y}_i - \overline{Y})^2,$$

nicht. SSR steht für *sum of squares regression*. Diese Streuung wird durch die Regression erklärt. Sorgen bereitet uns vielmehr die Reststreuung der Daten um die Gerade, also

$$SSE = \sum_{i=1}^{n} \widehat{\epsilon}_i^2$$

(SSE: *sum of squares error*).

Man kann nun rechnerisch verifizieren, dass die Gesamtstreuung SST additiv in die Komponenten SSR und SSE zerlegt werden kann:

$$SST = SSR + SSE.$$

Wir können daher den durch die Regression erklärten Anteil an der Gesamtstreuung berechnen:

$$R^2 = \frac{SSR}{SST}.$$

R^2 heißt **Bestimmtheitsmaß**. R^2 steht in einem engen Zusammenhang zum Korrelationskoeffizient nach Bravais-Pearson (daher die Bezeichnung):

$$R^2 = (\widehat{\rho})^2.$$

▷ **Residuenplot**

Die Güte der Modellanpassung sollte auch graphisch überprüft werden. Hierzu erstellt man einen Residuenplot, bei dem die Residuen $\widehat{\epsilon}_i$ gegen die Beobachtungsnummer oder (meist sinnvoller) gegen die Regressorwerte x_i geplottet werden. Ist eine systematische Struktur in den Residuen zu erkennen, so deutet dies darauf hin, dass das Modell den wahren Zusammenhang zwischen den Variablen nur ungenügend erfasst.

❱ **5.7.6 Test der Regressionskoeffizienten**

Die Parameter β_0 und β_1 besitzen häufig eine wichtige wissenschaftliche Interpretation. Daher reicht es i.d.R. nicht, nur die Schätzer $\widehat{\beta}_0$ und $\widehat{\beta}_1$ anzugeben.

Ein Konfidenzintervall zum Niveau $1 - \alpha$ für die Steigung β_1 der wahren Regressionsgerade ist gegeben durch

$$\widehat{\beta}_1 \pm t(n-2)_{1-\alpha/2} \sqrt{\frac{s_n^2}{(n-1)s_x^2}}$$

Hierbei ist $s_x^2 = \frac{1}{n-1} \sum_{i=1}^{n} (x_i - \overline{x})^2$. Zu Analyse des Testproblems

$$H_0 : \beta_1 = \beta_1^{(0)} \qquad \text{versus} \qquad H_1 : \beta_1 \neq \beta_1^{(0)}$$

verwendet man die Teststatistik

$$T = \frac{\widehat{\beta}_1 - \beta_1^{(0)}}{\sqrt{\frac{s_n^2}{(n-1)s_x^2}}},$$

die unter der Nullhypothese $t(n-2)$-verteilt ist. H_0 kann also auf einem Signifikanzniveau von α verworfen werden, wenn

$$|T| > t(n-2)_{1-\alpha/2}.$$

❯ 5.7.7 Grenzen der Regressionsrechnung

Eine erschöpfende Diskussion der Grenzen von Regressionen ist an dieser Stelle nicht möglich, aber einige wichtige Gefahrenquellen für Fehlinterpretationen können anhand der Beispiele aus dem letzten Abschnitt über Korrelationsrechnung beleuchtet werden.

Die vier Datensätze aus Abbildung 5.7 führen nicht nur zu identischen Korrelationskoeffizienten, sondern auch zur gleichen Regressionsgerade $\widehat{y}(x) = 3 + 0.5 \cdot x$. Während die Beobachtungen des linken oberen Datensatzes recht mustergültig um eine lineare Funktion streuen, liegt bei dem Datensatz rechts oben offenkundig ein nichtlinearer Zusammenhang vor, der nur in sehr grober Näherung durch eine lineare Regression erfasst wird. Beim dritten Datensatz liegen alle Punkte bis einen sehr nahe der Geraden $y = 4 + 0.346 \cdot x$. Der Ausreißer liegt - verglichen mit den übrigen Punkten - sehr weit entfernt von dieser Geraden. Der rechte untere Datensatz folgt zwar mustergültig dem linearen Modell, jedoch kann die Information über die Steigung der Geraden lediglich aus einem Datenpunkt bezogen werden. Wird dieser aus dem Datensatz entfernt, so kann die Steigung nicht mehr geschätzt werden. Dieser eine Datenpunkt übt einen sehr großen Einfluss auf das Ergebnis der Regression aus. Auch kleinste Änderungen führen zu stark abweichenden Ergebnissen. Da in der Praxis die Beobachtungen als fehlerbehaftet angenommen werden müssen, ist es wichtig, solche einflussreichen Punkte zu erkennen. Mit Ausnahme eines Datensatzes sind somit die oben eingeführten Basis-Statistiken

(Regressionsgerade, R^2, Koeffiz200tentests) für eine angemessenen Beschreibung und Interpretation nicht ausreichend.

5.8 Analyse von Kontingenztafeln

Oftmals besteht das auszuwertende Datenmaterial aus kategorialen bzw. Zähldaten. Hier gibt es nur endlich viele Ausprägungen für jedes Merkmal und die Stichproben-Information besteht aus den Anzahlen der Beobachtungen, die in die verschiedenen Kategorien gefallen sind.

❯ 5.8.1 Φ-Kontingenzkoeffizient für 2×2-Tafeln

Werden zwei binäre Merkmale (X, Y) simultan an n Versuchseinheiten beobachtet, so sind lediglich vier Merkmalskombinationen möglich. Kodieren wir die Ausprägungen jeweils mit 0 und 1, so können wir die Daten in einer 2×2-Tafel zusammenfassen.

	Y		
	0	1	
$X: 0$	a	b	$a+b$
1	c	d	$c+d$
	$a+c$	$b+d$	n

Wir wollen uns überlegen, was passiert, wenn wir den Korrelationskoeffizienten nach Bravais-Pearson anwenden. Es gilt:

$$\sum_i x_i y_i = d, \quad \sum_i x_i = \sum_i x_i^2 = c + d, \quad \sum_i y_i = \sum_i y_i^2 = b + d.$$

Daraus ergibt sich

$$s_x^2 = \frac{1}{n} \sum_i x_i^2 - \overline{x}^2 = \frac{c+d}{n} \frac{a+b}{n}$$

$$s_y^2 = \frac{1}{n} \sum_i y_i^2 - \overline{y}^2 = \frac{b+d}{n} \frac{a+c}{n}$$

und

$$\frac{1}{n} \sum_i x_i y_i - n\overline{xy} = \frac{d}{n} - \frac{(c+d)(b+d)}{n^2}$$

Also erhalten wir nach Kürzen

$$\widehat{\rho} = \frac{nd - (c+d)(b+d)}{\sqrt{(c+d)(a+b)(b+d)(a+c)}}$$

Einsetzen von $n = (a + b + c + d)$ und ausmultiplizieren liefert für den Zähler noch die Vereinfachung

$$nd - (c + d)(b + d) = ad - bc.$$

Vertauscht man die willkürliche Zuordnung der Zahlen 0 und 1 zu den Ausprägungen von X, so ändert sich lediglich das Vorzeichen von $\hat{\rho}$. Das eigentliche Zusammenhangsmaß ist daher der vorzeichenfreie quadrierte Korrelationskoeffizient, genannt Φ-**Koeffizient**,

$$\Phi = \frac{(ad - bc)^2}{(c + d)(a + d)(b + d)(c + d)}$$

Der Nenner ist hierbei gerade das Produkt aller Randsummen.

❯ 5.8.2 Vergleich diskreter Verteilungen

Die Kontingenztafel sei vom folgenden Typ: Die Zeilenvariable sei ein nominal skalierter Einflussfaktor, die Spaltenvariable die Zielgröße. Es liegen also zeilenweise Verteilungen vor, deren Stichprobenumfänge fest vorgegeben sind. Somit sind die Randsummen der Zeilen fest (vorgegeben) und nicht zufällig.

Beispiel 5.8.1 (hypothetisch). Jeweils 30 Kranke bekommen ein Placebo (Kontrollgruppe) oder einen Wirkstoff. Die Veränderung des Gesundheitsstatus (schlecher/unverändert/besser) wird nach einem Monat erhoben.

5.8.1

	schlechter	unverändert	besser	$\sum$
Kontrolle	8	15	7	$N_1. = 30$
Wirkstoff	5	10	15	$N_2. = 30$
$\sum$	$N._1 = 13$	$N._2 = 25$	$N._3 = 22$	$N = 60$

Deuten die Daten auf einen Effekt des Wirkstoffs hin?

In diesem Beispiel ist die Zeilenvariable *Behandlungsgruppe* mit den Ausprägungen *Kontrolle* und *Wirkstoff* der potentielle Einflussfaktor. Die Spaltenvariable *Gesundheitsstatus* ist die Zielgröse.

Testproblem: Als Nullhypothese formulieren wir, dass die Zeilenverteilungen identisch sind, also kein Effekt der Zeilenvariable vorliegt. Die Alternative H_1 besagt, dass die Zeilenverteilungen verschieden sind.

Bezeichnen wir die Zeilenverteilungen mit (p_{11}, p_{12}, p_{13}) und (p_{21}, p_{22}, p_{23}), so kann die Nullhypothese so aufgestellt werden:

$$H_0 : p_1 = p_{11} = p_{21}, \; p_2 = p_{12} = p_{22}, \; p_3 = p_{13} = p_{23}$$

Wir wollen uns überlegen, welche Belegungszahlen unter der Nullhypothese eigentlich zu erwarten sind. Diese erwarteten Anzahlen können dann mit den tatsächlichen Anzahlen verglichen werden. Wir gehen i. F. von einer Tafel mit k Zeilen und l Spalten aus.

Unter H_0 liegt einfach eine Verteilung $(p_1, p_2, \ldots, p_l)$ vor und die Zahlen der Tabelle können spaltenweise zusammengefasst werden. Insbesondere können die p_j unter H_0 durch

$$\widehat{p}_j = \frac{N_{\cdot j}}{N}, \qquad j = 1, \ldots, l,$$

geschätzt werden. Hieraus berechnet man die folgenden Schätzungen für die Belegungszahlen N_{ij} bei Gültigkeit von H_0:

$$\widehat{E}_{ij} = N_{i\cdot} \cdot \widehat{p}_j = \frac{N_{i\cdot} N_{\cdot j}}{N}.$$

Es ist naheliegend, diese geschätzten Erwartungswerte mit den tatsächlichen Anzahlen N_{ij} zu vergleichen. Bei guter Übereinstimmung kann H_0 nicht verworfen werden. Liegen jedoch über die ganze Tafel betrachtet große Abweichungen vor, so ist H_0 kein plausibles Modell für die Daten. Als Teststatistik berechnet man die χ^2-Statistik

$$Q = \sum_{i=1}^{k} \sum_{j=1}^{l} \frac{(N_{ij} - N_{i\cdot} N_{\cdot j}/N)^2}{N_{i\cdot} N_{\cdot j}/N}$$

Unter H_0 ist Q näherungsweise χ^2-verteilt mit $df = (k-1)(l-1)$ Freiheitsgraden.

Für das Beispiel erhält man $Q_{obs} = 3.4067$. Da $df = (3-1)(2-1) = 2$ und $\chi^2(2)_{0.95} = 5.991$, kann H_0 auf einem Niveau von $\alpha = 0.05$ nicht verworfen werden.

5.8.1   **Bemerkung 5.8.1** (2×2-Tafeln)

Für den wichtigen Spezialfall einer 2×2-Tabelle der Form

a	b	$a+b$
c	d	$c+d$
$a+c$	$b+d$	

vereinfacht sich die Formel der χ^2-Statistik zu

$$\chi^2 = \frac{n(ad - bc)^2}{(a+b)(c+d)(a+c)(b+d)}$$

Die Anzahl der Freiheitsgrade ist $df = (2-1)(2-1) = 1$. Die kritischen Werte zu den gebräuchlichsten Signifikanzniveaus sind in der folgenden Tabelle zusammengestellt.

α	0.1	0.05	0.025	0.01	0.001
c_{krit}	2.706	3.842	5.024	6.635	10.83

❥ 5.8.3 Test auf Assoziation (Unabhängigkeitstest, Kreuzklassifikation)

Die Kontingenztafel sei vom folgenden Typ: n Versuchseinheiten werden nach zwei nominal skalierten Merkmalen klassifiziert. Somit ist kein Rand fixiert. Der Kontingenztafel liegt die gemeinsame Verteilung

$$p_{ij} = P(X = a_i, Y = b_j)$$

der beiden Merkmale X und Y zugrunde. Wir können danach fragen, ob die Merkmale abhängig oder unabhängig sind. Sind sie unabhängig, so bedeutet dies insbesondere, dass keine der beiden Variablen einen Einfluss auf die jeweils andere ausübt.

Beispiel 5.8.2 An 19380 Schwangeren wird erhoben, ob ihr Nachwuchs in der Perinatalperiode stirbt und ob die Schwangere während der Schwangerschaft geraucht hat. Die Perinatalperiode ist die Zeit zwischen dem Ende der 28. Schwangerschaftswoche und dem 7. Lebenstag des Kindes.

5.8.2

Mortalität	Rauchen ja	Rauchen nein	$\sum$
ja	246	264	$N_1. = 510$
nein	8160	10710	$N_2. = 18870$
$\sum$	$N._1 = 8406$	$N._2 = 10974$	$N = 19380$

Bezeichnen wir die Zellwahrscheinlichkeiten mit p_{ij}, so liegt genau dann Unabhängigkeit vor, wenn für alle i, j gilt:

$$p_{ij} = p_i. p._j.$$

Ist diese Regel auch nur einmal verletzt, so liegt Abhängigkeit vor. Also: Zu testen ist die Nullhypothese

$$H_0 : p_{ij} = p_i. p._j \text{ für alle Zellen } i, j \text{ (Unabhängigkeit)}.$$

versus

$$H_1 : p_{ij} \neq p_i. p._j \text{ für mind. ein Paar } i, j \text{ (Abhängigkeit)}.$$

Wir überlegen uns wiederum, welche Belegungszahlen unter der Nullhypothese eigentlich zu erwarten sind. Diese erwarteten Anzahlen werden dann mit den tatsächlichen Anzahlen verglichen. I. F. gehen wir von einer Tabelle mit k Zeilen und l Spalten aus.

Unter der Unabhängigkeitsannahme der Nullhypothese können wir die Wahrscheinlichkeiten der Randverteilungen schätzen durch

$$\widehat{p}_{i\cdot} = \frac{N_{i\cdot}}{N}, \qquad i = 1, \ldots, k,$$

und

$$\widehat{p}_{\cdot j} = \frac{N_{\cdot j}}{N}, \qquad j = 1, \ldots, l.$$

Somit können wir die erwarteten Belegungszahlen unter H_0 durch

$$\widehat{E}_{ij} = N \cdot \widehat{p}_{i\cdot}\widehat{p}_{\cdot j} = \frac{N_{i\cdot}N_{\cdot j}}{N}$$

schätzen.

Als Teststatistik verwendet man die χ^2-Statistik

$$Q = \sum_{i=1}^{k} \sum_{j=1}^{l} \frac{(N_{ij} - N_{i\cdot}N_{\cdot j}/N)^2}{N_{i\cdot}N_{\cdot j}/N}.$$

Unter H_0 ist Q näherungsweise $\chi^2(df)$-verteilt mit $df = (k-1)(l-1)$ Freiheitsgraden. Für den Fall einer 2×2-Tafel vereinfacht sich die Formel wie im obigen Abschnitt angegeben.

Im Beispiel erhält man

$$Q_{obs} = 2.7781 + 2.128 + 0.075 + 0.0575 = 5.038.$$

Ferner ist $\chi^2(1)_{0.95} = 3.842$. Somit wird die Nullhypothese, dass es keine Abhängigkeit zwischen Rauchen während der Schwangerschaft und dem Tod des Kindes während der Perinatalperiode gibt, auf einem Signifikanzniveau von $\alpha = 0.05$ abgelehnt.

▷ Kontingenz-Index

Um eine Maßzahl für die Stärke des Zusammenhangs zu erhalten, die Werte zwischen 0 und 1 annehmen kann, betrachtet man häufig den **Kontingenz-Index von Cramer**,

$$V = \sqrt{\frac{Q}{n \cdot (\min(k,l) - 1)}}.$$

Nahe bei 0 liegende Werte deuten auf Unabhängigkeit der Merkmale hin. Für eine 2×2 Tafel geht V in den Φ-Koeffizienten über:

$$V = \sqrt{\frac{Q}{n}} = \frac{|ad - bc|}{\sqrt{(a+b)(c+d)(a+c)(b+d)}}.$$

▷ **Loglineares Modell**

Die Formulierung der Unabhängigkeitshypothese über die Wahrscheinlichkeiten p_{ij} und die (globale) Messung der Abweichungen durch die χ^2-Statistik ist mitunter nicht sehr intuitiv. Es ist möglich - und oft sinnvoll - das Unabhängigkeitsmodell über seine Auswirkungen auf die logarithmierten erwarteten Zellbelegungen zu formulieren. Auf dieser Skala erhält man ein lineares Modell für die Zeilen- und Spalteneffekte. Wir wollen hierzu zunächst folgende Überlegung zum Verständnis der ln-Skala anstellen: Erfüllen zwei Anzahlen n_1 und n_2 die Gleichung $\ln(n_1) = \ln(n_2) + a$ - d.h.: auf der ln-Skala ist n_1 um a Einheiten größer als n_2 - so ist $n_1 = n_2 \cdot e^a$. Für $a > 0$ ist also n_1 e^a-mal so größ wie n_2.

Folgende Überlegung führt zum loglinearen Modell: Wir können

$$e_{ij} = np_{ij} = n \cdot p_{i.} \cdot p_{.j} \cdot q_{ij}$$

schreiben, wenn wir die Korrekturfaktoren $q_{ij} = \frac{p_{ij}}{p_{i.} p_{.j}}$ einführen. $q_{ij} = 1$ gilt genau dann für alle i, j, wenn X und Y unabhängig sind. Logarithmieren wir diese Gleichung, so erhalten wir

$$\ln e_{ij} = \ln(n) + \ln(p_{i.}) + \ln(p_{.j}) + \ln(q_{ij})$$

Dies ist eine additive Zerlegung von $\ln(e_{ij})$. Die Größen

$$\alpha_i = \ln(p_{i.}), \qquad i = 1, \ldots, k,$$

messen den Einfluss der i-ten Kategorie der Zeilenvariable,

$$\beta_j = \ln(p_{i.}), \qquad j = 1, \ldots, k,$$

denjenigen der j-ten Kategorie der Spaltenvariable. Die Terme

$$(\alpha\beta)_{ij} = \ln(q_{ij})$$

sind *Wechselwirkungsterme* (WW-Terme). Alle WW-Terme verschwinden genau dann, wenn Zeilen- und Spaltenvariable unabhängig sind. In diesem Fall kann man auf der ln-Skala sehr einfach rechnen: Die logarithmiere erwartete Anzahl einer Zelle (i, j) ergibt sich als Summe der Einflüsse der jeweiligen Stufen der Zeilen- und Spaltenvariable. Diese einfache additive Struktur ist hinfällig, wenn die Variablen abhängig sind. Dann hängt der Einfluss der Stufen des einen Faktors von den Stufen des anderen Faktors ab.

❯ 5.8.4 Test auf Trend

Eine typische Situation ist in dem folgenden Beispiel dargestellt, das es nahelegt durch einen Test zu untersuchen, ob in der Kontingenztafel ein *Trend* in den Erfolgsraten zu erkennen ist.

5.8.3

Beispiel 5.8.3 n Versuchseinheiten (z.B. Versuchstiere) werden auf $k+1$ Versuchsgruppen randomisiert. Die Versuchsgruppen werden mit $0, 1, \ldots, K$ bezeichnet, wobei 0 für die Kontrollgruppe steht. Die Versuchseinheiten der i-ten Versuchsgruppe erhalten eine Testsubstanz der Dosis d_i, wobei gelte $d_0 = 0$ (Kontrolle) und

$$d_0 < d_1 < \cdots < d_k.$$

Man erhebt nun bei jeder Versuchseinheit, ob ein Zielereignis E eingetreten ist oder nicht. Bei der Überprüfung kanzerogener (krebserregender) Substanzen im Tierversuch ist etwa die Ausbildung eines Krebsgeschwürs ein mögliches Zielereignis. n_i bezeichne die Anzahl der Versuchseinheiten in der i-ten Versuchsgruppe, x_i die Anzahl der dort beobachteten Zielereignisse. Die Daten lassen sich dann in der folgenden Tafel zusammenfassen:

	Dosierung				
	$d_0 = 0$	d_1	$\ldots$	d_k	$\sum$
E eingetreten	x_0	x_1	$\ldots$	x_k	x_+
E n. eingetreten	$n_0 - x_0$	$n_1 - x_1$	$\ldots$	$n_k - x_k$	$n - x_+$
	n_0	n_1	$\ldots$	n_k	n

Die relevante Fragestellung ist, ob ein Trend zwischen den Dosierungen d_i und den Quoten x_i/n_i besteht.

In dem Beispiel ist die Zeilenvariable (Dosierung) metrisch skaliert und man möchte wissen, ob sich mit steigender Dosis die Erfolgsraten verbessern. Der nun vorzustellende Trend-Test von Armitage verwendet die Dosierungen d_i. Ist die Zeilenvariable lediglich ordinal skaliert, so kann man sich behelfen, indem man Scores vergibt und diese verwendet. Wir wollen jedoch bei dem anschaulichem Dosierungs-Beispiel bleiben.

Für jede Dosierung d_i liegt ein Binomialexperiment mit n_i Wiederholungen und Erfolgswahrscheinlichkeit p_i vor: $x_i \sim B(n_i, p_i)$, $i = 0, 1, \ldots, k$. Ein Trend liegt vor, wenn die p_i von der zugehörigen Dosierung abhängen, etwa in der Form $p_i = F(d_i)$ mit einer streng monotonen Funktion $F : \mathbb{R} \to [0, 1]$.

Das interessierende statistische Testproblem lautet:

$$H_0 : p_0 = p_1 = \ldots, p_k \qquad \text{kein Trend}$$

gegen

$$H_1 : p_0 < p_1 < \cdots < p_k \qquad \text{Trend}$$

Zur Untersuchung dieser Fragestellung eignet sich der Trend-Test von Cochran-Armitage:

$$Q = \frac{\left(\sum_{i=1}^{k} x_i d_i - \widehat{p} \sum_{i=1}^{k} n_i d_i \right)^2}{\widehat{p}\widehat{q} \left(\sum_{i=1}^{k} n_i d_i^2 - (\sum_{i=1}^{k} n_i d_i)^2 \frac{1}{n} \right)}$$

mit $\widehat{p} = \frac{x_+}{n}$ und $\widehat{q} = 1 - \widehat{p}$. Unter der Nullhypothese H_0 ist Q in großen Stichproben näherungsweise $\chi^2(1)$-verteilt.

Beispiel 5.8.4   43 kranke Versuchstiere werden auf $k = 3$ Gruppen verteilt   **5.8.4**
und erhalten eine Testsubstanz mit den Dosierungen $d_1 = 1$, $d_2 = 3$, $d_3 = 4$.
Getestet werden soll, ob steigende Dosierungen zu höheren Genesungsraten
führen. Die relevanten (hypothetische) Daten seien:

	Dosierung				
	0	1	3	4	$\sum$
gesund	3	4	6	7	20
krank	7	6	6	4	23
	10	10	12	11	43

Zunächst ist $\widehat{p} = 20/43 \approx 0.465$. Für die einzelnen Dosierungen ergeben sich die Genesungsraten $\widehat{p}_0 = 0.3$, $\widehat{p}_1 = 0.4$, $\widehat{p}_2 = 0.5$ und $\widehat{p}_3 \approx 0.64$, so dass ein Trend zumindest plausibel erscheint. Wir wollen auf einem Signifikanzniveau von $\alpha = 0.1$ überprüfen, ob wir schon auf einen Trend schließen können. Die Berechnung von $Q_{obs} = Q_Z/Q_N$ erfolgt in mehreren Schritten:

$$\sum_{i=1}^{4} x_i d_i \quad = \quad 4 \cdot 1 + 6 \cdot 3 + 7 \cdot 4 = 50$$

$$\widehat{p} \sum_{i=1}^{4} n_i d_i \quad \approx \quad 0.465(10 \cdot 1 + 12 \cdot 3 + 11 \cdot 4) = 41.85$$

$$(\sum_{i=1}^{4} n_i d_i)^2 \quad = \quad (10 \cdot 1 + 12 \cdot 3 + 11 \cdot 4)^2 = 90^2 = 8100$$

$$\sum_{i=1}^{4} n_i d_i^2 \quad = \quad 10 \cdot 1 + 12 \cdot 9 + 11 \cdot 16 = 294.$$

Für den Zähler von Q_{obs} ergibt sich $Q_Z = (50 - 41.85)^2 = 66.4225$ und für den Nenner

$$Q_N = 0.465 \cdot 0.535(294 - 8100/43) = 26.2776.$$

Also erhalten wir $Q_{obs} = 2.5277$. Da $\chi^2_{0.9}(1) = 2.705543$, kann die Nullhypothese jedoch nicht verworfen werden.

Ergänzung: Warum nimmt die Statistik Q bei Gültigkeit von H_0 kleine Werte an? Hierzu betrachten die beiden Summen, die im Zähler von Q auftreten. Es gilt unter H_0: $E_{H_0}(\sum_{i=1}^k x_i d_i) = \sum_{i=1}^k n_i p d_i = p \sum_{i=1}^k n_i d_i$ und $E_{H_0}(\hat{p} \sum_{i=1}^k n_i d_i) = p \sum_{i=1}^k n_i d_i$. Der geklammerte Ausdruck im Zähler von Q hat also Erwartungswert 0, wenn H_0 gilt. Unter H_1 hingegen ergibt sich $E_{H_1}(\sum_{i=1}^k x_i d_i | H_1) = \sum_{i=1}^k p_i n_i d_i$ und $E_{H_1}(\hat{p} \sum_{i=1}^k n_i d_i) = \sum_{i=1} p n_i d_i$ mit $p = \sum_{i=1}^k \frac{n_i}{n} p_i$. Die Differenz schreibt sich dann als

$$\sum_{i=1}^k (p_i - \sum_{i=1}^k \frac{n_i}{n} p_i) n_i d_i.$$

Die Abweichungen der p_i vom gewichteten Mittel $\sum_{i=1}^k \frac{n_i}{n} p_i$ heben sich bei der Summenbildung nicht auf, da sowohl die p_i als auch die d_i geordnet sind. Unter H_1 ist daher der Erwartungswert ungleich 0.

❷ 5.8.5 Dreidimensionale Kontingenztafeln

Häufig ist die simultane Analyse von lediglich zwei kategorialen Variablen nicht hinreichend. In einem ersten Schritt ist es naheliegend, den Einfluss einer dritten Variable zu untersuchen. Hat die dritte Variable K mögliche Ausprägungen, kann man den Datensatz in K Stichproben aufspalten und einzeln auswerten, also pro Ausprägung der dritten Variable eine zweidimensionale Kontingenztafel aufstellen und analysieren. Hieraus wird aber in der Regel nicht ersichtlich, welcher Zusammenhang zwischen den Variablen durch die Daten gestützt wird. Die Analyse von dreidimensionalen Tafeln ist auch notwendig, um sich gegen Simpson's Paradoxon, also die Fehlinterpretationen von zweidimensionalen Analysen, abzusichern. Wir greifen den Ansatz der loglinearen Modelle auf, der auf den Fall mehrerer Variablen erweitert werden kann und sich zur Spezifizierung der Modelle durchgesetzt hat. Wir müssen uns hier jedoch auf die Darstellung von einigen wenigen Spezialfällen beschränken, die von hoher Praxisrelevanz sind und den Vorteil haben, dass die Ergebnisse durch Handrechnungen direkt nachvollzogen werden können. Wir gehen davon aus, dass an jeder Versuchseinheit drei Merkmale X, Y und Z (Faktoren) beobachtet werden mit möglichen Ausprägungen $a_1, \ldots, a_I$, $b_1, \ldots, b_J$ bzw. $c_1, \ldots, c_K$. Eine dreidimensionale Kontingenztafel kann man sich zusammengesetzt aus K *Schichten* zweidimensionaler $(I \times J)$- Kontingenztafeln denken. Pro Schicht k - definiert durch die Bedingung $Z = c_k$ - werden die Beobachtungen nach den Variablen X und Y klassifiziert. Insgesamt gibt es $I \cdot J \cdot K$ Zellen. Die Anzahl der Beobachtungen in der Zelle (i, j, k) - also mit Ausprägung (a_i, b_j, c_k) - sei n_{ijk}.

Die wahre Abhängigkeitsstruktur zwischen den variablen X, Y und Z ist durch die gemeinsame Wahrscheinlichkeitsverteilung

$$p_{ijk} = P(X = a_i, Y = b_j, Z = c_k),$$

für

$$
\begin{aligned}
i &= 1, \dots, I \quad \text{Zeilen} \\
j &= 1, \dots, J \quad \text{Spalten} \\
k &= 1, \dots, K \quad \text{Schichten}
\end{aligned}
$$

gegeben. Die Randverteilungen der drei Variablen erhält man analog wie bei zweidimensionalen Tafeln durch Summieren:

$$P(X = a_i) = p_{i..}, \quad P(Y = b_j) = p_{.j.}, \quad P(Z = c_k) = p_{..k}.$$

Analog erhält man die zweidimensionalen Marginalien:

$$P(X = a_i, Y = b_j) = p_{ij.}, \quad P(X = a_i, Z = c_k) = p_{i.k}, \quad P(Y = b_j, Z = c_k) = p_{.jk}.$$

Alle auftretenden Wahrscheinlichkeiten werden durch die entsprechenden relativen Häufigkeiten geschätzt, die ML-Schätzer sind. So ist bspw.

$$\widehat{p}_{ij.} = \overline{n}_{ij.}, \quad \widehat{p}_{i.k} = \overline{n}_{i.k}, \quad \text{etc.}$$

Die Analyse von Kontingenztafeln basiert i.w. darauf, die beobachteten Anzahlen mit modellabhängigen erwarteten Anzahlen zu vergleichen. Bei einem formalen Testansatz wird die Gültigkeit eines Modells (Nullhypothese) akzeptiert, wenn keine signifikanten Abweichungen vorliegen. Im Sinne einer eher explorativen Modellsuche nach vernünftigen Modellen zu Erklärung der vorliegenden Daten vergleicht man die Anpassungsgüte (*goodness-of-fit*) verschiedener Modelle und wählt dasjenige, welches den besten *fit* liefert.

Von der Vielzahl der möglichen Modellen zwischen drei Variablen beschränken wir uns auf die folgenden Fälle:

- *Saturiertes Modell:* Gibt es zwischen den Zellwahrscheinlichkeiten keine Beziehung ausser $\sum_{i,j,k} p_{ijk} = 1$, so dass $IJK - 1$ freie Parameter (Freiheitsgrade) vorliegen, so spricht man vom saturierten Modell.

- *Unabhängigkeitsmodell:* X, Y und Z sind stochastisch unabhängig.

— *Bedingte Unabhängigkeit:* X und Y sind bei gegebenem Z stochastisch unabhängig. Das Modell der bedingten Unabhängigkeit steht in einem engen Zusammenhang mit Simpson's Paradoxon.

▷ Unabhängigkeitsmodell

In einem ersten Schritt stellt man sich häufig die Frage, ob die drei Variablen überhaupt etwas miteinander zu tun haben oder nicht vielmehr unabhängig sind. Formal interessiert dann die Nullhypothese

$$H_0 : \text{'}X, Y \text{ und } Z \text{ sind unabhängig'}$$

Formal bedeutet dies:

$$P(X = a, Y = b, Z = c) = P(X = a)P(Y = b)P(Z = c)$$

für alle möglichen Ausprägungen a, b, c. Also gilt für die Zellwahrscheinlichkeiten

$$p_{ijk} = p_{i..}p_{.j.}p_{..k}$$

Bevor wir diese Formel verwenden, um eine geeignete χ^2-Statistik zu berechnen, betrachten wir das zugehörige loglineare Modell. Mit $q_{ijk} = \frac{p_{ijk}}{p_{i..}p_{.j.}p_{..k}}$ ist

$$e_{ijk} = np_{ijk} = np_{i..}p_{.j.}p_{..k}q_{ijk}.$$

Logarithmieren wir diese Gleichung und führen die Größen $\mu = \ln(n)$ sowie

$$\alpha_i = \ln(p_{i..}), \quad \beta_j = \ln(p_{.j.}), \quad \gamma_k = \ln(p_{..k}),$$

sowie

$$(\alpha\beta\gamma)_{ijk} = \ln(q_{ijk})$$

ein, so können wir die logarithmierten erwarteten Anzahlen in der Form

$$\ln(e_{ijk}) = \mu + \alpha_i + \beta_j + \gamma_k + (\alpha\beta\gamma)_{ijk}$$

schreiben. Das Unabhängigkeitsmodell gilt genau dann, wenn alle Wechselwirkungsterme $(\alpha\beta\gamma)_{ijk}$ Null sind. Die Parameter α_i, β_j und γ_k beschreiben die Haupteffekte der Variablen X, Y und Z.

Ersetzen wir die Wahrscheinlichkeiten durch die entsprechenden relativen Häufigkeiten, so erhalten wir die geschätzten erwarteten Belegungszahlen

$$\widehat{e}_{ijk} = n\overline{n}_{i..}\overline{n}_{.j.}\overline{n}_{..k}$$

Die Abweichungen zwischen den Anzahlen n_{ijk} und den H_0-Schätzungen $\widehat{e}_{ijk}$ werden durch die χ^2-Statistik

$$Q = \sum_i \sum_j \sum_k \frac{(n_{ijk} - \widehat{e}_{ijk})^2}{\widehat{e}_{ijk}}$$

zu einer Maßzahl zusammengefasst. Alternativ kann man die LR-Statistik

$$G = 2 \sum_i \sum_j \sum_k n_{ijk} \log \left(\frac{n_{ijk}}{\widehat{e}_{ijk}} \right)$$

verwenden. Beide Statistiken sind asymptotisch χ^2-verteilt mit $df = IJK - I - J - K + 2$ Freiheitsgraden.

Beispiel 5.8.5 [5] Eine Stichprobe von 2121 Personen, die während einer Beobachtungsperiode von 4 1/2 Jahren keine Herz- und Kreislauferkrankungen entwickelten, wurden nach drei Faktoren kreuzklassifiziert: *Persönlichkeit* (A: gestresster u. hyperaktiver Typ, B: entspannter u. normalaktiver Typ), *diastolischer Blutdruck* (normal/hoch) und *Cholestrinspiegel* (normal/hoch). In der folgenden Tabelle sind die entsprechenden Anzahlen n_{ijk} und die Schätzungen $\widehat{e}_{ijk}$ (in Klammern) bei Annahme des Unabhängigkeitsmodells angegeben.

5.8.5

Persönlichkeit	Cholesterinspiegel	diastolischer Blutdruck	
		normal	hoch
A	normal	716	79
		(739.9)	(74.07)
	hoch	207	25
		(193.7)	(19.39)
B	normal	819	67
		(788.2)	(78.90)
	hoch	186	22
		(206.3)	(20.65)

Pearson's χ^2-Statistik ergibt $Q_{obs} = 8.730$, die LR-Statistik nimmt den Wert $G_{obs} = 8.723$ an. Es liegen $df = 2 \cdot 2 \cdot 2 - 2 - 2 - 2 + 2 = 4$ Freiheitsgrade vor. Da $\chi^2(4)_{0.95} = 9.49$, wird die Nullhypothese auf dem 5%-Niveau nicht verworfen, jedoch ist die Anpassungsgüte nicht überzeugend. Für die χ^2-Statistik ergibt sich ein p-Wert von 0.07.

---

[5] nach Christensen, R. (1997). *Log-Linear Models and Logistic Regression*, 2nd ed., Springer texts in statistics, Springer, New York.

▷ Bedingte Unabhängigkeit

Das Modell der bedingten Unabhängigkeit von X und Y bei gegebenem Z besagt, dass ein etwaiger Zusammenhang zwischen X und Y ausschließlich auf die Hintergrundvariable Z zurückzuführen ist. Nach Definition gilt dann

$$P(X = a_i, Y = b_j | Z = c_k) = P(X = a_i | Z = c_k) P(Y = b_j | Z = c_k)$$

für alle i, j, k. Die linke Seite berechnet sich zu

$$\frac{P(X = a_i, Y = b_j, Z = c_k)}{P(Z = c_k)} = \frac{p_{ijk}}{p_{\cdot\cdot k}},$$

die rechte ist durch

$$\frac{p_{i\cdot k}}{p_{\cdot\cdot k}} \frac{p_{\cdot jk}}{p_{\cdot\cdot k}}$$

gegeben. Gleichsetzen und Auflösen nach p_{ijk} liefert:

$$p_{ijk} = \frac{p_{i\cdot k} p_{\cdot jk}}{p_{\cdot\cdot k}}.$$

Für festes k steht hier die Produktregel '$p_{i\cdot} p_{\cdot j}$'. Division durch $p_{\cdot\cdot k}$ macht hieraus eine bedingte Wahrscheinlichkeit. Bei Gültigkeit der Nullhypothese der bedingten Unabhängigkeit,

$$H_0 : p_{ijk} = p_{i\cdot k} p_{\cdot jk} / p_{\cdot\cdot k}, \ \forall i, j, k,$$

gilt das loglineare Modell

$$\ln(e_{ijk}) = \mu + \alpha_{ik} + \beta_{jk} + \gamma_k$$

mit $\mu = \ln(n)$, $\alpha_{ik} = \ln(p_{i\cdot k})$, $\beta_{jk} = \ln(p_{\cdot jk})$ und $\gamma_k = \ln(p_{\cdot\cdot k})$. Für jede Schicht k ist der Einfluss von X und Y additiv (keine Wechselwirkung).

Um die Nullhypothese der bedingten Unabhängigkeit zu testen, vergleicht man die Zellbelegungen n_{ijk} mit den unter der Nullhypothese geschätzten erwarteten Anzahlen

$$\widehat{e}_{ijk} = n \frac{\widehat{p}_{i\cdot k} \widehat{p}_{\cdot jk}}{\widehat{p}_{\cdot\cdot k}}.$$

Die zugehörige χ^2-Statistik ist gegeben durch

$$Q = \sum_i \sum_j \sum_k \frac{(n_{ijk} - \widehat{e}_{ijk})^2}{\widehat{e}_{ijk}}.$$

Alternativ kann man die LR-Statistik

$$G = 2 \sum_i \sum_j \sum_k n_{ijk} \log\left(\frac{n_{ijk}}{\widehat{e}_{ijk}}\right)$$

verwenden. Unter H_0 sind beide Teststatistiken in großen Stichproben näherungsweise χ^2-verteilt mit $df = K(I-1)(J-1)$ Freiheitsgraden.

Beispiel 5.8.6 Wir untersuchen nun, ob das Modell der bedingten Unabhängigkeit des Blutdrucks und des Cholesterinspiegels bei gegebenem Persönlichkeitstyp ein besseres Modell zur Erklärung der Daten ist. In der folgenden Tabelle sind die geschätzten erwarteten Belegungszahlen bei Gültigkeit dieses Modells angegeben.

5.8.6

		diastolischer Blutdruck	
Persönlichkeit	Cholesterinspiegel	normal	hoch
A	normal	714.5	80.51
	hoch	208.5	23.49
B	normal	813.9	72.08
	hoch	191.1	16.92

Hieraus ergibt sich $Q_{obs} = 2.188$ und $G^2 = 2.062$, also eine wesentlich bessere Modellanpassung. Das Modell hat $df = 2 \cdot 1 \cdot 1 = 2$ Freiheitsgrade, es ist $\chi^2(2)_{0.95} = 2.92$. Für die χ^2-Statistik ergibt sich ein p-Wert von 0.33.

5.9 Anpassungstests

5.9

In diesem Abschnitt stellen wir einige wichtige Verfahren vor, mit denen untersucht werden kann, ob eine Zufallsstichprobe mit einem gewissen Verteilungsmodell verträglich ist, oder ob signifikante Abweichungen zu verzeichnen sind, so dass das Verteilungsmodell verworfen werden muss.

5.9.1 Quantildiagramm
Ein einfaches, aber wertvolles graphisches Tool stellt das **Quantildiagramm (QQ-Plot)** dar, bei dem ausgewählte empirische Quantile gegen die theoretischen Quantile einer Verteilung geplottet werden. Sind n Beobachtungen $x_1, \ldots, x_n$ vorgegeben, so vergleicht man der Einfachheit halber die empirischen i/n-Quantile, also die Ordnungsstatistiken $x_{(1)} \leq \cdots \leq x_{(n)}$ mit ihren theoretischen Gegenstücken.

Angenommen, wir wollen uns einen ersten Eindruck verschaffen, ob die Daten normalverteilt sind. Da die Normalverteilung eine Lage-Skalen-Familie ist, reicht es, die Ordnungsstatistiken gegen die entsprechenden Quantile $z_{(i-0.5)/n} = \Phi^{-1}((i-0.5)/n)$ der Standardnormalverteilung zu plotten. Liegen die Punktepaare $(x_{(i)}, z_{(i-0.5)/n})$ näherungsweise auf einer Geraden, so spricht dies für die Normalverteilungsannahme. Der Grund ist, dass sich die

q-Quantile der $\mathcal{N}(\mu, \sigma)$-Verteilung aus den Quantilen der Standardnormalverteilung durch die Geradengleichung $\mu + z_q \cdot \sigma$ berechnen. Plottet man die Quantile gegeneinander, so erhält man eine Gerade mit Steigung σ.

Ist $\overline{x}$ das arithmetische Mittel und s die empirische Standardabweichung, so ist die Normalverteilung $\mathcal{N}(\mu = \overline{x}, \sigma^2 = s^2)$ unsere Schätzung für die wahre Verteilung der Daten. Plottet man die $x_{(i)}$ gegen die zugehörigen Quantile, $\overline{x} + z_{(i-0.5)/n} \cdot s$, so sollten die Punktepaare näherungsweise auf der Winkelhalbierenden liegen, wenn die Daten tatsächlich normalverteilt sind.

❯ 5.9.2 Kolmogorov-Smirnov-Test

Dieser Test vergleicht direkt die empirische Verteilungsfunktion $\widehat{F}_n(x)$ mit $F_0(x)$. Die Nullhypothese $H_0 : F = F_0$ wird auf einem Signifikanzniveau α verworfen, wenn der Maximalabstand

$$D = \max_{a \le x \le b} |\widehat{F}_n(x) - F(x)|$$

mit $a = x_{(1)}$ und $b = x_{(n)}$ den kritischen Wert $c_{krit} = \frac{q_\alpha}{\sqrt{n}}$ überschreitet. Es gilt: $q_{0.1} = 1.22$, $q_{0.95} = 1.36$ und $q_{0.99} = 1.63$. Dieser Test ist weit verbreitet, jedoch ist er nur bei Vorliegen sehr großer Stichproben zu empfehlen.

❯ 5.9.3 Korrelationstests und Shapiro-Wilk-Test

Vor allem bei Grenzfällen ist es angezeigt, die eher subjektive Beurteilung der Anpassungsgüte durch ein QQ-Diagramm durch einen formalen Test zu unterstützen. Beim QQ-Plot wird die Anpassung an eine Lage-Skalen-Familie als akzeptabel erachtet, wenn die Punktepaare um eine Gerade streuen. Um die Stärke dieses linearen Zusammenhangs zu messen, bietet sich der Korrelationskoeffizient an.

Ausgehend von der Ordnungsstatistik $X_{(1)}, \ldots, X_{(n)}$ und den theoretischen Quantilen $q_i = F_0^{-1}((i - 0.5)/n)$ einer hypothetischen Verteilung berechnet man also die Prüfgröße

$$R = \frac{\sum_{i=1}^{n}(X_{(i)} - \overline{X})(q_i - \overline{q})}{\sqrt{\sum_{i=1}^{n}(X_{(i)} - \overline{X})^2}\sqrt{\sum_{i=1}^{n}(q_i - \overline{q})^2}}.$$

Große Werte von R sprechen für die Nullhypothese $H_0 : F(x) = F_0(x)$ für alle $x \in \mathbb{R}$, dass die Daten nach der Verteilungsfunktion $F_0(x)$ verteilt sind. Kleine Werte hingegen sprechen für die Alternative $H_1 : F(x) \neq F_0(x)$ für mindestens ein $x \in \mathbb{R}$.

Die kritischen Werte hängen von der Verteilung $F_0(x)$ ab, die man als Kandidaten im Blick hat. Wir verzichten auf umfangreiche Tabellen und geben stattdessen Näherungsformeln für die beiden wichtigsten Testsituationen an:

▷ Test auf Normalität

Die Quantile $q_i = \Phi^{-1}((i - 0.5)/n)$ liest man aus der Tafel der Verteilungs-funktion der $\mathcal{N}(0, 1)$-Verteilung des Anhangs ab. Um die Nullhypothese, dass die Daten normalverteilt sind, auf den Niveaus $\alpha = 0.01$, $\alpha = 0.05$ bzw. $\alpha = 0.1$ zu überprüfen, verwendet man die kritischen Werte

$$c_{0.10}(n) = \frac{2.36 + 0.539 \cdot n}{3.36 + 0.539 \cdot n}, \qquad c_{0.05}(n) = \frac{4.7 + 0.745 \cdot n}{5.7 + 0.745 \cdot n}$$

und

$$c_{0.01}(n) = \frac{6.51 + 0.887 \cdot n}{7.51 + 0.887 \cdot n}.$$

Diese einfachen Formel liefern für Stichprobenumfänge $n \leq 100$ gute Nähe-rungen. H_0 wird verworfen, wenn R kleiner als der kritische Wert ist. Anson-sten wird H_0 beibehalten.

Beispiel 5.9.1 Anhand einer Zufallsstichprobe vom Umfang $n = 25$ soll auf einem Niveau von $\alpha = 0.05$ die Nullhypothese überprüft werden, dass die Daten normalverteilt sind. Um die Quantile q_i zu bestimmen, berechnen wir zunächst:

$$\frac{1 - 0.5}{n} = \frac{0.5}{25} = 0.02, \quad \frac{2 - 0.5}{25} = 0.04, \quad \frac{3 - 0.5}{25} = 0.06, \quad \text{usw.}$$

Nun sucht man aus der $\mathcal{N}(0, 1)$-Tabelle des Anhangs diejenige Zahl z, so dass $\Phi(z) \approx 1 - (i - 0.5)/n$ gilt, also das $1 - (i - 0.5)/n$-Quantil:

$$\Phi(2.05) = 0.9798 \approx 1 - 0.02 \;\Rightarrow\; q_i = z_{0.02} = -z_{0.98} \approx -2.05$$

Weiter ist $\Phi(1.75) = 0.9599$ und $\Phi(1.56) = 0.9406$, was $q_2 = z_{0.04} = -z_{0.96} = -1.75$ und $q_3 = z_{0.06} = -z_{0.94} = -1.56$ liefert. Hat man auf diese Weise alle benötigten Quantile ermittelt, korreliert man sie mit den sortierten Daten. Angenommen, man erhält $R_{obs} = 0.973$. Zu vergleichen ist dieses Stichpro-benergebnis mit dem kritischen Wert

$$c_{0.05}(25) = \frac{4.7 + 0.745 \cdot 25}{5.7 + 0.745 \cdot 25} \approx 0.959.$$

Da $R_{obs} \geq 0.959$ kann die Nullhypothese der Normalität auf dem 5%-Niveau akzeptiert werden.

▷ Test auf Gleichverteilung

Für einen Test der Nullhypothese, dass das zugrunde liegende Mermal auf dem Intervall $[0, 1]$ gleichverteilt ist, d.h.

$$H_0 : F(x) = x \text{ für alle } x \in [0, 1],$$

vergleicht man die Ordnungsstatistiken $X_{(i)}$ mit den Quantilen $c_i = (i - 0.5)/n$ der Gleichverteilung. Gute Näherungen für die kritischen Werte erhält man durch

$$c_{0.10}(n) = \frac{-0.473 + 0.763 \cdot n}{0.527 + 0.763 \cdot n}, \qquad c_{0.05}(n) = \frac{0.107 + 1.12 \cdot n}{1.107 + 1.12 \cdot n}$$

und

$$c_{0.01}(n) = \frac{0.68 + 1.39 \cdot n}{1.68 + 1.39 \cdot n},$$

sofern $n \leq 100$. Die Annahme, dass die Daten gleichverteilt auf dem Intervall $[0, 1]$ sind, wird verworfen, wenn die Teststatistik R kleiner ist als der so angenäherte kritische Wert. Indem man die Ordnungsstatistiken mit der Verteilungsfunktion $F_0(x)$ transformiert, also in der Definition von R die Werte $X_{(i)}$ durch $F_0(X_{(i)})$ ersetzt, kann man den Test auf Gleichverteilung auch einsetzen, um auf Vorliegen der Verteilung $F_0(x)$ zu testen.

▷ Shapiro-Wilk-Test

Dieser Test stellt eine Verfeinerung der Testidee des oben besprochenen Korrelationstests dar. Er gilt als sehr guter Test, um die Nullhypothese der Normalität zu überprüfen und ist in vielen Statistik-Computerprogrammen implementiert. Eine genaue Herleitung ist im Rahmen dieses Buches nicht möglich, doch die wesentliche Idee ist interessant und schnell skizziert. Bei der Erläuterung des QQ-Plots hatten wir festgestellt, dass die Punktepaare näherungsweise auf einer Gerade liegen, wobei die Steigung der Geraden die Standardabweichung σ ist. Genauer gilt:

$$X_{(i)} = \mu + \sigma \cdot m_i + \epsilon_i, \qquad E(\epsilon_i) = 0,$$

wobei

$$m_i = E\left(\frac{X_{(i)} - \mu}{\sigma}\right) \approx \Phi\left(\frac{i - 0.375}{n + 0.125}\right).$$

Der Shapiro-Wilk - Test schätzt durch eine Regression dieses Steigungsmaß und vergleicht i.w. den gewonnenen Schätzer $\hat{\sigma}$ mit der empirischen Standardabweichung s. Die Formeln sind anders als im Abschnitt über die lineare Regression dargestellt, da die Ordnungsstatistiken nicht mehr unabhängig sind und der Shapiro-Wilk - Test dies berücksichtigt. Die Teststatistik W des

Shapiro-Wilk - Tests nimmt Werte zwischen 0 und 1 an, wobei kleine Werte gegen die Normalverteilungsannahme sprechen.

❯ 5.9.4 χ^2-Anpassungstest

Der χ^2-Anpassungstest kann zur Überprüfung einer Verteilungsannahme für ein stetiges Merkmal verwendet werden, aber auch allgemeiner zur Überprüfung eines Verteilungsmodells für ein ordinal oder nominal skaliertes Merkmal. Wir betrachten zunächst den ersten Fall.

▷ Stetiges Merkmal

Ausgangspunkt ist eine Stichprobe $X_1, \ldots, X_n$ von unabhängig und identisch nach $F(x)$ verteilten Variablen. Beim χ^2-Anpassungstest wird zunächst wie beim Histogramm der Wertebereich in k Klassen

$$[g_1, g_2], \ (g_2, g_3], \ldots, (g_k, g_{k+1}]$$

eingeteilt und ausgezählt, wie viele Beobachtungen in den Klassen zu verzeichnen sind. Wir machen hierdurch aus dem stetigen ein ordinales bzw. nominales Merkmal. Die resultierenden Anzahlen $n_1, \ldots, n_k$ werden mit denjenigen verglichen, die bei Gültigkeit der Nullhypothese $H_0 : F = F_0$ zu erwarten sind. Da pro Klasse ein Binomialexperiment vorliegt (insgesamt ein Multinomialexperiment), sind die n_i binomialverteilt mit Parametern n und p_i, wobei

$$p_i = P(g_i < X \le g_{i+1}) = F(g_{i+1}) - F(g_i), \qquad i = 1, \ldots, k,$$

die Auftretenswahrscheinlichkeit der i-ten Klasse ist. Gilt nun H_0, so sind die Zellwahrscheinlichkeiten durch

$$p_{0i} = P_{H_0}(g_i < X \le g_{i+1}) = F_0(g_{i+1}) - F_0(g_i), \qquad i = 1, \ldots, k,$$

gegeben. Es ist also zu klären, ob die beobachteten Anzahlen n_i mit den unter H_0 erwarteten Werten np_{0i} verträglich sind oder nicht. Hierzu ist es aber notwendig, dass die p_{0i} tatsächlich berechnet werden können.

Sehr häufig möchte man aber nicht auf eine ganz spezielle Verteilung $F_0(x)$ testen, sondern die Nullhypothese untersuchen, dass $F(x)$ zu einer gewissen parametrischen Klasse von Verteilungen gehört. So interessiert beim Überprüfen einer Normalverteilungsannahme nicht die Nullhypothese ,,X ist $\mathcal{N}(1, 2)$-verteilt", sondern: ,,X ist normalverteilt, aber wir kennen weder μ noch σ". Diese Nullhypothese lautet formal:

$$H_0 : F(x) = \Phi\left(\frac{x - \mu}{\sigma}\right) \text{ für ein } \mu \in \mathbb{R} \text{ und ein } \sigma > 0.$$

Da wir aber μ und σ nicht kennen, können wir die Klassenwahrscheinlichkeiten p_i nicht berechnen. Man behilft sich, indem man die unbekannten Parameter schätzt und hieraus H_0-Schätzungen für die p_i ermittelt:

$$\widehat{p}_i = \Phi\left(\frac{g_{i+1} - \overline{x}}{s}\right) - \Phi\left(\frac{g_i - \overline{x}}{s}\right).$$

Bei der Berechnung der $\widehat{p}_i$ setzt man also $\mu = \overline{x}$ und $\sigma = s$. Die zugehörigen *geschätzten* erwarteten Belegungszahlen sind nun

$$\widehat{e}_i = n \cdot \widehat{p}_i, \qquad i = 1, \ldots, k.$$

Möchte man allgemeiner die Nullhypothese überprüfen, ob $F(x)$ aus einer Verteilungsfamilie $F_0(x; \vartheta_1, \ldots, \vartheta_m)$ mit m Parametern $\vartheta_1, \ldots, \vartheta_m$ stammt, so berechnet man analog die geschätzten erwarteten Anzahlen $\widehat{e}_i$, indem man statistische Schätzwerte für die Parameter einsetzt.

▷ Nominales Merkmal

Es werde ein nominal skaliertes Merkmal mit k Kategorien beobachtet. Die Auszählung einer Zufallsstichprobe vom Umfang n ergebe die beobachteten Anzahlen $n_1, \ldots, n_k$. Pro Kategorie liegt ein Binomialexperiment vor, d.h. $n_i \sim B(n, p_i)$, insgesamt ein Multinomialexperiment, d.h.

$$(n_1, \ldots, n_k) \sim \mathcal{M}(n; p_1, \ldots, p_k)$$

mit den Zellwahrscheinlichkeiten $p_1, \ldots, p_k$. Wir wollen überprüfen, ob die beobachteten Anzahlen mit Gültigkeit der Nullhypothese

$$H_0 : p_1 = p_{01}, \ldots, p_k = p_{0k}$$

verträglich sind, oder ob signifikante Abweichungen zwischen den Anzahlen n_i und den unter H_0 erwarteten Anzahlen

$$e_i = n \cdot p_{0i}$$

vorliegen. Um die Abweichung der beobachteten Anzahlen von ihren Erwartungswerten zu messen verwendet man die χ^2-Statistik (*goodness-of-fit*)

$$Q = \sum_{i=1}^{k} \frac{(n_i - n \cdot p_i)^2}{n \cdot p_i} = \sum_{i=1}^{k} \frac{(n_i - e_i)^2}{e_i}.$$

Unter H_0 folgt Q in großen Stichproben näherungsweise einer χ^2-Verteilung mit $df = k - 1$ Freiheitsgraden. Man schließt daher auf einem Niveau α auf eine Verletzung der Nullhypothese, wenn $Q > \chi^2(k-1)_{1-\alpha}$. Andernfalls akzeptiert man, dass eine multinomial verteilte Größe mit Zellwahrscheinlichkeiten $p_{01}, \ldots, p_{0k}$ vorliegt.

Beispiel 5.9.2 (*Segregations-Test*)

A und B seien zwei kodominante Allele eines biallelischen Genorts, d.h., die drei möglichen Genotypen AA, AB und BB können phänotypisch unterschieden werden. Kreuzt man zwei heterozygote Individuen mit den Genotypen AB, so erwarten wir nach den Mendelschen Vererbungsgesetzen, dass sich die möglichen Genotypen AA, AB und BB unter den Nachkommen im Verhältnis $1 : 2 : 1$ aufteilen. Bezeichnet X den Genotyp eines Nachkommen, so ist X multinomialverteilt mit möglichen Ausprägungen AA, AB, BB und zugehörigen Wahrscheinlichkeiten $p_{AA} = 1/4$, $p_{AB} = 1/2$ und $p_{BB} = 1/4$. Die Nullhypothese, dass die Segregation den Mendelschen Regeln folgt, können wir formulieren als:

$$H_0 : p_{AA} = 1/4, \ p_{AB} = 1/2, \ p_{BB} = 1/4.$$

Angenommen, die Analyse von $n = 800$ Individuen ergab $n_{AA} = 199$, $n_{AB} = 405$ und $n_{BB} = 196$. Die goodness-of-fit Statistik berechnet sich dann zu

$$Q = \frac{(199 - 200)^2}{200} + \frac{(405 - 400)^2}{400} + \frac{(196 - 200)^2}{200} = 0.1475.$$

Da $0.1475 < \chi^2(2)_{0.95} = 5.991$, wird die Nullhypothese nicht verworfen.

Hängen die Wahrscheinlichkeiten p_i von m unbekannten Parametern ab, für die konsistente Schätzungen verfügbar sind, so schätzt man die Wahrscheinlichkeiten, indem man mit den geschätzten Parametern rechnet. Dann berechnet man die geschätzten erwarteten Anzahlen

$$\widehat{e}_i = n \cdot \widehat{p}_i$$

und bildet die χ^2-Statistik,

$$Q = \sum_{i=1}^{k} \frac{(n_i - \widehat{e}_i)^2}{\widehat{e}_i}.$$

Q ist unter H_0 in großen Stichproben näherungsweise $\chi^2(df)$-verteilt mit $df = k - 1 - m$. Die Freiheitsgrade sind also um die Anzahl der geschätzten Parameter zu verringern.

5.10 Multiples Testen

Bei der Auswertung von realen Studien ergibt sich häufig das Problem, dass mit demselben Datenmaterial eine ganze Reihe von Fragestellungen durch einen statistischen Test untersucht werden sollen. Angenommen, wir führen

10 Tests auf einem Niveau von $\alpha = 0.1$ durch und verkünden einen Erfolg, wenn zumindest ein Test die zugehörige Nullhypothese verwirft. Können wir dann noch davon sprechen, dass wir fälschlicherweise einen Erfolg lediglich mit einer (Irrtums-) Wahrscheinlichkeit von 0.1 verkünden? Schon die Intuition legt nahe, dass dem wohl nicht so ist, da ja jeder neue Test die 'Chance' birgt, verwerfen zu können. Jeder einzelne Test hält zwar das Niveau 0.1 ein, aber welches Niveau besitzt das Gesamtverfahren (10 Tests durchführen + Erfolgsmeldung, wenn mindestens einer verwirft)?

Sollen k Testprobleme

$$H_0^{(i)} \quad \text{gegen} \quad H_1^{(i)}, \qquad i = 1, \ldots, k,$$

anhand von k Tests untersucht werden, so heißt

$$H_0 : \text{alle Nullhypothesen } H_0^{(i)}, i = 1, \ldots, k, \text{ gelten}$$

globale Nullhypothese. Die Alternative lautet:

$$H_1 : \text{mindestens eine der Alternativen } H_1^{(i)} \text{ ist gültig}$$

Ein **multipler Test** legt fest, welche Nullhypothesen zu akzeptieren und welche abzulehnen sind.

Unter dem **globalen Niveau** eines multiplen Tests versteht man die Wahrscheinlichkeit, mit der mindestens eine Nullhypothese $H_0^{(i)}$ verworfen wird, obwohl die Globalhypothese richtig ist.

Sind die k Testprobleme definiert, so ist in Abhängigkeit von der zugrunde liegenden Verteilung der Daten eine gewisse Teilmenge der Hypothesen wahr und die übrigen sind es nicht. Unter dem **multiplen Niveau** versteht man die Wahrscheinlichkeit, mit der mindestens eine gültige Nullhypothese abgelehnt wird. Ein multipler Test hält das multiple Niveau α ein, wenn diese Wahrscheinlichkeit für alle möglichen Verteilungen der Daten höchstens α beträgt. Ein solcher Test verwirft also eine wahre Nullhypothese höchstens mit Wahrscheinlichkeit α.

Wir besprechen i.F. zwei weit verbreitete Verfahren des multiplen Testens. Diese Verfahren haben den Vorteil, dass sie wirklich immer anwendbar sind. Für den wichtigen Anwendungsfall, dass die Lageunterschiede von mehreren Stichproben analysiert werden sollen, werden wir jedoch noch spezialisierte Verfahren kennen lernen.

❯ 5.10.1 Bonferroni-Prozedur

Die Bonferroni-Prozedur geht davon aus, dass für jedes der k Testprobleme ein geeigneter statistischer Test vorliegt. Die Multiplizität des Testproblems wird nun dadurch berücksichtigt, dass jeder einzelne Test auf dem korrigierten

Niveau $\alpha' = \alpha/k$ durchgeführt. Die i-te Nullhypothese wird also verworfen, wenn der i-te Signifikanztest, durchgeführt auf einem Niveau von α/k, verwirft. $\mathcal{H} = \{H_{01}, \ldots, H_{0l}\}$ bezeichne die Menge aller gültigen Nullhypothesen. Ist A_i der Ablehnbereich des Tests H_{0i}, so ist $A_1 \cup \cdots \cup A_l$ gerade das Ereignis, dass eine gültige Nullhypothese abgelehnt wird, und $P_{\mathcal{H}}(A_1 \cup \cdots \cup A_l)$ ist das tatsächliche Niveau des Tests. Es gilt nun die Abschätzung

$$P_{\mathcal{H}}(A_1 \cup \ldots A_k) \leq P_{\mathcal{H}}(A_1) + \cdots + P_{\mathcal{H}}(A_l) = l \cdot \alpha' \leq \alpha.$$

Also wird das multiple Niveau α eingehalten. Betrachten wir kurz den Fall $k = 2$. Dann ist

$$P_{H_0}(A_1 \cup A_2) = P_{H_0}(A_1) + P_{H_0}(A_2) - P_{H_0}(A_1 \cap A_2).$$

Sind die Ablehnbereiche A_1 und A_2 disjunkt, so geht die Bonferroni - Ungleichung in eine Gleichung über. Anderenfalls ist das tatsächliche Niveau kleiner als α. Das Bonferroni - Verfahren ist also hinsichtlich des Fehlers 1. Art auf der sicheren Seite, verschenkt jedoch Power, da ein geringeres Niveau stets mit einer reduzierten Schärfe des Tests einhergeht.

❯ 5.10.2 Bonferroni-Holm-Prozedur

Ausgangspunkt dieses Verfahrens sind die p-Werte $p_1, \ldots, p_k$ der zugehörigen Testverfahren. Diese werden zunächst sortiert: $p_{(1)} \leq p_{(2)} \leq \cdots \leq p_{(k)}$. Die zugehörigen Hypothesen werden mit $H_{(1)}, \ldots, H_{(k)}$ bezeichnet.
Im ersten Schritt liegen k Testprobleme vor. Statt nun wie beim Bonferroni - Verfahren alle p-Werte mit dem korrigierten Niveau $\alpha' = \alpha/k$ zu vergleichen, vergleichen wir zunächst nur den kleinsten p-Wert $p_{(1)}$ mit α'. Ist selbst dieser größer oder gleich α', so sind natürlich alle p-Werte größer oder gleich α'. In diesem Fall werden alle Hypothesen $H_{(1)}, \ldots, H_{(k)}$ akzeptiert und das Verfahren ist beendet. Ist hingegen $p_{(1)} < \alpha'$, so verwerfen wir die zugehörige Nullhypothese $H_{(1)}$. In diesem ersten Schritt wird nur dann eine Nullhypothese verworfen, wenn mindestens ein p-Wert kleiner als das Bonferroni - korrigierte Niveau $\alpha' = \alpha/k$ ist. Daher wird auf jeden Fall das multiple Niveau von α eingehalten.
Konnte $H_{(1)}$ verworfen werden, so müssen noch die verbleibenden $k-1$ Nullhypothesen $H_{(2)}, \ldots, H_{(k)}$ näher untersucht werden. Wir können jetzt das korrigierte Niveau $\alpha/(k-1)$ verwenden, da nur noch $k-1$ Testprobleme vorliegen. Ist also $p_{(2)} > \alpha/(k-1)$, so werden alle Nullhypothesen $H_{(2)}, \ldots, H_{(k)}$ akzeptiert und das Verfahren endet. Gilt $p_{(2)} < \alpha/(k-1)$, so wird $H_{(2)}$ verworfen.
Dieses Schema wird nun iteriert. Im i-ten Schritt wird also $p_{(i)}$ mit $\alpha/(k-i+1)$ verglichen. Gilt $p_{(i)} \geq \alpha/(k-i+1)$, so werden die restlichen Nullhypothesen

$H_{(i)}, \ldots, H_{(k)}$ akzeptiert und das Verfahren endet. Ist jedoch $p_{(i)} < \alpha/(k - i + 1)$, so wird $H_{(i)}$ verworfen.

Das Bonferroni - Verfahren ist zwar einfachen anzuwenden, verschenkt jedoch im Vergleich zur sequentiellen Bonferroni - Holm - Prozedur unnötig Schärfe.

5.10.1 **Beispiel 5.10.1** Im Rahmen einer Studie soll untersucht werden, ob ein Medikament wirkt und u.U. eine Dosiserhöhung eine weitere Verbesserung bringt. Da eine geschlechts- und altersspezifische Wirkung nicht auszuschließen waren, wurden auch diese Effekte getestet. Das multiple Niveau soll $\alpha = 0.1$ betragen.

Nullhypothese $H_{(i)}$	p-Wert $p_{(i)}$	korrigiertes Niveau $\alpha/(k - i + 1)$	Entscheidung
Geschlechtseffekt	0.001	0.025	signifikant
Medikamenteneffekt	0.028	0.0333	signifikant
Alterseffekt	0.063	0.05	n. signifikant
Dosiseffekt	0.122	0.1	n. signifikant

Geschlechts- und Medikamenteneffekt sind also nach der Bonferroni- Holm-Prozedur signifikant, ein Alters- oder Dosiseffekt kann jedoch nicht nachgewiesen werden. Bei Anwendung des Bonferroni - Verfahrens hätten alle p-Werte mit 0.025 verglichen werden müssen. Der Medikamenteffekt wäre dann nicht als signifikant eingestuft worden.

5.11 Varianzanalyse

Oftmals ist man daran interessiert zu untersuchen, ob verschiedene Stufen eines Faktors (etwa Dosierungsstufen eines (potentiellen) biochemischen Wirkstoffs) einen Einfluss auf eine metrisch skalierte Zielgröße haben. Hat der Faktor zwei Stufen, so kommen für die Auswertung Zwei-Stichproben-Tests in Frage. Varianzanalytische Verfahren bezwecken die Analyse von Faktoren mit mehr als zwei Faktorstufen.

I.F. werden die einfaktorielle und zweifaktorielle Varianzanalyse vorgestellt.

❯ 5.11.1 Einfaktorielle Varianzanalyse
Motivation: Betrachten wir zunächst ein Beispiel aus der Biologie.

5.11.1 **Beispiel 5.11.1** Wir greifen den Fruchtfliegen-Datensatz aus Kapitel 1 auf. Für 3 Spezies liegen Messungen der Breite des Aedeagus vor. Die relevanten Kennzahlen sind in der folgenden Tabelle zusammengefasst:

Spezies i	n_i	$\overline{y}_{i\cdot}$	s_i^2
1 (Con)	21	146.1905	31.6619
2 (Hei)	22	138.2727	17.16017
3 (Hep)	31	124.6452	21.36989

Das Gesamtmittel beträgt $\overline{Y}_{\cdot\cdot} = 134.8108$. Wir wollen auf einem Signifikanz-niveau von $\alpha = 0.01$ testen, ob sich die Erwartungswerte des Merkmals *Breite* bei den drei Spezies unterscheiden.

Modell: Der (potentielle) Einflussfaktor A habe a Faktorstufen. Die Gesamt-stichprobe wird durch Zuordnung der Beobachtungen zu den a Faktorstufen in a unabhängige Stichproben vom Umfang n_i zerlegt. Y_{ij} bezeichne die j-te Beobachtung unter der i-ten Faktorstufe des Faktors A.

$i=1$	$i=2$	$\cdots$	$i=a$
Y_{i1}	Y_{i2}	$\cdots$	Y_{a1}
$\vdots$	$\vdots$		$\vdots$
Y_{1n_i}	Y_{2n_2}	$\cdots$	Y_{an_a}

Modellgleichung: Wir zerlegen die Beobachtungen in eine systematische und eine stochastische Komponente:

$$Y_{ij} = \mu_i + \epsilon_{ij}, \qquad j = 1, \ldots, n_i;\ i = 1, \ldots, a.$$

μ_i sind die unbekannten (wahren) Erwartungswerte der Beobachtungen der i-ten Stichprobe, $i = 1, \ldots, a$. ϵ_{ij} sind unabhängig und identisch $N(0, \sigma^2)$-verteilte Messfehler. Dann gilt für die j-te Beobachtung der i-ten Stichprobe Y_{ij}:

$$Y_{ij} \sim N(\mu_i, \sigma^2).$$

Es ist zu beachten, dass die Varianz der Beobachtungen in allen a Stichproben als identisch angenommen wird. Dies kann bspw. durch eine Randomisierung der Versuchseinheiten auf die Vergleichsgruppen gewährleistet werden.

Wir wollen testen, ob sich die a Stichproben hinsichtlich ihrer Lage unter-scheiden oder nicht. Somit lautet das statistische Testproblem:

$$H_0 : \mu_1 = \cdots = \mu_a \quad \text{versus} \quad H_1 : \mu_i \neq \mu_j \quad \text{für ein Paar } i, j \in \{1, \ldots, a\}$$

Die Nullhypothese postuliert also, dass keine Lageunterschiede zwischen den a Stichproben (Faktorstufen) bestehen: Es gibt keinen Einfluss des Faktors A. Die Alternative besagt hingegen, dass zumindest zwei Stichproben unter-schiedliche Lageparameter besitzen, also ein Einfluss des Faktors A besteht. Man kann nachrechnen, dass sich die Gesamtstreuung in den Daten addi-tiv zusammensetzt aus der Streuung der arithmetischen Mittelwerte um das

Globalmittel und einer Reststreuung der Beobachtungen um das jeweilige Gruppenmittel. Mit den Abkürzungen

$$SST \;=\; \sum_{i=1}^{a}\sum_{j=1}^{n_i}(Y_{ij} - \bar{Y})^2,$$

$$SS(A) \;=\; \sum_{i=1}^{a} n_i(\bar{Y}_{i\cdot} - \bar{Y})^2,$$

$$SSE \;=\; \sum_{i=1}^{a}\sum_{j=1}^{n_i}(Y_{ij} - \bar{Y}_{i\cdot})^2,$$

gilt die Streuungszerlegung

$$SST = SS(A) + SSE.$$

Sind die Streuungen $S_i^2 = \frac{1}{n_i-1}\sum_{j=1}^{n_i}(Y_{ij} - \bar{Y}_{i\cdot})^2$ bekannt, so kann SSE auch durch die Formel

$$SSE = \sum_{i=1}^{a}(n_i - 1)S_i^2$$

berechnet werden.

$SS(A)$ misst die Streuung zwischen den Gruppen, SSE diejenige in den Gruppen. Der Quotient $SS(A)/SST$ (Anteil der durch die Varianzanalyse erklärten Streuung) ist eine plausible Größe, um die Abweichung der Daten von der Nullhypothese zu quantifizieren. Der F-Test betrachtet i.w. diesen Quotienten. Unter der Nullhypothese sind die Statistiken $SS(A)$ und SSE unabhängig und gestreckt χ^2-verteilt:

$$SS(A) \sim \sigma^2 \cdot \chi^2(a-1) \qquad \text{und} \qquad SSE \sim \sigma^2 \cdot \chi^2(n-a).$$

Somit folgt der Quotient der Größen $\sigma^{-2}SS(A)/(a-1)$ und $\sigma^{-2}SSE/(n-a)$ einer F-Verteilung. Man verwendet daher die F-Teststatistik

$$F_A = \frac{n-a}{a-1} \cdot \frac{SS(A)}{SSE} \sim F(a-1, n-a)$$

als Teststatistik. Die Varianz σ^2 der Beobachtungen wird durch

$$\widehat{\sigma}^2 = \frac{SSE}{n-a}$$

geschätzt.

Unter der Nullhypothese haben $SS(A)$ und SSE den Erwartungswert $(a -
1)\sigma^2$. Gilt hingegen die Alternative H_1, so ergibt sich:

$$E_{H_1}(SS(A)) = (a-1)\sigma^2 + \sum_{i=1}^{a} n_i(\mu_i - \bar{\mu})^2,$$

wobei $\bar{\mu} = \frac{1}{a}\sum_{i=1}^{a} \mu_i$. Je stärker also die Erwartungswerte μ_i von ihrem arithmetischen Mittel abweichen, desto stärker ist die Tendenz der F-Teststatistik, große Werte anzunehmen.

Es ist üblich, die relevanten Größen in einer Varianzanalyse-Tabelle zusammenzustellen. Die Tabelle hat meist folgende Gestalt:

Quelle	df	SS	MS	F
Modell	$a-1$	$SS(A)$	$\frac{1}{a-1}SS(A)$	$\frac{n-a}{a-1}\frac{SS(A)}{SSE}$
Error	$n-a$	SSE	$\frac{1}{n-a}SSE$	
Total	$n-1$	SST		

SS steht hierbei für *sum of squares* und MS für *mean squares*. Nun zur Anwendung des Verfahrens.

Beispiel 5.11.2 Für die Daten des Eingangsbeispiels erhalten wir:

5.11.2

$$\begin{aligned}
SSE &= (21-1)\cdot 31.6619 + (22-1)\cdot 17.16017 + (31-1)\cdot 21.36989 \\
&= 1634.699, \\
SS(A) &= 21\cdot (146.1905 - 134.8108)^2 + 22\cdot (138.2727 - 134.8108)^2 \\
&\quad + 31\cdot (124.6452 - 134.8108)^2 = 6186.7.
\end{aligned}$$

Als Varianzanalysetabelle ergibt sich:

Quelle	df	SS	MS	F
Modell	2	6186.7	3093.3	134.35
Error	72	1634.7	23.0	
Total	74	7821.35		

Die Nullhypothese gleicher Erwartungswerte kann verworfen werden, da $F_A =
134.35 > F(2, 71)_{0.99} = 4.917215$.

❯ 5.11.2 Multiple Paarvergleiche

Vergleicht man in einer Studie mehrere unabhängige Stichproben durch eine Varianzanalyse, so möchte man meist nicht nur erkennen können, ob Lageunterschiede zwischen den Stichproben bestehen, sondern auch diejenigen Stichproben identifizieren, die sich voneinander unterscheiden bzw.

nicht unterscheiden. Dies erfordert viele Einzeltests von Hypothesen der Form $H_0 : \mu_i = \mu_j$. In der Praxis treten vor allem folgende Probleme auf:
1. Vergleich aller Stichproben untereinander.
2. Vergleich gegen Kontrolle.

Untersucht man etwa den Einfluss verschiedener Lehrmethoden auf das Lernergebnis von Schülern, so ist es natürlich von erheblicher Relevanz, genau aufzuschlüsseln, welche Lehrmethoden zu gleichen Ergebnissen führen und welche zu unterschiedlichen. Hierzu sind sämtliche Stichprobenpaare zu untersuchen, also sehr viele Tests durchzuführen. Dies kann mit dem Tukey-Test erfolgen. Gar nicht so selten stößt man erst durch die Datenanalyse, also durch ein Schnuppern an den Daten (engl.: *data snooping*) auf auffällige Unterschiede, die man gerne testen möchte, ohne neue (frische) Daten zu erheben. Dies ist erlaubt, wenn man die kritischen Werte des Tukey-Tests verwendet.

Bei dem Vergleich verschiedener biochemischer Kandidaten-Substanzen auf ihre Heilwirkung steht eher ein Vergleich gegen einen etablierten Standard (Kontrolle) im Vordergrund, so dass deutlich weniger Einzeltests erforderlich sind. Diesem Problem widmet sich der Many-One-Test von Dunnet.

Zusätzlich stellen wir eine Variante der Bonferroni - Holm - Prozedur vor, die auf beide Fragestellungen anwendbar ist.

▷ Multiples Niveau und logische Konsistenz

Machen wir uns zunächst noch einmal den Begriff des multiplen Niveaus für die vorliegende Situation klar.

Man spricht von einem **multiplen Fehler 1. Art**, wenn mindestens eine wahre Hypothese abgelehnt wird, obwohl sie richtig ist. Ausgehend von einem Modell $\mu = (\mu_1, \ldots, \mu_a)$ für die Lage der a Stichproben können wir die Menge $\mathcal{H}(\mu)$ aller gültigen (aktiven) Nullhypothesen aufschreiben. So besteht für $\mu_1 = 2, \mu_2 = 3, \mu_3 = 2, \mu_4 = 2$ die Menge der aktiven Nullhypothesen aus drei Hypothesen:

$$\mathcal{H}(\mu) = \{H_0 : \mu_1 = \mu_3, \ H_0 : \mu_1 = \mu_4, \ H_0 : \mu_1 = \mu_2 = \mu_4\}.$$

Ein Test hat das **multiple Niveau** α, wenn die Wahrscheinlichkeit, dass mindestens eine aktive Nullhypothese fälschlicherweise abgelehnt wird, für alle Modelle $\mu = (\mu_1, \ldots, \mu_a)$ höchstens α ist. Ist A_H der Ablehnbereich des Tests der Nullhypothese H, so beschreibt die Vereinigungsmenge aller A_H mit $H \in \mathcal{H}(\mu)$ gerade das Ereignis, dass mindestens eine aktive Nullhypothese abgelehnt wird. Ein Test hat also das multiple Niveau α, wenn für alle μ gilt:

$$P_\mu(\cup_{H \in \mathcal{H}(\mu)} A_H) \leq \alpha.$$

Wie immmer auch die wahren Erwartungswerte der Vergleichsgruppen aussehen, ein multipler Test zum multiplen Niveau α verwirft eine wahre Nullhypothese höchstens mit Wahrscheinlichkeit α.

Ein Weg, das multiple Niveau zu kontrollieren, ist die Anwendung des Bonferroni - Verfahrens für den schlimmsten Fall. Werden etwa im schlimmsten Fall k einzelne Hypothesen getestet und wird bei jedem Einzeltest das Niveau α/k verwendet, so ist das multiple Niveau höchstens α.

Neben der Notwendigkeit, das multiple Niveau kontrollieren zu müssen, ergibt sich auch folgende Problematik: Wendet man in naiver Weise t-Tests an, um alle (oder einige) Paarvergleiche durchzuführen, so stößt man schnell auf widersprüchliche Ergebnisse.

Etwa, dass die Globalhypothese

$$H_0^G : \mu_1 = \cdots = \mu_a$$

vom F-Test akzeptiert wird, obwohl die t-Tests signifikante $\overline{Y}_i - \overline{Y}_j$ finden. Auch der umgekehrte Fall kann eintreten. Da die Hypothesen logische Aussagen darstellen und H_0^G der Schnitt der (schwächeren) Hypothesen $H_0 : \mu_i = \mu_j$ ist, führt dies zu logischen Widersprüchen auf der Ebene der Hypothesen. So ist ja die Gültigkeit der beiden Hypothesen $H_0 : \mu_1 = \mu_2$ und $H_0 : \mu_2 = \mu_3$ gleichbedeutend mit der Gültigkeit der Hypothese $H_0 : \mu_1 = \mu_2 = \mu_3$.

Dieses inkonsistente Verhalten besitzen auch einige verbreitete statistische Verfahren, die man in der Literatur und Statistik-Software findet. Wir stellen hier nur Verfahren vor, die nicht zu diesen schwer interpretierbaren Ergebnissen führen. Solche Verfahren nennt man **konsonant** und **kohärent**. Ein Test heißt konsonant, wenn bei Ablehnung eines Schnittes von Hypothesen auch mindestens eine der Hypothesen der Schnittbildung abgelehnt wird. Kohärenz bedeutet, dass die Ablehnung einer Hypothese H auch stets zur Ablehnung jeder Schnittbildung von Hypothesen führt, an der H beteiligt ist. I.F. betrachten wir nur Verfahren, die sowohl kohärent als auch konsonant sind. Solche Verfahren wollen wir **logisch konsistent** nennen.

▷ **Tukey-Test**

Der Tukey-Test findet Anwendung, wenn alle $\frac{a(a-1)}{2}$ Paarvergleiche getestet werden sollen. Die Grundüberlegung beim Tukey-Test ist es, nur dann auf signifikante Paardifferenz $\overline{Y}_i - \overline{Y}_j$ zu schließen, wenn diese größer ist als der kritische Wert der maximal möglichen Differenz.

Konkret vergleicht man daher die studentisierten Differenzen

$$D_{ij} = \sqrt{m} \frac{\overline{Y}_i - \overline{Y}_j}{\widehat{\sigma}}$$

mit der H_0^G-Verteilung der studentisierten Spannweite

$$SP = \sqrt{m}\frac{\max_{i,j}(|\overline{Y}_i - \overline{Y}_j|)}{\widehat{\sigma}}, \qquad \widehat{\sigma} = \sqrt{\frac{SSE}{n-a}}.$$

Hierbei ist $m = n$, wenn ein balanzierter Plan vorliegt, d.h. $n_1 = \cdots = n_a = n$. Im unbalanzierten Fall verwendet man $m = \left[\frac{1}{2}\left(\frac{1}{n_i} + \frac{1}{n_j}\right)\right]^{-1}$. Die Verteilung von SP hängt von der Anzahl der Stichproben a und der Anzahl der Freiheitsgrade $df = n-a$ des Schätzers $\widehat{\sigma}$ ab. Die Quantile $q(df,a)_{1-\alpha}$ sind im Anhang tabelliert und werden von guter Statistik-Software zur Verfügung gestellt. Man schließt auf eine signifikante Paardifferenz (verwirft also die Hypothese $H : \mu_i = \mu_j$), wenn $|D_{ij}| > q(n-a,a)_{1-\alpha}$ ist. Bei balanzierten Plänen ist dies äquivalent zu

$$|\overline{Y}_i - \overline{Y}_j| > \frac{\widehat{\sigma}}{\sqrt{m}}q(n-a,a)_{1-\alpha} = LSD$$

LSD steht hierbei für *least significant difference*. Man berechnet also einfach den Wert LSD und stuft alle Mittelwertdifferenzen als signifikant ein (d.h. verwirft die zugehörige Nullhypothese), die betragsmäßig größer als LSD sind.

5.11.3   **Beispiel 5.11.3**   Gegeben seien die durchschnittlichen Wirkungen unter drei Dosierungen (niedrig/mittel/hoch):

1 (niedrig)	2 (mittel)	3 (hoch)
98.9	101.5	102.8

Es sei $n_1 = n_2 = n_3 = 20$ und $\widehat{\sigma} = \sqrt{\frac{SSE}{n-1}} = 5$. Um auf dem multiplen Niveau von $\alpha = 0.05$ alle Differenzen zu testen, benötigen wir das 0.95-Quantil der Verteilung von SP. Der Tabelle des Anhangs entnimmt man

$$q(57,3)_{0.95} \approx q(50,3)_{0.95} = 3.420.$$

Somit ergibt sich $LSD = \frac{5}{\sqrt{20}}3.420 = 3.8237$. Die Mittelwertdifferenzen sind: 3-1: $102.8-98.9 = 3.9$, 3-2: $102.8-101.5 = 1.3$ und 1-2: $98.9-101.5 = -2.6$. Folglich erkennen wir auf dem multiplen Niveau $\alpha = 0.05$ lediglich einen signifikanten Unterschied zwischen der niedrigen und der hohen Dosierung.

Möchte man testen, ob die Vergleichsgruppen mit Indizes aus einer Menge $A \subset \{1,\ldots,a\}$ hinsichtlich ihrer Erwartungswerte übereinstimmen, so vergleicht man die Spannweite $T_A = \max_{i\in A}\overline{Y}_i - \min_{i\in A}\overline{Y}_i$ mit LSD. Bei einer Überschreitung verwirft man $H_0^A : \mu_i = \mu_j$ für alle $i,j \in A$.

Folgende Überlegung zeigt, dass dieser Test das multiple Niveau einhält. $\mathcal{H}(\mu)$ sind die aktiven Hypothesen, und für eine Hypothese $H \in \mathcal{H}(\mu)$ sei $I(H)$ die Menge der zugehörigen Indizes (für $H : \mu_1 = \mu_3$ ist also $I(H) = \{1,3\}$). Die wahre Nullhypothese $H \in \mathcal{H}(\mu)$ wird (fälschlicherweise) verworfen, wenn $T_{I(H)} > q(a, n - a)$. Somit ist das Ereignis, dass der Tukey-Test eine aktive Nullhypothese verwirft, gerade $\cup_{H \in \mathcal{H}(\mu)} A_H = \{\max_{H \in \mathcal{H}(\mu)} T_{I(H)} > q(a, n - a)\}$. Dieses Ereignis hängt nur von den Stichproben ab, die in $\mathcal{H}(\mu)$ auftauchen. Aufgrund der Unabhängigkeit der Stichproben und da *jede* Spannweite T_A kleiner oder gleich SP ist, erhalten wir

$$
\begin{aligned}
P_\mu\big(\max_{H \in \mathcal{H}(\mu)} T_{I(H)} > q(a, n - a)_{1-\alpha}\big) &= P_{H_0^G}\big(\max_{H \in \mathcal{H}(\mu)} T_{I(H)} > q(a, n - a)_{1-\alpha}\big) \\
&\leq P_{H_0^G}(SP > q(a, n - a)_{1-\alpha}) = \alpha
\end{aligned}
$$

für alle $\mu = (\mu_1, \ldots, \mu_a)$. Daher hält der Tukey-Test das multiple Niveau α ein.

▷ **Dunnett-Test (Testen gegen Kontrolle)**

Bezeichnet μ_1 den festen Standard, so sind die relevanten Hypothesen nun:

$$
H_{0i} : \mu_i = \mu_1
$$

für $i = 2, \ldots, a$. Der Dunnett-Test verwendet als Vergleichsstatistik nicht die Spannweite aller studentisierten Paardifferenzen, sondern die Spannweite aller Vergleiche gegen die Kontrolle,

$$
|M| = \max_{i=2,\ldots,a} |T_i| \quad \text{bzw.} \quad M = \max_{i=2,\ldots,a} T_i
$$

wobei

$$
T_i = \frac{\overline{Y}_i - \overline{Y}_1}{\hat{\sigma}\sqrt{\frac{1}{n_i} + \frac{1}{n_1}}}, \quad i = 2, \ldots, a,
$$

die studentisierten Differenzen sind. Hierbei ist $\hat{\sigma} = SSE/(n - a)$ der Varianzschätzer aus der einfaktoriellen ANOVA. Bei Vergleichen gegen Kontrolle testet man meist einseitig auf Verschlechterung bzw. Verbesserung und verwendet daher M statt $|M|$.

Jedes T_i ist t-verteilt mit $n - a$ Freiheitsgraden. Die Verteilung aller studentisierten Differenzen gegen Kontrolle folgt einer multivariaten t-Verteilung mit dem Korrelationskoeffizienten $\text{Cor}\,(T_i, T_j) = \sqrt{n_i n_j / [(n_i + n_1)(n_j + n_0)]}$, $i \neq j$. Für vollständig balancierte Pläne mit $n_1 = \cdots = n_a$ ergibt sich $\text{Cor}\,(T_i, T_j) = 1/2$. Bei Vergleichen gegen Kontrolle ist der Stichprobenumfang der Kontrollgruppe häufig deutlich höher als bei den anderen Gruppen. Man spricht von einem fast vollständig balancierten Plan, wenn alle Faktorstufen bis auf die Kontrolle gleich stark besetzt sind. Dann ist $\text{Cor}\,(T_i, T_j) = n_2/(n_1 + n_2)$.

Für diese beiden wichtigen Spezialfälle sind die Quantile von M bzw. $|M|$ tabelliert[6] und stehen in guter Statistik-Software zur Verfügung.

Die Testdurchführung ist nun wie folgt: Man erweitert die relevanten Hypothesen $H_0 : \mu_i = \mu_1$, $i = 2, \ldots, a$, um alle Schnitthypothesen. Für Faktorstufen $A \subset \{2, \ldots, a\}$ sei H_0^A die zugehörige Schnitthypothese. Für $A = \{2, 4\}$ ist bspw. $H_0^A : \mu_1 = \mu_2 = \mu_4$. H_0^A wird verworfen, wenn $|T_A|$, wobei

$$T_A = \max_{i \in A} \frac{\overline{Y}_i - \overline{Y}_1}{\widehat{\sigma}\sqrt{\frac{1}{n_i} + \frac{1}{n_1}}},$$

größer ist als das $(1-\alpha)$-Quantil der tabellierten Nullverteilung von $|M|$. Beim einseitigen Testen schließt man auf die Existenz einer Faktorstufe $i_0 \in A$ mit $\mu_{i_0} > \mu_1$, wenn T_A größer als das $(1 - \alpha)$-Quantil der Nullverteilung von M ist.

▷ **Bonferroni-Holm-Prozedur**

Die Bonferroni - Holm - Prozedur kann wie folgt zur logisch konsistenten Durchführung von Paarvergleichen herangezogen werden. Zunächst testet man alle interessierenden Paar-Hypothesen der Form $H_0 : \mu_i = \mu_j$. Dann bildet man alle Durchschnittshypothesen. Eine Durchschnittshypothese wird verworfen, wenn eine der am Durchschnitt beteiligten Hypothesen verworfen wird. Nur wenn alle an der Durchschnittsbildung beteiligten Hypothesen akzeptiert werden, wird auch die Durchschnittshypothese akzeptiert.

❷ **5.11.3 Randomisiertes Blockdesign**

Oftmals sind die Versuchseinheiten nicht vollständig homogen, sondern unterscheiden sich hinsichtlich relevanter Einflussgrößen (z.B. Alter, Geschlecht). Durch die vollständige (geschichtete) Randomisierung wird zwar erreicht, dass sich die eigentlich inhomogenen Versuchseinheiten gleichmäßig auf die Stichproben verteilen, so dass diese homogen sind, jedoch ist oftmals die Fehlervarianz hoch. Die randomisierte Blockanlage (engl.: *randomized block design, (RBD)*) strebt eine Reduzierung des Messfehlers an, indem in den Blöcken (Schichten) Versuchseinheiten zusammengefasst werden, die hinsichtlich einer Blockvariablen homogen sind. Die Streuung der Messungen *zwischen* den Blöcken, die den Blockeffekt definiert, kann dann von der Streuung *innerhalb* der Blöcke getrennt werden. Für ein randomisiertes Blockdesign werden konkret a Versuchseinheit einer Schicht benötigt. Bei n Schichten (Blöcken) ergibt das $N = na$ Beobachtungen. Werden pro Block und Behandlung gleichviele Messungen vorgenommen (Messwiederholungen), so arbeitet

---

[6]Bechhofer und Dunnett (1988), *Tables of the percentage points of multivariate Students t distribution*, In: Selected Tables in Mathematical Statistics, **11**, 1-371.

i.d.R. man mit den arithmetischen Mitteln. Hierdurch kann die Fehlervarianz nochmals reduziert werden.

Modell: Y_{ij} sei die Beobachtung des i-ten Blocks unter der Behandlung j. $\mu_j = E(Y_{ij})$ sei der Erwartungswert der j-ten Stichprobe. Ist $\mu = \frac{1}{a}\sum_{j=1}^{a}\mu_j$ das Globalmittel, so können wir die Behandlungseffekte auch durch die Parameter

$$\vartheta_j = \mu_j - \mu, \qquad j = 1, \ldots, a,$$

also durch die Abweichungen vom Globalmittel beschreiben. Dann gilt die *Reparametrisierungsbedingung*

$$\sum_{j=1}^{a}\vartheta_j = 0.$$

Der zusätzliche Einfluss des Blockfaktors und des Messfehlers wird nun durch folgende Modellgleichung erfasst:

$$Y_{ij} = \mu + \vartheta_j + B_i + \epsilon_{ij}, \qquad i = 1, \ldots, n; \; j = 1, \ldots, a.$$

ϵ_{ij} sind unabhängig und identisch $\mathcal{N}(0, \sigma_\epsilon^2)$-verteilte Messfehler. Es wird angenommen, dass die Blockeffekte $B_1, \ldots, B_n$ unabhängig und identisch normalverteilte verteilte Zufallsvariablen mit Erwartungswert 0 und Varianz σ_B^2 sind, die unabhängig von den Messfehlern sind. Dann ist

$$\text{Var}\,(Y_{ij}) = \sigma_B^2 + \sigma_\epsilon^2.$$

Vom Messfehler $\sigma^2 = \text{Var}\,(Y_{ij})$ kann also der Einfluss des Blockfaktors separiert werden. Für einen festen Block i streuen die Beobachtungen um den Wert $\mu_j + B_i$, bei Mittelung über alle Blöcke jedoch um μ_j.

Primär ist man daran interessiert, Behandlungsunterschiede aufzudecken, d.h.:

$$H_0 : \vartheta_1 = \cdots = \vartheta_a = 0 \qquad \text{versus} \qquad H_1 : \vartheta_i \neq 0 (\text{für mindestens ein } i).$$

Das Globalmittel μ wird durch $\widehat{\mu} = \overline{Y}_{..}$ geschätzt, der Erwartungswert der j-ten Stichprobe durch $\widehat{\mu}_j = \overline{Y}_{.j}$. Der Behandlungseffekt ϑ_j kann dann einfach durch

$$\widehat{\vartheta}_j = \overline{Y}_{.j} - \overline{Y}_{..}$$

geschätzt werden. Eine Prognose des Blockeffekts erhält man durch

$$\widehat{B}_i = \overline{Y}_{i.} - \overline{Y}_{..}$$

Man erhält nun Modell-Prognosen für Y_{ij} durch

$$\widehat{Y}_{ij} = \widehat{\mu} + \widehat{\vartheta}_j + \widehat{B}_i = \overline{Y}_{i\cdot} + \overline{Y}_{\cdot j} - \overline{Y}_{\cdot\cdot}$$

und Restterme (Residuen) durch

$$\widehat{e}_{ij} = Y_{ij} - \widehat{Y}_{ij} = Y_{ij} - \overline{Y}_{i\cdot} - \overline{Y}_{\cdot j} + \overline{Y}_{\cdot\cdot}$$

Bei Vorliegen eines Behandlungseffekts sollten die $\widehat{\vartheta}_j$ deutlich streuen, d.h. Stichprobenmittel $\overline{Y}_{\cdot j}$ sollten deutlich um das Gesamtmittel $\overline{Y}_{\cdot\cdot}$ streuen. Genauso erwarten wir eine starke Streuung der $\widehat{B}_i$, wenn tatsächlich ein Blockeffekt vorliegt. Konkret definiert man die Quadratsummen

$$SS(A) = n \sum_{j=1}^{a} (Y_{\cdot j} - Y_{\cdot\cdot})^2$$

$$SS(B) = a \sum_{j=1}^{a} (Y_{i\cdot} - Y_{\cdot\cdot})^2$$

$$SSE = \sum_{i=1}^{n} \sum_{j=1}^{a} (Y_{ij} - Y_{\cdot j} - Y_{i\cdot} + Y_{\cdot\cdot})^2$$

Es zeigt sich, dass die Gesamtstreuung in den Daten, $SST = \sum_{i=1}^{n} \sum_{j=1}^{a} (Y_{ij} - \overline{Y}_{\cdot\cdot})^2$ additiv in diese Streuungskomponenten zerlegt werden kann:

$$SST = SS(A) + SS(B) + SSE.$$

Ferner sind die einzelne Terme gestreckt χ^2-verteilt. Um auf Behandlungseffekte zu testen, verwendet man die F-Statistik

$$F_A = \frac{(n-1)(a-1)}{a-1} \frac{SS(A)}{SSE}.$$

Unter H_0 folgt F_A einer $F((a-1), (n-1)(a-1))$-Verteilung.
Um das Vorliegen eines Blockeffekts zu testen, betrachtet man das Testproblem

$$H_0 : \sigma_B^2 = 0 \qquad \text{versus} \qquad H_1 : \sigma_B^2 > 0.$$

Das Vorliegen eines Blockeffekts kann anhand der Teststatistik

$$F_B = \frac{(n-1)(a-1)}{n-1} \frac{SS(B)}{SSE}$$

überprüft werden, die unter $H_0^{(B)}$ einer $F(n-1, (n-1)(a-1))$-verteilung folgt.

❯ **5.11.4 Zweifaktorielle Varianzanalyse**

Bei einer zweifaktoriellen Varianzanalyse möchte man den Einfluss von zwei Faktoren A und B auf eine metrische Zielgröße untersuchen. Ziel ist es zu untersuchen, ob Faktor A und Faktor B einen Effekt haben und ob Wechselwirkungen zwischen den Faktoren existieren. Von einem Effekt (Wirkung) eines Faktors spricht man in diesem Kontext, wenn der Erwartungswert der Beobachtungen von der Faktorstufe des Faktors abhängt. Eine Wechselwirkung (Interdependenz) liegt vor, wenn die Wirkung des Faktors A von der Faktorstufe j des Faktors B abhängt.

Hat der Faktor A genau a Faktorstufen und B b Stufen, so gibt es $a \cdot b$ verschiedene Kombinationen (Versuchsbedingungen, Experimentierbedingungen) von Faktorstufen, unter denen Beobachtungen erhoben werden können. Bei einem vollständig gekreuzten Versuchsplan, den wir hier besprechen wollen, werden unter allen Kombinationen gleich viele Beobachtungen erhoben. Ferner geht das vorgestellte Verfahren davon aus, dass unabhängige Beobachtungen vorliegen.

Sowohl für die *Interpretation* als auch für die Testdurchführung ist es ein Unterschied, ob die Faktoren *fest* oder *zufällig* sind. Wir besprechen zunächst die Fall, dass A und B feste Faktoren sind, d.h. ihre Faktorstufen sind feste - meist vorgewählte Ausprägungen. Die sich ergebenden Änderungen, wenn B zufällig ist, werden im Anschluss dargestellt.

Wir wollen die zu entwickelnde Methodik entlang des folgenden (hypothetischen) Zahlenbeispiels erläutern.

Beispiel 5.11.4 Im Rahmen einer kontrollierten randomisierten Studie sollte der Einfluss von verschiedenen Dosierungen eines biochemischen Wirkstoffs (Faktor B) untersucht werden. Zusätzlich wurde der Faktor Geschlecht (Faktor A) berücksichtigt. Pro Zelle wurden $m = 3$ Messungen vorgenommen. In der folgenden Tabelle sind für die $a \cdot b = 6$ Versuchsbedingungen jeweils die Summen (oberer Eintrag) sowie die Summe der quadratischen Abweichungen vom Mittelwert (unterer Eintrag) angegeben.

5.11.4

		B: Dosierung			
		1 (Kontrolle)	2 (niedrig)	3 (hoch)	$\sum$
	1(M)	8.37	9.31	13.23	30.91
		1.43	1.48	0.11	
A	2(F)	9.46	14.47	16.63	40.56
		0.29	2.54	0.36	
		17.83	23.78	29.86	71.47

Modell: Unter jeder Faktorstufenkombination der Stufe i des Faktors A und der Stufe j des Faktors B liegen m Meßwiederholungen Y_{ijk}, $k = 1, \ldots, m$ vor. Insgesamt liegen $n = a \cdot b \cdot m$ unabhängige Beobachtungen, die sich auf $a \cdot b$ Versuchsbedingungen verteilen. Wir zerlegen Y_{ijk} in eine systematische und eine stochastische Komponente:

$$Y_{ijk} = \mu_{ij} + \epsilon_{ijk}$$

Hierbei ist μ_{ij} der unbekannte (wahre) Erwartungswert einer Beobachtung, die unter der Versuchsbedingung (i, j) erhoben wurde. ϵ_{ijk} sind unabhängig und identisch $N(0, \sigma^2)$-verteilt.

Der Erwartungswert μ_{ij} wird additiv zerlegt:

$$\mu_{ij} = \mu + \alpha_i + \beta_j + (\alpha\beta)_{ij}$$

Herbei ist $\mu = \bar{\mu}.. = \frac{1}{ab} \sum_{i=1}^{a} \sum_{j=1}^{b} \mu_{ij}$ das Globalmittel der μ_{ij}. Die Differenz des über die Stufen des anderen Faktors gemittelten Erwartungswertes, $\bar{\mu}_i. = \frac{1}{b} \sum_{j=1}^{b} \mu_{ij}$, vom Globalmittel wollen wir als Effekt der i-ten Stufe des Faktors A ansehen:

$$\alpha_i = \bar{\mu}_i. - \mu$$

Der Faktor A hat dann keinen Effekt, wenn alle α_i Null sind. Genauso bezeichnen wir

$$\beta_j = \bar{\mu}._j - \mu$$

mit $\bar{\mu}._j = \frac{1}{a} \sum_{i=1}^{a} \mu_{ij}$ als Haupteffekt des Faktors B. Die Wechselwirkungsterme ergeben sich nun zu

$$\begin{aligned} (\alpha\beta)_{ij} &= \mu_{ij} - \alpha_i - \beta_j - \mu \\ &= \mu_{ij} - \bar{\mu}_i. - \bar{\mu}._j + \bar{\mu}.. \end{aligned}$$

Sind alle $a \cdot b$ Wechselwirkungsterme 0, so kann man auf der Ebene der Erwartungswerte ganz einfach rechnen: Unter der Versuchskonstellation (i, j) hat eine Messung Y_{ij} den Erwartungswert $\mu + \alpha_i + \beta_j$; die α_i und β_j sind die Zuschläge und Abschläge.

Es liegt nahe, die Parameter μ, α_i, β_j, $(\alpha\beta)_{ij}$ wie folgt zu schätzen: Für jede Versuchsbedingung (i, j) wird der Erwartungswert μ_{ij} durch das arithmetische Mittel $\bar{Y}_{ij}. = \frac{1}{m} \sum_{k=1}^{m} Y_{ijk}$ der Beobachtungen $Y_{ij1}, \ldots, Y_{ijm}$ geschätzt. Nun ersetzt man in den Ausdrücken für α_i, β_j und $(\alpha\beta)_{ij}$ die μ_{ij} durch diese

Mittelwerte. Dies führt auf:

$$\widehat{\alpha}_i = \bar{Y}_{i\cdot\cdot} - \bar{Y}_{\cdots}, \qquad i = 1, \ldots, a,$$
$$\widehat{\beta}_j = \bar{Y}_{\cdot j \cdot} - \bar{Y}_{\cdots}, \qquad j = 1, \ldots, b.$$

Hierbei ist $\bar{Y}_{i\cdot\cdot} = \frac{1}{mb} \sum_{j=1}^{b} \sum_{k=1}^{m} Y_{ijk}$ das Mittel über alle Beobachtungen unter der i-ten Faktorstufe von A und $\bar{Y}_{\cdot j\cdot} = \frac{1}{ma} \sum_{i=1}^{a} \sum_{k=1}^{m} Y_{\cdot j\cdot}$ das Mittel über alle Beobachtungen unter der Faktorstufe j von Faktor B. $\bar{Y}_{\cdots}$ bezeichnet das Mittel über alle Beobachtungen. Die $a \cdot b$ Wechselwirkungsterme schätzt man durch

$$\widehat{(\alpha\beta)}_{ij\cdot} = \bar{Y}_{ij\cdot} - \bar{Y}_{i\cdot\cdot} - \bar{Y}_{\cdot j\cdot} + \bar{Y}_{\cdots}.$$

Beispiel 5.11.5 Für die Daten aus Beispiel 5.11.4 erhält man zunächst: 5.11.5

$$\bar{Y}_{\cdot1\cdot} = \frac{17.83}{6} = 2.97167, \quad \bar{Y}_{\cdot2\cdot} = \frac{23.78}{6} = 3.9633, \quad \bar{Y}_{\cdot3\cdot} = \frac{29.86}{6} = 4.9767$$

und

$$\bar{Y}_{1\cdot\cdot} = \frac{30.91}{9} = 3.4344, \quad \bar{Y}_{2\cdot\cdot} = \frac{40.56}{9} = 4.50667.$$

Schließlich ist $\bar{Y}_{\cdots} = 3.97056$. Hieraus berechnet man

$$\widehat{\alpha}_1 = -0.5361, \quad \widehat{\alpha}_2 = 0.5361,$$

$$\widehat{\beta}_1 = -0.9988, \quad \widehat{\beta}_2 = -0.0072, \quad \widehat{\beta}_3 = 1.00611,$$

sowie

$$[\widehat{(\alpha\beta)}_{ij}] = \begin{bmatrix} 0.3544 & -0.3238 & -0.0306 \\ -0.3544 & 0.3238 & 0.0306 \end{bmatrix}$$

Test der Haupteffekte:
Um zu untersuchen, ob der Faktor A einen Effekt hat, formulieren wir das statistische Testproblem:

$$H_0(A) : \alpha_i = 0, i = 1, \ldots, a \quad (A \text{ hat keinen Effekt})$$

versus

$$H_1(A) : \alpha_i \neq 0 \quad \text{für ein } i \in \{1, \ldots, a\} \quad (\text{Effekt } A \text{ liegt vor})$$

Für den Effekt B werden die Hypothesen entsprechend formuliert. Es zeigt sich, dass die Gesamtstreuung wiederum additiv zerlegt werden kann:

$$SST = SS(A) + SS(B) + SS(AB) + SSE$$

Die auftretenden Quadratsummen sind hierbei wie folgt definiert:

$$SS(A) \quad = \quad bm \sum_{i=1}^{a} (\widehat{\alpha}_i)^2$$

$$SS(B) \quad = \quad am \sum_{j=1}^{b} (\widehat{\beta}_j)^2$$

$$SS(AB) \quad = \quad m \sum_{i=1}^{a} \sum_{j=1}^{b} (\widehat{(\alpha\beta)}_{ij})^2$$

$$SSE \quad = \quad \sum_{i=1}^{a} \sum_{j=1}^{b} (Y_{ijk} - \overline{Y}_{ij\cdot})^2$$

Unter der Nullhypothese $H_0(A)$ sind $SS(A)$ und SSE unabhängig gestreckt χ^2-verteilt:

$$SS(A) \sim \sigma^2 \chi^2 (a-1), \qquad SSE \sim \sigma^2 \chi^2 (ab(m-1)).$$

Als Teststatistik verwendet man daher die Statistik

$$F_A = \frac{ab(m-1)}{a-1} \frac{SS(A)}{SSE} \sim F(a-1, ab(m-1)).$$

Unter der Alternative $H_1(A)$ berechnet sich der Erwartungswert zu

$$E_{H1}(SS(A)) = (a-1)\sigma^2 + mb \sum_{i=1}^{a} \alpha_i^2.$$

Jeder größer also die Quadratsumme der α_i ist, desto stärker ist die Tendenz der Teststatistik F_A, große Werte anzunehmen und somit (richtigerweise) die Nullhypothese zu verwerfen.

Entsprechend verwendet man für den Test von $H_0(B)$ gegen $H_1(B)$ die Teststatistik

$$F_B = \frac{ab(m-1)}{b-1} \frac{SS(B)}{SSE} \sim F(b-1, ab(m-1)).$$

5.11.6   **Beispiel 5.11.6** Für die Daten aus Beispiel 5.11.4 errechnet man zunächst

$$SSE = 1.43 + 1.48 + 0.11 + 0.29 + 2.54 + 0.36 = 6.208867.$$

Die Quadratsummen zur Messung der Haupteffekte berechnen sich zu:

$$SS(A) \quad = \quad (3 \cdot 3)(\widehat{\alpha}_1^2 + \widehat{\alpha}_2^2) = 5.173472$$
$$SS(B) \quad = \quad (2 \cdot 3)(\widehat{\beta}_1^2 + \widehat{\beta}_2^2 + \widehat{\beta}_3^2) = 12.06054$$

Als Teststatistiken ergeben sich daher

$$F_A = 9.998873 \quad \text{und} \quad F_B = 11.65483.$$

Die Hypothesen $H_0(A)$ und $H_0(B)$ sollen jeweils auf einem Signifikanzniveau von $\alpha = 0.1$ überprüft werden. Die 0.9-Quantile der zugehörigen F-Verteilungen sind wegen $ab(m-1) = 12$ gegeben durch $q_A = F(1,12)_{0.9} = 4.747$ bzw. $q_B = F(2,12)_{0.9} = 3.885$. Da $F_A > q_A$ und $F_B > q_B$, können beide Nullhypothesen verworfen werden.

Test auf Wechselwirkung: Als Testproblem formuliert man

$$H_0 : (\alpha\beta)_{ij} = 0, \quad \text{für alle } i, j, \qquad \text{keine Wechselwirkung}$$

versus

$$H_1 : (\alpha\beta)_{ij} \neq 0, \quad \text{für ein Paar (i,j)}, \quad \text{Wechselwirkungseffekt}$$

Als Teststatistik verwendet man die Statistik

$$F_{AB} = \frac{ab(m-1)}{(a-1)(b-1)} \frac{SS(AB)}{SSE},$$

die unter $H_1(AB)$ einer F-Verteilung mit $(a-1)(b-1)$ und $ab(m-1)$ Freiheitsgraden folgt.

Beispiel 5.11.7 Bestehen zwischen der Dosierung und dem Geschlecht in Beispiel 5.11.4 Wechselwirkungen? Man berechnet zunächst

$$S(AB) = 3 \cdot \sum_{i=1}^{a} \sum_{j=1}^{b} \widehat{(\alpha\beta)}_{ij}^{\,2} = 1.388811$$

und hieraus $F_{AB} = 1.342091$. Das 0.9-Quantil der zugehörigen F-Verteilung ist $q_{AB} = F(2,12) = 3.8853$. Da $F_{AB} < q_{AB}$, können auf einem Niveau von $\alpha = 0.1$ keine Wechselwirkungen nachgewiesen werden.

5.11.7

Die Varianzanalyse-Tabelle hat meist folgendes Aussehen:

Quelle	DF	SS	MSS	F
A	$a-1$	$SS(A)$	$\frac{1}{a-1}SS(A)$	F_A
B	$b-1$	$SS(B)$	$\frac{1}{b-1}SS(B)$	F_B
AB	$(a-1)(b-1)$	$SS(AB)$	$\frac{1}{(a-1)(b-1)}SS(AB)$	F_{AB}
Error	$ab(m-1)$	SSE		

5.11.8   **Beispiel 5.11.8** Die Varianzanalyse-Tabelle für unser Beispiel - ergänzt um eine Spalte mit den p-Werten - sieht nun so aus (die Einträge sind auf drei Nachkommastellen gerundet):

Quelle	DF	SS	MS	F	p-Wert
A	1	5.173	5.173	9.999	0.008
B	2	12.061	6.033	11.655	0.002
AB	2	1.3888	0.694	1.342	0.30
Error	12	6.2089			

Aus dieser Tabelle liest man leicht das Ergebnis ab: Es gibt keine signifikanten Wechselwirkungen zwischen A und B. Beide Haupteffekte sind signifikant (auf allen üblichen Niveaus) mit p-Werten < 0.01.

Interpretation von Wechselwirkungen: Das Auftreten von Wechselwirkungen bedeutet, dass der Effekt des Faktors A nicht unabhängig von den Stufen des Faktors B ist. Dies kann zu scheinbaren Widersprüchen führen. So ist es möglich, dass Wechselwirkungen stark signifikant sind, also Unterschiede zwischen den Faktorstufenkombinationen deutlich sind, und dennoch der Effekt eines Hauptfaktors nicht signifikant ist. Dies liegt daran, dass beim Testen des Hauptfaktors über den anderen Faktor gemittelt wird. Ist die Wirkung des Hauptfaktors in den Stufen von B gegenläufig, so können sich die Effekte herausmitteln, so dass der Einfluss nicht mehr erkennbar ist.

▷ **Gemischtes Modell**

Man spricht von einem gemischten Modell, wenn ein Faktor (ab sofort A) fest und der andere (also B) zufällig ist. Bei einem festen Faktor werden die Faktorstufen fest gewählt und ihr spezieller Einfluss ist von Interesse. Ist B ein zufälliger Faktor, so stellen seine Ausprägungen eine Zufallsauswahl aus einer - oft - unendlich großen Grundgesamtheit dar. Möchte man etwa die Dosierung eines Medikament (Faktor A, fest) und den (möglichen) Einfluss des behandelnden Arztes (Faktor B) untersuchen, so ist es vernünftig anzunehmen, dass die Ärzte zufällig ausgewählt wurden; dann liegt ein zufälliger Faktor vor. Genauso verhält es sich, wenn die Effektivität verschiedener Werbespots (fester Faktor) untersucht werden soll. Hier wird man zufällig einige Testregionen auswählen (zufälliger Faktor), um zu Erkennen, ob regionale Schwankungen die Effektivität überlagern. Die $\beta_1, \ldots, \beta_b$ werden daher als zentrierte, identisch $N(0, \sigma_\beta^2)$-verteilte und paarweise unkorrelierte Zufallsvariablen modelliert, welche die (zufälligen) Schwankungen um das Niveau $\mu + \alpha_i$ beschreiben, die als unabhängig vom Messfehler angenommen werden. Der zufällige Faktor B hat genau dann keinen Einfluss, wenn die Varianz σ_β^2

Null ist, d.h. man betrachtet das Testproblem

$$H_0 : \sigma_\beta^2 = 0 \qquad \text{versus} \qquad H_1 : \sigma_\beta^2 > 0.$$

Als Prüfgröße ist - im Unterschied zum Modell mit festen Effekten - die Teststatistik $F_B = \frac{(a-1)(b-1)}{b-1} \frac{SS(B)}{SS(AB)}$ anzuwenden, die unter H_0 einer $F(b - 1, (a-1)(b-1))$-Verteilung folgt. Umfasst das Modell Wechselwirkungsterme $(\alpha\beta)_{ij}$, so sind diese ebenfalls zufällig: $(\alpha\beta)_{ij} \sim N(0, \sigma_{(\alpha\beta)}^2)$. Die zugehörige Nullhypothese $H_0 : \sigma_{(\alpha\beta)}^2 = 0$, dass ihre Varianz Null ist, wird durch die Teststatistik $F_{AB} = \frac{ab(m-1)}{(a-1)(b-1)} \frac{SS(AB)}{SSE}$ überprüft, die unter H_0 einer $F((a - 1)(b - 1), ab(m - 1))$-Verteilung folgt.

5.12 Nichtparametrische Varianzanalyse

Die klassische Varianzanalyse basierend auf arithmetischen Mittelwerten erbt die konzeptionellen Nachteile des gewöhnlichen arithmetischen Mittels: Die Teststatistiken reagieren empfindlich auf Ausreißer und Abweichungen von der Normalverteilungsannahme. Bestehen Zweifel an der Anwendbarkeit, so stehen nichtparametrische Verfahren basierend auf den Rangzahlen der Daten zur Verfügung.

❯ 5.12.1 Kruskal-Wallis-Test (Einfaktorielles Design)

Der Kruskal-Wallis-Test stellt die direkte Verallgemeinerung des Lagevergleichs von zwei Stichproben durch den Wilcoxon-Rangsummentest auf den Lagevergleich mehrerer Stichproben dar. Hierbei wird wie in der klassischen einfachen Varianzanalyse angenommen, dass a unabhängige Stichproben von unabhängigen Messwerten vorliegen. Zu testen ist die Nullhypothese,

$$H_0 : F_1(x) = \cdots = F_a(x) \qquad (\forall x),$$

dass die Verteilungsfunktionen $F_1(x), \ldots, F_a(x)$ der a Stichproben identisch sind. Als Alternative betrachtet man i.d.R. den Fall, dass Lageunterschiede zwischen den Stichproben bestehen. Sind $\mu_1, \ldots, \mu_a$ die Mediane der Stichproben, so sind die Daten der j-ten Stichprobe verteilt nach

$$F_j(x) = F(x - \mu_j), \qquad j = 1, \ldots, a,$$

wobei $F(x)$ die Verteilungsfunktion der Messfehler ist und den Median 0 besitzt. Das Testproblem lautet dann in Analogie zur Formulierung bei der Varianzanalyse:

$$H_0 : \mu_1 = \cdots = \mu_a \qquad \text{versus} \qquad H_1 : \mu_i \neq \mu_j \text{ für ein Paar } i \neq j.$$

Beim Kruskal-Wallis-Test werden die Messwerte X_{ij} durch ihre Rangzahlen in der *Gesamtstichprobe* ersetzt. Der Rang R_{ij} von X_{ij} ist also die Anzahl der Beobachtungen, die kleiner oder gleich X_{ij} sind. Nun betrachtet man die Rangmittel

$$\overline{R}_{i\cdot} = \frac{1}{n_i} \sum_{j=1}^{n_i} R_{ij}, \qquad i = 1, \ldots, a,$$

der a Stichproben. Das Gesamtmittel $\overline{R}$ über alle Rangzahlen ergibt gerade $\frac{N+1}{2}$, da die Summe der Zahlen von 1 bis N $\frac{N(N+1)}{2}$ ist. Der Zähler des F-Tests der klassischen Varianzanalyse betrachtet - intuitiv einleuchtend - eine gewichtete Summe der Abweichungen der Gruppenmittel vom Gesamtmittel: $SS(A) = \sum_{i=1}^{a} n_i(\overline{X}_{i\cdot} - \overline{X})^2$. Es ist nahe liegend, $\overline{X}_{i\cdot}$ durch $\overline{R}_{i\cdot}$ und $\overline{X}$ durch $\overline{R}$ zu ersetzen, also i.w. die Streuung der Rangmittel um das Gesamtmittel zu betrachten. Diese Streuung sollte um so größer sein, je deutlicher die Lageunterschiede zwischen den Stichproben ausfallen. Dieser Intuition folgend basiert der Kruskal-Wallis Test auf der Teststatistik

$$H = \frac{12}{N(N+1)} \sum_{i=1}^{a} n_i(\overline{R}_{i\cdot} - \overline{R})^2,$$

die in großen Stichproben näherungsweise $\chi^2(df)$-verteilt ist mit $df = a - 1$ Freiheitsgraden, wenn die Nullhypothese gilt. Für Handrechnungen benutzt man die einfachere Formel

$$H = \frac{12}{N(N+1)} \sum_{i=1}^{a} n_i(R_{i\cdot})^2 - 3(N+1).$$

Liegen Bindungen vor, so werden Mittelränge vergeben. Bei sehr vielen Bindungen sollte die Prüfgröße durch den Korrekturfaktor

$$K = 1 - \frac{1}{N^3 - N} \sum_{j=1}^{r}(t_j^3 - t_j)$$

dividiert werden. Hierbei ist r die Anzahl der verschiedenen Werte in der Gesamtstichprobe und t_j die Anzahl der Beobachtungen, die mit der j-ten Ordnungsstatistik übereinstimmen. Bsp: Der Datensatz $1, 5, 5, 8, 8, 8$ hat $r = 3$ verschiedene Werte mit $t_1 = 1$, $t_2 = 2$ und $t_3 = 2$. Die Mittelränge sind $1, 2.5, 2.5, 5, 5, 5$)

▷ **Multiple Vergleiche**

Wie bei der klassischen Varianzanalyse interessieren auch multiple Paarvergleiche unter den a Stichproben. Werden l Stichproben-Paare verglichen, so korrigiert man zunächst das Niveau. Jeder einzelne Vergleich wird auf einem

Niveau $\alpha' = \alpha/l$ durchgeführt (Bonferroni - Korrektur). Sollen alle verschiedenen Stichproben-Paare verglichen werden, so wählt man $l = \binom{a}{2} = \frac{a(a-1)}{2}$. Für jedes relevante Paar von Rangsummen $R_i.$ und $R_j.$ zweier Behandlung (Stichproben) i und j berechnet man nun

$$Z_{ij} = \frac{R_i. - R_j.}{s_{ij}}, \quad \text{mit} \quad s_{ij} = \sqrt{\frac{N(N+1)}{12}\left(\frac{1}{n_i} + \frac{1}{n_j}\right)}.$$

Man schließt, dass die Behandlung i im Schnitt größere Messungen liefert als Behandlung j, wenn $Z_{ij} > z_{1-\alpha'}$, wobei $z_{1-\alpha'}$ das $(1-\alpha')$-Quantil der $\mathcal{N}(0,1)$-Verteilung ist. Aus $Z_{ij} < z'_\alpha$ schließt man, dass Behandlung i im Schnitt kleinere Messungen liefert.

Alternativ kann man für jedes relevante Paar von Stichproben den p-Wert des zugehörigen Wilcoxon-Rangsummentests ermitteln und die Bonferroni - Holm - Prozedur anzuwenden.

❯ 5.12.2 Friedman-Test (Blockdesign)

Während der Kruskal-Wallis-Test die Ränge in der Gesamtstichprobe untersucht, werden beim Friedman-Test nur Ränge innerhalb der Faktorstufen des einen Faktors - genannt: **Blockfaktor** vergeben, um Lageunterschiede hinsichtlich der Stufen des anderen Faktors zu testen. Hierdurch ist der Test sehr flexibel einsetzbar, insbesondere auch auf Versuchspläne mit *abhängigen*, sog. *verbundenen* Beobachtungen:

— *Zweifaktorielle Varianzanalyse ohne Wechselwirkungen:* Ist einer der beiden Faktoren zufällig, so *muss* dieser als Blockfaktor verwendet werden. Sind beide Faktoren fest, so kann man den Einfluss des einen Faktors testen, wenn der andere als Blockfaktor fungiert.

— *Randomisiertes Blockdesign:* $N = n \cdot a$ Versuchseinheiten werden in n Blöcke der Größe a eingeteilt, so dass sich die Versuchseinheiten eines Blocks hinsichtlich relevanter Faktoren (z.B. Alter) möglichst ähnlich sind. Nun werden die Versuchseinheiten jedes Blocks auf die a Gruppen randomisiert.

— *Abhängige Messungen:* Jede Versuchseinheit wird a Versuchsbedingungen (Behandlungen) ausgesetzt. An jeder Versuchseinheit werden a *abhängige* Messungen vorgenommen. Die Blöcke entsprechen hier den Versuchseinheiten. Messungen von verschiedenen Versuchseinheiten können zwar bei Zufallsauswahl aus der zugrunde liegenden Population als unabhängig angenommen werden, nicht jedoch verschiedene Messungen an derselben Versuchseinheit.

— *n-Rankings*: n Versuchspersonen (z.B. Konsumenten), die als „Richter" auftreten, werden gebeten, a Objekte (z.B. Produkte) hinsichtlich eines vorgegebenen oder freien Kriteriums (z.B. ihrer persönlichen Präferenz) anzuordnen. Hier entsprechen die Richter den Blöcken und die Urteile den abhängigen Messungen. Man möchte untersuchen, ob es eine gewisse Übereinstimmung zwischen den Urteilen gibt oder nicht.

Formal gesehen liegen für jeden Block i genau a *verbundene* Messungen

$$(X_{i1}, \ldots, X_{ia}), \qquad i = 1, \ldots, n,$$

vor. Ziel ist es zu untersuchen, ob Lageunterschiede zwischen den a Stichproben bestehen. Hierzu nehmen wir an, dass

$$X_{ij} \sim F(x - \mu_j)$$

mit einer Verteilungsfunktion F mit Median 0. Die Parameter $\mu_1, \ldots, \mu_a$ sind die Mediane der a Stichproben. Das Testproblem lautet dann

$$H_0 : \mu_1 = \cdots = \mu_a \qquad \text{kein Lageunterschied (kein Effekt der Behandlungen)}$$

versus

$$H_1 : \mu_i \neq \mu_j \qquad \text{für ein Paar } i \neq j \text{ (Behandlungseffekt liegt vor)}.$$

Der Friedman-Test ist ein sehr einfach durchzuführender Test, um den Einfluss des festen Faktors *Behandlung* zu testen, wobei die Blockbildung durch den zufälligen oder festen *Blockfaktor* berücksichtigt wird. Hierzu werden den Beobachtungen *blockweise* Ränge zugeordnet. Man ermittelt also für jede Beobachtung X_{ij} den Rang R_{ij} unter den a Messungen $X_{i1}, \ldots, X_{ia}$ desselben Blocks i. Es werden also stets Zahlen zwischen 1 und a zugeordnet. Bei Bindungen werden Mittelränge vergeben. Nun vergleicht man die Rangmittel der a Stichproben $\overline{R}_{\cdot 1}, \ldots, \overline{R}_{\cdot a}$. Unterscheiden sich die Stichproben hinsichtlich ihrer Mediane, so sollten diese Rangmittel deutlich um das Gesamtmittel $\overline{R}_{\cdot \cdot} = \frac{a+1}{2}$ streuen. Konkret ist die Teststatistik des Friedman-Tests gegeben durch

$$F = \frac{12n}{a(a+1)} \sum_{j=1}^{a} (\overline{R}_{\cdot j} - \overline{R}_{\cdot \cdot})^2.$$

Für Handrechnungen verwendet man die einfachere Formel

$$F = \frac{12n}{a(a+1)} \sum_{j=1}^{a} (\overline{R}_{\cdot j})^2 - 3n(a+1).$$

Unter H_0 ist F in großen Stichproben näherungsweise $\chi^2(df)$-verteilt mit $df = a - 1$ Freiheitsgraden. H_0 wird also auf dem Niveau α verworfen, wenn $F > \chi(a-1)_{1-\alpha}$.

▷ **Varianzanalytisches Modell**

Es ist üblich, die Wirkung des Blockfaktors und des Behandlungsfaktors durch folgendes varianzanalytische Modell zu beschreiben:

$$X_{ij} = \mu_j + B_i + \epsilon_{ij}, \quad \text{für } i = 1, \ldots, n, \; j = 1, \ldots, a$$

Hierbei sind ϵ_{ij} unabhängig und identisch verteilte Störterme mit $E(\epsilon_{ij}) = 0$ und $\sigma^2 = \mathrm{Var}\,(\epsilon_{ij}) > 0$, die Messfehler beschreiben. $\mu_1, \ldots, \mu_a \in \mathbb{R}$ sind die (unbekannten) Mediane der a Stichproben, die durch die Faktorstufen des festen Faktors *Behandlung* definiert werden. $B_1, \ldots, B_n$ sind unabhängige Zufallsvariable mit Erwartungswert 0 und gemeinsamer Varianz $\sigma_B^2 > 0$. Es wird angenommen, dass die Zufallsvariablen

$$B_1, \ldots, B_n, \epsilon_{11}, \ldots, \epsilon_{na}$$

unabhängig sind. Diese Annahme ist sinnvoll, da $B_1, \ldots, B_n$ die Einflüße der n zufällig und unabhängig voneinander ausgewählten Versuchseinheiten beschreiben sollen und die ϵ_{ij} die unabhängig hiervon zu verzeichnenden Messfehler bei der Erhebung der Zielgröße.

Zur Interpretation denken wir uns, dass die Versuchseinheiten Individuen sind, an denen unter a Bedingungen eine Messung gemessen wird. So kann etwa der Blutdruck bei verschiedenen Dosierungen eines Medikaments gemessen werden, oder - um ein ökonomisches Beispiel zu nennen - die subjektiv beurteilte Schönheit einer Produktverpackung. Jede Bedingung entspricht einem mittleren Wert μ_j, um den die Messwerte schwanken. Jedes zufällig ausgewählte Individuum i bringt aber nun seine persönliche mittlere Abweichung B_i vom Populationsmittel μ_j mit. Messen wir nur am i-ten Individuum, so schwanken die Messungen um $\mu_j + B_i$, nicht um μ_j. Messungen am selben Individuum sind *korreliert*. So ist z.B.

$$\mathrm{Cov}\,(X_{i1}, X_{i2}) = \mathrm{Cov}\,(B_i + \epsilon_{i1}, B_i + \epsilon_{i2}) = \sigma_B^2$$

Messungen an verschiedenen Individuen sind hingegen stochastisch unabhängig. Z.B.:

$$\mathrm{Cov}\,(X_{11}, X_{21}) = \mathrm{Cov}\,(B_1 + \epsilon_{11}, B_2 + \epsilon_{21}) = 0,$$

da $B_1, B_2, \epsilon_{11}, \epsilon_{21}$ unabhängig sind.

5.13 Multiple lineare Regression

Wir stellen in diesem Abschnitt kurz einen Ansatz vor, der recht komplexe Modellierungen des Einflusses von mehreren Variablen auf eine Zielgröße erlaubt. Zwar ist eine umfassende Behandlung im Rahmen dieses Buches nicht möglich, jedoch sollen einige Kernideen besprochen werden.

Realistische Modelle zur Erklärung einer Zielgröße Y umfassen in der Regel nicht nur eine erklärende X-Variable. Werden jedoch viele Variablen erhoben, so erlauben die bisher betrachteten Grundverfahren (Regressionsanalyse, Varianzanalyse) nur beschränkte Einblicke in die wahren Zusammenhänge. Die einfache lineare Regression untersucht zwei metrisch skalierte Variablen und die Varianzanalyse den Einfluss von ein oder zwei nominal skalierten Faktoren. Was tun, wenn der gemeinsame Einfluss von metrischen Variablen (z.B. Alter, Gewicht) und nominal skalierten Faktoren (Behandlung, Raucher ja/nein) - vielleicht noch erschwert durch einen Zeiteffekt - zu untersuchen ist?

Modell: Beobachtet werden n Datenvektoren $(Y_i, x_{i1}, \ldots, x_{ip})$, $i = 1, \ldots, n$. Es wird angenommen, dass die i-te Zielgröße Y_i der Modellgleichung

$$Y_i = \beta_0 + \beta_1 \cdot x_{i1} + \cdots + \beta_p \cdot x_{ip} + \varepsilon_i, i = 1, \ldots, n,$$

genügt. Hierbei sind

$$\varepsilon_1, \ldots, \varepsilon_n \overset{i.i.d.}{\sim} \mathcal{N}(0, \sigma^2)$$

unabhängig und identisch normalverteilte Messfehler (Störterme). Die j-te Variable hat genau dann keinen Einfluss, wenn $\beta_j = 0$.

Zunächst ist klar, dass im Rahmen dieses Modells der Einfluss von p Variablen (Regressoren) auf Y *simultan* untersucht werden kann. Neben den tatsächlich erhobenen Merkmalen können dies jedoch auch zusätzlich erzeugte Variablen sein. Insbesondere durch sog. **Dummyvariablen** können varianzanalytische Komponenten ins Modell eingebracht werden. Dummyvariablen sind Variablen, die genau dann 1 sind, wenn eine Beobachtung zu einer gewissen Faktorstufenkombination gehört, sonst sind sie 0.

Beispiel 5.13.1 (Varianzanalyse mit einer Kovariablen: *Kovarianzanalyse*)

Die Beobachtungen seien so sortiert, dass die ersten n_1 Beobachtungen die erste Stichprobe bilden, die nächsten n_2 Beobachtungen die zweite, und die letzten n_3 Messungen die dritte Stichprobe. $(Y_i, x_{i1}), i = 1, \ldots, n$ seien die beobachteten Datenpaare der Zielgröße und einer metrisch skalierten Kovariable. Wir definieren zwei Dummyvariablen, die anzeigen, ob eine Beobachtung zur zweiten oder dritten Stichprobe gehört:

$$d_{i2} = \left\{ \begin{array}{ll} 0, & i = 1, \ldots, n_1 \\ 1, & i = n_1 + 1, \ldots, n_1 + n_2 \\ 0, & i = n_1 + n_2 + 1, \ldots, n \end{array} \right.$$

sowie

$$d_{i3} = \left\{ \begin{array}{ll} 0, & i = 1, \ldots, n_1 + n_2 \\ 1, & i = n_1 + n_2 + 1, \ldots, n \end{array} \right.$$

Betrachten wir das Modell

$$Y_i = \beta_0 + \beta_1 \cdot x_{i1} + \beta_2 \cdot x_{i2} + \beta_3 \cdot x_{i3} + \varepsilon_i$$

mit $x_{i2} = d_{i2}$ und $x_{i3} = d_{i3}$. Für $i = 1, \ldots, n_1$ (1. Stichprobe) ist

$$E(Y_i) = \beta_0 + \beta_1 \cdot x_{i1},$$

für $i = n_1 + 1, \ldots, n_1 + n_2$ (2.Stichprobe) erhalten wir

$$E(Y_i) = \beta_0 + \beta_1 \cdot x_{i1} + \beta_2$$

und schließlich $E(Y_i) = \beta_0 + \beta_1 \cdot x_{i1} + \beta_2 + \beta_3$, wenn $i = n_1 + n_2 + 1, \ldots, n_3$. β_2 ist also die Lageverschiebung der zweiten Stichprobe relativ zu der ersten. Genauso ist β_3 der „Lage-Zuschlag" für die dritte Stichprobe.

Das folgende Beispiel zeigt, wie obiges Modell um einen Zeiteffekt ergänzt werden kann.

Beispiel 5.13.2 Zusätzlich werde der Zeitpunkt t_i der i-ten Beobachtung er- **5.13.2** hoben, so dass die Daten (Y_i, x_{i1}, t_i), $i = 1, \ldots, n$ vorliegen. Ein linearer Zeiteffekt (Trend) wird durch das Modell

$$Y_i = \beta_0 + \beta_1 \cdot x_{i1} + \beta_2 \cdot d_{i2} + \beta_3 \cdot d_{i3} + \beta_4 \cdot t_i + \varepsilon_i$$

erfasst.

Schließlich wollen wir den Fall betrachten, dass der Behandlungseffekt nicht in einer Lageverschiebung besteht, sondern in der Änderung des Einflusses der Kovariablen. Als anschauliches Beispiel sei hier der Einfluss von Alkohol auf die Wirkung von Medikamenten genannt.

5.13.3   **Beispiel 5.13.3** Im Modell

$$Y_i = \beta_0 + \beta_1 \cdot x_{i1} + \beta_2 d_{i2} \cdot x_{i1} + \varepsilon_i,$$

das man durch die Definition $x_{i2} = d_{i2} \cdot x_{i1}$ erhält, erhalten wir für $i = 1, \ldots, n_1$

$$E(Y_i) = \beta_0 + \beta_1 \cdot x_{i1}$$

und für $i = n_1 + 1, \ldots, n_1 + n_2$ durch Zusammenfassen der Terme

$$E(Y_i) = \beta_0 + (\beta_1 + \beta_2) \cdot x_{i1}$$

β_2 beschreibt also die Wirkung des nominalen Faktors auf das Steigungsmaß des linearen Zusammenhangs zwischen x_1 und $E(Y)$. Solch einen Parameter nennt man auch *slope shifter*.

Modellschätzung: Die Schätzung der Koeffizienten erfolgt in der Regel nach der Kleinste-Quadrate-Methode. Die Schätzwerte $\widehat{\beta}_0, \ldots, \widehat{\beta}_p$ bilden also das Minimum der Funktion

$$Q(\beta_0, \ldots, \beta_p) = \sum_{i=1}^{n} (Y_i - \beta_0 - \beta_1 \cdot x_{i1} - \cdots - \beta_p \cdot x_{ip})^2.$$

Einfache explizite Formeln lassen sich nur in Spezialfällen angeben, wir verzichten darauf. Ausgehend von den Schätzungen $\widehat{\beta}_j$ wird die Modellvarianz σ^2 erwartungstreu durch

$$s^2 = \frac{1}{n - p - 1} \sum_{i=1}^{n} \widehat{\varepsilon}_i^2$$

geschätzt, wobei

$$\widehat{\varepsilon}_i = Y_i - \widehat{\beta}_0 - \widehat{\beta}_1 \cdot x_{i1} - \cdots - \widehat{\beta}_p \cdot x_{ip}$$

die Residuen sind.

In den obigen Beispielen hatten wir durch geschickte Wahl der Regressoren erreicht, dass relevante Fragestellungen (Behandlungseffekte, Zeiteffekte) durch einzelne Regressionskoeffizienten β_j erfasst werden, wobei $\beta_j = 0$ bedeutet, dass der Effekt nicht vorhanden ist (Nullhypothese). Um solche Nullhypothesen zu testen, bieten sich die Teststatistiken

$$T_j = \frac{\widehat{\beta}_j}{s/\sqrt{n}}$$

an, die t-verteilt sind mit $df = n - p - 1$ Freiheitsgraden. $H_0 : \beta_j = 0$
wird auf dem Niveau α zu Gunsten $H_1 : \beta_j \neq 0$ verworfen, wenn $|T_j| >$
$t(n - p - 1)_{1-\alpha/2}$.

5.14 Logistische Regression

Bei vielen praktischen Datenerhebungen hat die Zielgröße Y nur zwei mögliche Ausprägungen (ja/nein, gesund/krank, etc.). Möchte man untersuchen,
welchen Einfluss Kovariablen (Regressoren) $x_1, \ldots, x_p$ auf die binäre Zielgröße Y haben, so reichen die bisher besprochenen Ansätze oft nicht mehr
aus. Sind die Regressoren nominal oder ordinal skaliert, so kann man Verfahren der Kontingenztafel-Analyse anwenden, etwa log-lineare Modelle. In der
Regel sind jedoch manche Variablen nominal oder ordinal, andere hingegen
metrisch skaliert. Die logistische Regression erlaubt nun eine ähnlich flexible
Modellbildung und Datenanalyse wie die multiple lineare Regression.
Wir gehen nun davon aus, dass die Zielvariable Y Bernoulli-verteilt ist mit
Erfolgswahrscheinlichkeit p. D.h.:

$$P(Y = 1) = p \qquad \text{und} \qquad P(Y = 0) = 1 - p.$$

Bei der Einführung des Wahrscheinlichkeitsbegriffs hatten wir auch die Chancen $o = \frac{p}{1-p}$ besprochen und im Kapitel über Kontingenztafeln das Odds Ratio. Angenommen, der Regressor x_j kann nur die Werte $x_j = 0$ und $x_j = 1$
annehmen. Dann macht es Sinn, das Odds Ratio von p für die beiden Konstellationen $x_j = 0$ und $x_j = 1$ zu betrachten. Bezeichnen wir mit o_j die
Chancen bei Vorliegen von $x_j = 1$ und mit o_0 die Chancen bei $x_j = 0$, so ist
das Odds Ratio gegeben durch

$$or_j = \frac{o_j}{o_0}.$$

Die Chancen o_j bei Vorliegen der Konstellation $x_j = 1$ ergeben sich dann
also aus den Chancen bei $x_j = 0$ durch Multiplikation mit or_j: $o_j = o_0 \cdot or_j$.
Für p Regressoren $x_1, \ldots, x_p$ betrachten wir nun

$$\frac{p}{1 - p} = o_0 \cdot (or_1)^{x_1} \cdot (or_2)^{x_2} \cdot \ldots \cdot (or_p)^{x_p}.$$

Ist ein $x_j = 1$ und sind alle anderen $x_k = 0$, so erhalten wir das Odds Ratio
für x_j, denn $(or_k)^0 = 1$. Diese Gleichung kann auch für Variablen x_k mit
beliebigem Wertebereich als *multiplikative* Zerlegung der Chance verstanden
werden. Ein Regressor x_k hat hierbei genau dann keinen Einfluss auf die
Chance - und somit auf die Erfolgswahrscheinlichkeit p -, wenn der Odds
Ratio der Konstellationen $x_k = 0$ und $x_k = 1$ genau 1 ist.

Durch Logarithmieren erhält man eine *additive* Zerlegung:

$$\ln \frac{p}{1-p} = \ln(o_0) + \ln(or_1) \cdot x_1 + \cdots + \ln(or_p) \cdot x_p.$$

Dies ist eine lineare Gleichung in den Kovariablen $x_1, \ldots, x_p$. Setzt man noch $\beta_0 = \ln(o_0)$ und $\beta_j = \ln(or_j)$, so erhalten wir:

$$\ln \frac{p}{1-p} = \beta_0 + \beta_1 \cdot x_1 + \cdots + \beta_p \cdot x_p.$$

Dies ist die Modellgleichung der logistischen Regression. Die logarithmierten Chancen werden linear durch die Regressoren erklärt. Die auftretenden Regressionskoeffizienten können als logarithmierte Odds Ratios interpretiert werden: $or_j = e^{\beta_j}$.

Um eine logistische Regression durchzuführen benötigt man eine Zufallsstichprobe (Y_i, x_i), $i = 1, \ldots, n$, wobei $Y_i \in \{0, 1\}$ der i-te beobachtete binäre Zielwert und $x_i = (x_{i1}, \ldots, x_{ip})'$ der Vektor der p beobachteten Werte der Regressoren ist. Es gilt:

$$Y_i \stackrel{i.i.d.}{\sim} B(1, p_i)$$

mit

$$\ln \frac{p_i}{1-p_i} = \beta_0 + \beta_1 \cdot x_{i1} + \cdots + \beta_p \cdot x_{ip}.$$

Die unbekannten Regressionskoeffizienten werden durch die Maximum - Likelihood - Methode geschätzt. Explizite Formeln gibt es nur für weniger relevante Spezialfälle. Schätzwerte $\widehat{\beta}_j$ und ihre Standardfehler erhält man durch Standard-Software.

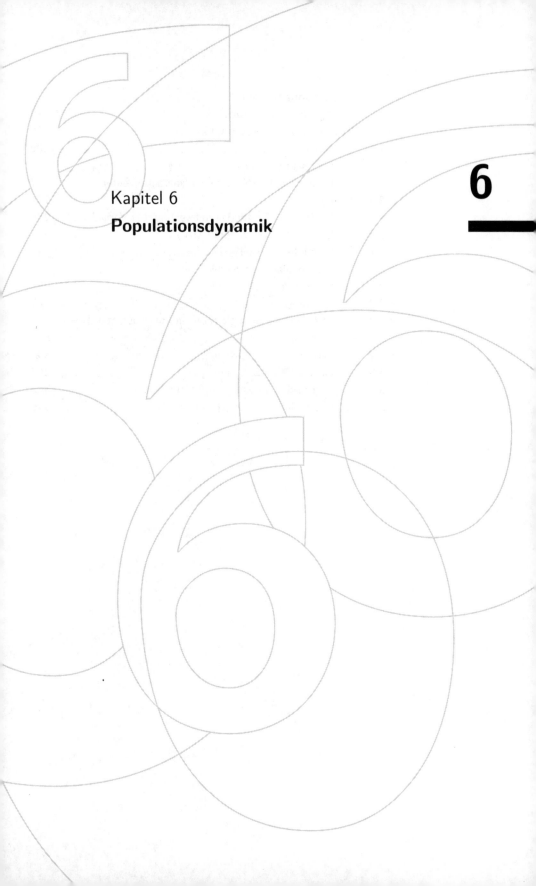

Kapitel 6

Populationsdynamik

6

6 Populationsdynamik

Eine wichtiges Gebiet der mathematischen Biologie ist die Untersuchung der Entwicklungsdynamik von Populationen.

6.1 Biologischer Hintergrund   6.1

Das Populationswachstum kann durch unterschiedliche Faktoren begrenzt werden. Man unterscheidet Einflussfaktoren, die von der Populationsdichte abhängen und solche, die unabhängig von ihr sind. Die Populationsdichte wird hierbei in der Form Anzahl/Fläche gemessen. Zu den Letzteren gehören Faktoren wie strenge Winter, Erdbeben oder Trockenheit. Begrenzende Faktoren wie Krankheiten (insbesondere Seuchen), Feinde oder innerspezifische Konkurrenz hängen sicherlich von der Populationsdichte ab.

Eine gängige (vereinfachende) Klassifikation von Arten unterscheidet sog. r-Strategen und K-Strategen . r-Strategen sind durch kurze Reproduktionszyklen, geringe prä- und postnatale Investitionen in den Nachwuchs sowie extensiver Ausnutzung auch nur kurzfristig bestehender günstiger Umweltbedingungen gekennzeichnet. Begrenzende Faktoren sind unabhängig von der Populationsdichte. Reine r-Strategen haben viele Junge, von denen allerdings nur wenige überleben. Sie vermehren sich exponentiell schnell, wenn keine externen begrenzenden Faktoren (vor allem Klimaumschwünge) das Wachstum begrenzen. Starke Klimawechsel können zu einem nahezu vollständigen Absterben der Population führen (Crash).

K-Strategen hingegen haben relativ wenig Nachwuchs und wenden viel Energie für die Aufzucht der Jungen auf - sowohl prä- als auch postnatal. Bei Wachstum der Population werden begrenzende Faktoren wirksam, deren Einfluss monoton mit der Populationsdichte wächst (Krankheit, Vermehrung natürlicher Feinde, innerspezifische Konkurrenz um Ressourcen).

6.2 Diskrete Populationsdynamik   6.2

In diesem Kapitel werden *diskrete* Populationsmodelle vorgestellt, bei denen der Populationsbestand an diskreten Zeitpunkten $t_0 < t_1 < t_2 < t_3 < \ldots$ analysiert wird. Die Zeitachse wird also in Perioden $(t_0, t_1], (t_1, t_2], \ldots$ unterteilt. Den Populationsbestand am Ende der n-ten Periode $(t_{n-1}, t_n]$ bezeichnen wir mit x_n.

x_n: Populationsbestand (am Ende) der n-ten Periode $(t_{n-1}, t_n]$.

x_0 bezeichnet den Ausgangsbestand in t_0. Formal gesehen ist eine Populationsentwicklung durch eine Folge (x_n) gegeben.

❯ 6.2.1 Grundbegriffe

▷ Reproduktionsgesetz

Eine Populationsdynamik wird durch Angabe einer Gleichung spezifiziert, die angibt, wie sich der Bestand zum Zeitpunkt t_{n+1} aus dem Bestand zur Zeit t_n berechnet:

$$x_{n+1} = f(x_n).$$

Die hier auftretende Funktion f heißt **Reproduktionskurve, Reproduktionsfunktion**, oder auch **Rekursionsfunktion**, da sich das n-te Folgenglied x_n rekursiv aus dem vorhergenden ergibt. Mitunter hängt der Bestand auch von weiter zurückliegenden Perioden ab, sagen wir, von beiden letzten Perioden:

$$x_{n+1} = f(x_{n-1}, x_n)$$

Was steckt hinter der Reproduktionskurve f? Ganz allgemein ergibt sich der Populationsbestand zur Zeit t_{n+1} aus dem Wert der Vorperiode zuzüglich der Geburten G_n (allg: Zugänge) und abzüglich der Sterbefälle S_n (allg: Abgänge):

$$x_{n+1} = \underbrace{x_n}_{Bestand} + \underbrace{G_n}_{Zugänge} - \underbrace{S_n}_{Abgänge} .$$

Je nach benötigtem Auflösungsgrad des Modells kann man die Komponenten *Zugänge* bzw. *Abgänge* weiter zerlegen, um bspw. Migrationseffekte oder den Einfluss von Schadstoffen zu erfassen. Die Funktion f fasst also all diese Effekte zusammen.

Wir führen noch die folgenden Begriffe ein: Unter der *Wachstumsrate r_n* versteht man die relative Änderung der Population, also

$$r_n = \frac{x_{n+1} - x_n}{x_n} \Leftrightarrow x_{n+1} = (1 + r_n)x_n.$$

Analog ist

$$g_n = \frac{G_n}{x_n}$$

die **Geburtenrate** und

$$s_n = \frac{S_n}{x_n}$$

die **Sterberate** . Unterschiedliche Reproduktionskurven entsprechen somit (implizit) unterschiedlichen Annahmen über die Geburten- und Sterberaten, und umgekehrt.

▷ **Gleichgewicht**

Unter einem **Gleichgewicht** (**Gleichgewichtspunkt**, **stationärer Punkt**) versteht man einen Populationsbestand x^* mit der Eigenschaft

$$f(x^*) = x^*.$$

Gleichgewichte sind also *Fixpunkte* der Reproduktionskurve f. Graphisch erhält man die Gleichgewichtslösungen sehr leicht: Man schneidet einfach die Reproduktionskurve $y = f(x)$ mit der Winkelhalbierenden $y = x$. Die Population sinkt in den Bereichen, in denen f unterhalb der Winkelhalbierenden verläuft. Sie wächst in den Bereichen, in denen f oberhalb verläuft.

▷ **Graphische Darstellung**

Die dynamische Entwicklung eines Systems kann man ebenfalls graphisch ermitteln. Man startet auf der x-Achse mit dem Ausgangsbestand x_0 und trägt $x_1 = f(x_0)$ auf der y-Achse ab. Den Punkt x_1 spiegelt man nun an der Winkelhalbierenden und setzt das Spiel fort (*Cobwebbing*). Die so ermittelten Punkte kann man auf der x-Achse markieren oder zusätzlich in einem weiteren Koordinatensystem gegen die Zeit auftragen.

▷ **Ergänzung: Wirtschaftliche Nutzung von Populationen**

Viele natürliche Ressourcen können sich selbst erneuern. Hierzu gehören etwa Wald- und Fischbestände. Wie stark kann man eine solche Populationen nutzen, ohne die Selbstergänzung zu stören, also ohne die Ressource zu erschöpfen?

Wir gehen im Folgenden davon aus, dass von Jahr zu Jahr ein konstanter Ressourcenabbau (Ernte, Fangquote) angestrebt wird. Somit kann lediglich der natürliche Zuwachs

$$e(x) = f(x) - x$$

genutzt werden. Maximierung dieser Funktion liefert die optimale Populationsgröße x_e.

Dieser Ansatz berücksichtigt nicht die mit dem Ressourcenabbau verbundenen Kosten. Wir gehen davon aus, dass die Gesamtkostenfunktion durch

$$K(x) = K_{fix} + k_v \cdot x$$

gegeben sind. K_{fix} sind die Fixkosten (z.B. Kauf und Unterhalt einer Fischflotte) und k_v die variablen Stückkosten. Es ist anzumerken, dass in den Größen K_{fix} und k_v auch die negativen Auswirkungen der Ressourcen - Bewirtschaftung zu erfassen sind, soweit diese monetär erfasst werden können. Hierzu gehören auch Umweltschäden. Sind mit dem Verkauf einer Einheit der natürlichen Ressource p Geldeinheiten verbunden, so ergibt sich die Gewinn-

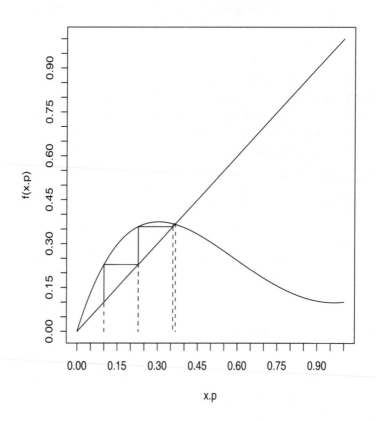

Abbildung 6.1. *Graphische Ermittlung der Dynamik an Hand der Reproduktionsfunktion*

funktion zu

$$G(x) = pe(x) - K(x) = p(f(x) - x) - K_{fix} - k_v x.$$

Maximierung dieser Funktion liefert die gewinnoptimale Populationsgröße.

❯ 6.2.2 Exponentielles Wachstum

Wir haben das Modell des exponentiellen Wachstums im Grunde schon ausführlich behandelt. Der Vollständigkeit halber tragen wir hier noch einmal die Ergebnisse zusammen.

Modellannahmen:

1. Unbeschränkte Ressourcen

2. Keine konkurrierende Population.
3. Pro Zeiteinheit wächst die Population um einen zeitlich konstanten Faktor.

Die zugehörige Rekursionsgleichung hat die Form

$$x_{n+1} = q \cdot x_n, \qquad n \in \mathbb{N}_0,$$

mit einem Startwert (Ausgangsbestand) x_0.
Gleichgewicht: Sei x^* ein Gleichgewichtspunkt. Dann gilt: $x^* = qx^*$. Dies
ist nur möglich, wenn $x^* = 0$ oder $q = 1$.
Lösungsfolge: Die ersten drei Glieder der Rekursion lauten:

$$
\begin{aligned}
x_1 &= q \cdot x_0 \\
x_2 &= q \cdot x_1 = q \cdot q \cdot x_0 \stackrel{!}{=} q^2 \cdot x_0 \\
x_3 &= q \cdot x_2 = q \cdot q^2 \cdot x_0 = q^3 \cdot x_0.
\end{aligned}
$$

Für die ersten drei Glieder gilt also $x_n = q^n \cdot x_0$, und dies gilt auch für alle
n. Also:

$$x_n = q^n \cdot x_0, \qquad n \in \mathbb{N}_0$$

Für $0 \le q < 1$ gilt $q^n \to 0$, wenn $n \to \infty$. Die Population stirbt also aus. Für
$q = 1$ bleibt die Population konstant. Ist schließlich $q > 1$, so divergiert q^n
und damit auch x_n, wenn $n \to \infty$; die Population *explodiert*.
Warum spricht man hier von „exponentiellem Wachstum"? Der Zusammenhang $a^b = e^{b \cdot \ln a}$ liefert:

$$x_n = x_0 \cdot q^n = x_0 \cdot e^{n \cdot \ln q}.$$

Die Werte x_n ergeben sich also durch Auswerten der Exponentialfunktion
an den Stellen $0, \ln q, 2\ln q, 3\ln q, \ldots$ und anschließendem Multiplizieren mit
dem Anfangsbestand.

❷ 6.2.3 Proportionale Abnahme bei konstanter Zufuhr (Inhomogene lineare Differenzengleichung 1. Ordnung)

▷ Motivation und Modellgleichung

Eine Population verliere pro Periode einen festen Prozentsatz $p \cdot 100\%$ seiner
Individuen. Zusätzlich werde die Population pro Periode um d Individuen
ergänzt. Somit lautet die Populationsdynamik

$$x_{n+1} = (1 - p)x_n + d, \qquad n \ge 0$$

mit einem Anfangsbestand (Startwert) x_0. Eine Rekursionsgleichung dieser Form heißt **inhomogene lineare Differenzengleichung 1. Ordnung.** $q = 1 - p$ und d sind die **Strukturparameter.**

Für $d = 0$ stirbt die Population exponentiell schnell aus. Es stellt sich die Frage, ob eine konstante Zufuhr ausreicht, um die Existenz eines Gleichgewichts zu sichern.

❷ 6.2.4 Lösung

▷ Gleichgewicht

Wir wollen zunächst untersuchen, ob es Gleichgewichte x^* gibt. Für jedes x^* mit $f(x^*) = x^*$ gilt

$$
\begin{aligned}
& x^* = f(x^*) \\
\Leftrightarrow\quad & x^* = q \cdot x^* + d \\
\Leftrightarrow\quad & (1 - q)x^* = d \\
\Leftrightarrow\quad & x^* = \frac{d}{1 - q},
\end{aligned}
$$

sofern $q \neq -1$.

▷ Lösungsfolge:

Kennt man die Strukturparameter, so kann man aus dem Wert x_n sofort den Nachfolger x_{n+1} berechnen. Studiert man ein Phänomen über einen langen Zeitraum in sehr kurzen Abständen, so wird dieser Weg schnell sehr mühselig, da n sehr groß sein kann. Es ist dann nützlich, eine explizite Formel für x_n zu haben. Man spricht dann von einer Lösungsfolge oder der Lösung der Rekursionsgleichung. Wir wir sehen werden, kann man anhand dieser „direkten Formel" auch das Konvergenzverhalten analysieren, also untersuchen, was asymptotisch für $n \to \infty$ *(on the long run)* passiert, wenn sich ein biologisches System gemäß der Dynamik $x_{n+1} = qx_n + d$ reproduziert.

Die ersten Folgenglieder der Rekursion $x_{n+1} = q \cdot x_n + d$ sind gegeben durch:

$$
\begin{aligned}
x_1 &= qx_0 + d \\
x_2 &= qx_1 + d = q(qx_0 + d) + d = q^2 x_0 + qd + d \\
&= q^2 + d(1 + q) \\
x_3 &= qx_2 + d = q(q^2 + d(1 + q)) + d \\
&= q^3 x_0 + d(q + q^2) + d \\
&= q^3 x_0 + d(1 + q + q^2)
\end{aligned}
$$

Allgemein ergibt sich Lösungsfolge:

$$x_n = q^n x_0 + d(1 + q + q^2 + \cdots + q^{n-1})$$

Einsetzen der Formel für die auftretende endliche geometrische Reihe,

$$1 + q + q^2 + \cdots + q^{n-1} = \frac{1 - q^n}{1 - q}$$

ergibt

$$x_n = q^n x_0 + d \frac{1 - q^n}{1 - q}.$$

Aus dieser expliziten Lösung können wir sehen, ob der Populationsbestand konvergiert oder divergiert: Für $q < 1$ gilt:

$$x_n \to \frac{d}{1 - q}, \text{ wenn } n \to \infty$$

Gilt hingegen $q > 1$, so divergiert x_n.
Wir wollen x_n noch etwas umformen:

$$
\begin{aligned}
x_{n+1} &= q^n x_0 + \frac{d}{1 - q} - q^n \cdot \frac{d}{1 - q} \\
&= \underbrace{\left(x_0 - \frac{d}{1 - q} \right)}_{=a} \cdot q^n + \frac{d}{1 - q} \\
&= a \cdot q^n + x^*.
\end{aligned}
$$

Die Lösungsfolge x_n ergibt sich also als Summe der Lösungsfolge $a \cdot q^n$ - einer *geometrischen Folge* - der zugehörigen homogenen Gleichung $x_{n+1} = q \cdot x_n$ und der „speziellen" Gleichgewichtslösung x^*. Der Parameter a und der Startwert x_0 hängen über die Formel

$$a = x_0 - \frac{d}{1 - q}$$

zusammen.

Beispiel 6.2.1 Die Sterberate einer Population betrage 3% bei 20 Geburten auf 1000 Individuen (Angaben pro Jahr). Die jährliche Immigration betrage 50000 Individuen. Bei Fortschreiben dieser Angaben folgt die Population der Dynamik

$$x_{n+1} = q x_n + d$$

6.2.1

mit $q = 1 - 0.03 + 0.02 = 0.99$ und $d = 50000$. Der Gleichgewichtsbestand ist somit gerade

$$x^* = \frac{d}{1 - q} = \frac{50000}{0.01} = 5 \text{ Mio.}$$

Da $0 < q = 0.99 < 1$ gilt, konvergiert der Populationsbestand gegen diesen Gleichgewichtswert. Bei einem Anfangsbestand von $x_0 = 1$ Mio erhalten wir die Lösungsfolge

$$x_n = -4000000 \cdot 0.99^n + 5000000, \qquad n \in \mathbb{N}_0.$$

❯ 6.2.5 Ein Modell mit verzögerten Variablen (Lineare Differenzengleichungen 2. Ordnung)

Das Modell $x_{n+1} = qx_n + d$ beschreibt den Einfluss des letzten Wertes x_n auf x_{n+1}. In manchen Anwendungen treten jedoch Verzögerungen auf. Dies kann allein schon dadurch auftreten, dass die Beobachtungsfrequenz des betrachteten biologischen Systems nicht mit der Zeitdauer übereinstimmt, die zwischen der Verursachung und dem zutage treten eines Effekts liegen.

Beobachtet man Tierpopulationen, so ist man etwa häufig an der Anzahl der adulten Tiere interessiert. Brauchen die Jungtiere k Jahre bis zur Geschlechtsreife, so ergänzen sie die adulte Population erst nach k Perioden (=Jahren). Dieser Effekt wird durch eine Gleichung der Form $x_n = \cdots + ax_{n-k} + \ldots$ beschrieben. Wir betrachten hierzu ein Beispiel:

6.2.2   **Beispiel 6.2.2** Sterberate und Geburtenrate einer Tierpopulation seien identisch, etwa 5%. Angenommen, die Neugeborenen der Population ergänzen sofort die (adulte) Population. Dann gilt für den Populationsbestand x_{n+1} am Ende der $(n + 1)$-ten Periode:

$$x_{n+1} = x_n - 0.05 \cdot x_n + 0.05 \cdot x_n = x_n, \qquad (n \geq 0).$$

Die Population ist dann im Gleichgewicht. Was passiert aber, wenn die Neugeborenen genau eine Periode bis zur Geschlechtsreife benötigen? Dann berechnet sich der Bestand wie folgt:

$$\begin{aligned} x_{n+1} &= x_n - 0.05 \cdot x_n + 0.05 \cdot x_{n-1} \\ &= 0.95 \cdot x_n + 0.05 \cdot x_{n-1}. \end{aligned}$$

x_{n+1} hängt also von x_n und x_{n-1} ab. Gilt $x_n = x_{n-1}$, so folgt erneut $x_{n+1} = x_n$. Doch was passiert, wenn die Population durch einen externen Eingriff aus dem Gleichgewicht kommt, so dass $x_n \neq x_{n-1}$ gilt?

Man betrachtet daher auch lineare Differenzengleichungen k-ter Ordnung, bei denen die letzten k Bestandsvariablen $x_{n-1}, \dots, x_{n-k}$ Berücksichtigung finden:

$$x_{n+1} = a_0 x_n + a_1 x_{n-1} + \cdots + a_k x_{n-k} + d.$$

Wir wollen i.f. nur den Fall $k = 2$ etwas näher betrachten. Für den allgemeineren Fall gibt es eine allgemeine mathematische Lösungstheorie, die in mathematischer Software wie *Mathematica* zur Verfügung steht.

▷ **Homogene Modellgleichung**

Treten in einer Rekursionsgleichung für x_{n+1} die beiden verzögerten Werte x_n und x_{n-1} in der Form

$$x_{n+1} = b x_n + c x_{n-1}, \qquad n = 1, 2, 3, \dots$$

mit Koeffizienten $b, c \in \mathbb{R}$, auf, so spricht man von einer homogenen linearen Differenzengleichung 2. Ordnung. Hier sind a, b die Strukturparameter und x_0, x_1 Startwerte.

▷ **Lösung der homogenen Gleichung**

Ist $c = 0$, so reduziert sich die Modellgleichung auf $x_{n+1} = b x_n$, also auf das exponentielles Wachstumsgesetz. Die Lösungsfolge war eine geometrische Folge. Wir machen daher erneut einen Ansatz über eine geometrische Folge:

$$(*) \qquad x_n = \alpha \cdot q^n, \qquad n \in \mathbb{N}_0.$$

Hierbei ist $q \in (0, 1)$. Die Strategie ist es nun, diesen Lösungsansatz in die Modellgleichung einzusetzen, um zweierlei zu untersuchen: 1. Löst $(*)$ tatsächlich die Modellgleichung? 2. Was folgt hieraus u.U. für die Strukturparameter? Einsetzen in die Rekursion liefert

$$\alpha q^{n+1} = b \cdot \underbrace{(\alpha q^n)}_{x_n} + c \cdot \underbrace{(\alpha q^{n-1})}_{x_{n-1}}.$$

Kürzt man diese Gleichung mit dem gemeinsamen Faktor αq^{n-1}, so erhält man die **charakteristische Gleichung**

$$q^2 - bq - c = 0.$$

$(*)$ ist eine Lösungsfolge, sofern q die charakteristische Gleichung erfüllt. Die charakteristische Gleichung hat (potentiell) die beiden Lösungen

$$q_{1/2} = \frac{b}{2} \pm \sqrt{\frac{b^2}{4} + c}.$$

Ist die Diskriminante $D = b^2/4 + c < 0$, so gibt es keine Lösungen (in $\mathbb{R}$). Für $D > 0$ gibt es zwei Lösungen der Bauart $(*)$, $y_n = \beta q_1^n$ und $z_n = \gamma q_2^n$. Dann ist auch die Summe eine Lösung, und man kann zeigen, dass dies alle Lösungen sind. Die Lösungen der homogenen linearen Differenzengleichung 2. Ordnung,

$$x_{n+1} = bx_n + cx_{n-1}, \qquad n \in \mathbb{N}, \ c \neq 0,$$

besteht also aus allen Folgen der Form

$$x_n = \beta_0 q_1^n + \gamma_0 q_2^n, \qquad n \in \mathbb{N}_0, \ \beta_0, \gamma_0 \in \mathbb{R},$$

sofern die **charakteristische Gleichung**

$$q^2 - bq - c = 0$$

zwei verschiedene Lösungen q_1, q_2 besitzt. Die Koeffizienten β_0 und γ_0 korrespondieren zu den Startwerten x_0 und x_1:

$$\begin{aligned} x_0 &= \beta + \gamma_0 \\ x_1 &= \beta q_1 + \gamma q_2. \end{aligned}$$

Zu vorgegebenen Startwerten x_0 und x_1 berechnen sich die Koeffizienten β_0 und γ_0 zu

$$\begin{aligned} \beta_0 &= \frac{x_1 - x_0 q_2}{q_1 - q_2} \\ \gamma_0 &= \frac{x_0 q_1 - x_1}{q_1 - q_2}. \end{aligned}$$

Besitzt die charakteristische Gleichung genau eine Lösung $q_0 = a/2$, so ergibt sich, dass die Lösungsgesamtheit durch alle Folgen der Form

$$x_n = \beta q_0^n + \gamma n q_0^n, \qquad n \in \mathbb{N}_0, \gamma, \beta \in \mathbb{R},$$

gegeben ist.

▷ **Eigenschaften**

Das asymptotische Verhalten für $n \to \infty$, also wie sich die Population langfristig entwickelt, hängt von q_1 und q_2 ab.

Von besonderer Bedeutung ist der folgende Fall: Ist eine der Wurzeln der charakteristischen Gleichung, sagen wir q_1, 1 und die andere betragsmäßig kleiner 1, so hat die Lösungsfolge die Bauart

$$x_n = \beta_0 + \gamma_0 q_2^n.$$

Da $|q_2| < 1$, konvergiert der zweite Term gegen 0. Also konvergiert x_n gegen β_0. Interpretation: Langfristig stellt sich der Populationsbestand β_0 ein.

Beispiel 6.2.3   Wir wollen die entwickelte Theorie anwenden, um die in Beispiel 6.2.2 aufgeworfene Frage zu beantworten. Wir gehen hierzu von Startwerten $x_0 = 100$ und $x_1 = 110$ aus. Die Strukturparameter sind $b = 0.95$ und $c = 0.05$. Die charakteristische Gleichung lautet daher

$$q^2 - 0.95q - 0.05 = 0.$$

Für die Diskriminante ergibt sich $D = 0.275625$, so dass es genau zwei Lösungen $q_1 = 0.475 + \sqrt{0.275625} = 1$ und $q_2 = 0.475 - \sqrt{0.275625} = -0.05$ gibt. Die allgemeine Lösung hat daher die Form

$$x_n = \beta_0 + \gamma_0 \cdot (-0.05)^n, \qquad n = 0, 1, 2, \ldots$$

Die Koeffizienten β_0 und γ_0 berechnen sich aus den Startwerten $x_0 = 100$ und $x_1 = 110$. Das zugehörige Gleichungssystem lautet:

$$
\begin{aligned}
100 &= \beta_0 + \gamma_0 \\
110 &= \beta_0 - 0.05 \cdot \gamma_0
\end{aligned}
$$

Auflösen ergibt $\gamma_0 = -10/1.05 = -9.523809524$ und $\beta_0 = 109.5238095$. Also ist die spezielle Lösungsfolge (zu den Startwerten $x_0 = 100$ und $x_1 = 110$ gegeben durch

$$x_n = 109.5238095 - 9.523809524(-0.05)^n, \qquad n = 0, 1, 2, \ldots$$

Da $|q_2| = 0.05 < 1$, konvergiert die Lösung gegen 109.5238095.

▷ **Die inhomogenen Gleichung (konstante Zufuhr)**
Die inhomogene lineare Differenzengleichung 2. Ordnung ist gegeben durch

$$x_{n+1} = bx_n + cx_{n-1} + d, \qquad n \in N_0,$$

mit $c \neq 0$ und $d \neq 0$ sowie Startwerten $x_0, x_1 \in \mathbb{R}$.

▷ **Lösung der inhomogenen Gleichung**
Die Lösungsgesamtheit dieser Dynamik erhält man, wenn man zu einer beliebigen speziellen Lösung alle Lösungen der zugehörigen homogenen Differenzengleichung

$$x_{n+1} = bx_n + cx_{n-1}$$

addiert. In der Tat: Ist $(\widetilde{x}_n)$ eine spezielle Lösung, d.h.,

$$\widetilde{x}_{n+1} = b\widetilde{x}_n + c\widetilde{x}_{n-1} + d, \qquad n \in \mathbb{N},$$

und (x_n^*) eine Lösung der zugehörigen homogenen Differenzengleichung, d.h.,

$$x_{n+1}^* = bx_n^* + cx_{n-1}^*, \qquad n \in \mathbb{N},$$

so ist

$$\begin{aligned} \widetilde{x}_{n+1} + x_n^* &= b\widetilde{x}_n + c\widetilde{x}_{n-1} + d + bx_n^* + cx_{n-1}^* \\ &= b(\widetilde{x}_n + x_n^*) + c(\widetilde{x}_{n-1} + x_{n-1}^*) + d. \end{aligned}$$

Also ist $(\widetilde{x}_n + x_n^*)$ eine Lösung.

▷ **Spezielle Lösung**

Die Gestalt der speziellen Lösung hängt ab von der Konstellation der Parameter. Unsere Strategie ist es nun, es zunächst mit einer konstanten Gleichgewichtslösung zu versuchen. Dies ist auch aus biologischer Sicht der wichtigste Fall.

Sei also $x_n = x^*$, $n \in \mathbb{N}$, die noch aufzufindende Gleichgewichtslösung. Dann gilt:

$$\begin{aligned} & x^* = b \cdot x^* + c \cdot x^* + d \\ \Leftrightarrow \quad & x^* \cdot (1 - b - c) = d \\ \Leftrightarrow \quad & x^* = \frac{d}{1 - (b + c)}, \end{aligned}$$

sofern $b + c \neq 1$. In diesem Fall ist also $x_n = x^* = d/[1 - (b+c)]$ eine spezielle Lösung.

Für den Fall $b + c = 1$ setzen wir $b = 1 - c$ in die Gleichung ein:

$$\begin{aligned} & x_{n+1} = b \cdot x_n + c \cdot x_{n-1} + d \\ \Leftrightarrow \quad & x_{n+1} = (1 - c)x_n + cx_{n-1} + d \\ \Leftrightarrow \quad & x_{n+1} - x_n = -c(x_n - x_{n-1}) + d. \end{aligned}$$

Mit der Substitution $z_n = x_n - x_{n-1}$ führt dies auf

$$z_{n+1} = -c \cdot z_n + d.$$

Dies ist eine *inhomogene Differenzengleichung 1. Ordnung*, deren Lösung wir schon kennen. Eine konstante Lösung ist gegeben durch

$$z_n = \frac{d}{1 + c}, \qquad n \in \mathbb{N}_0,$$

sofern $c \neq -1$. Eine Lösung für x_n erhält man wie folgt:

$$z_1 = x_1 - x_0 \quad \Rightarrow \quad x_1 = x_0 + \frac{d}{1+c}$$

$$z_2 = x_2 - x_1 \quad \Rightarrow \quad x_2 = x_1 + z_2 = x_0 + 2\frac{d}{1+c}$$

$$z_3 = x_3 - x_2 \quad \Rightarrow \quad x_3 = x_2 + z_3 = x_0 + 3\frac{d}{1+c}$$

Allgemein:

$$x_n = x_0 + n\frac{d}{1+c},$$

sofern $c \neq -1$. Wir können $x_0 = 0$ wählen.
Es fehlt noch der Fall $b + c = 1$ und $c = -1$. Dann gilt jedoch $b = 2$ und $c = -1$. Also:

$$x_{n+1} = 2x_n - x_{n-1} + d$$

$$\Leftrightarrow \quad x_{n+1} - x_n = x_n - x_{n-1} + d.$$

Substituiert man erneut $z_n = x_n - x_{n-1}$, so erhält man

$$z_{n+1} = z_n + d,$$

also die arithmetische Folge. Eine spezielle Lösung der arithmetischen Folge (zum Startwert 0) ist gegeben durch

$$z_n = n \cdot d.$$

Da

$$z_1 + \cdots + z_n = d + 2d + \ldots nd = (1 + 2 + \cdots + n)d = \frac{n(n+1)}{2}d$$

und zugleich

$$z_1 + \cdots + z_n = x_n - x_0,$$

erhält man durch Gleichsetzen und Auflösen nach x_n

$$x_n = x_0 + \frac{n(n+1)}{2}d.$$

▷ **Zusammenfassung**

Die Menge aller Folgen, die einer inhomogenen Differenzengleichung 2. Ordnung

$$x_{n+1} = bx_n + cx_{n-1} + d, \qquad n \in \mathbb{N},$$

mit $c \neq 0$ und $d \neq 0$ genügen, ist durch

$$x_n = \widetilde{x}_n + x_n^*$$

gegeben, wobei $\widetilde{x}_n$ eine spezielle Lösung ist und (x_n^*) die Lösungsgesamtheit der zugehörigen homogenen Differenzengleichung

$$x_{n+1} = bx_n + cx_{n-1}$$

durchläuft. Spezielle Lösungen erhält man wie folgt:
Fall $b + c \neq 1$:

$$\widetilde{x}_n = \frac{d}{1 - (b + c)}.$$

Fall $b + c = 1$ und $c = -1$:

$$\widetilde{x}_n = \frac{n(n + 1)}{2} d.$$

Fall $b + c = 1$ und $c \neq -1$:

$$\widetilde{x}_n = n \cdot \frac{d}{1 + c}$$

❷ 6.2.6 Logistisches Wachstum
Das logistische Wachstumsmodell ist das wohl wichtigste Standardmodell für Wachstumsprozesse. Es gibt zwei unterschiedliche Modellierungsansätze, die beide auf dieses diskrete Entwicklungsgesetz führen.

▷ Innerspezifische Konkurrenz
Wird eine Population groß bezogen auf den zur Verfügung stehenden Lebensraum, so führt dies zu gegenseitiger Konkurrenz der Individuen um die sich verknappenden Ressourcen (insbesondere Nahrung). Man spricht dann von *innerspezifischer Konkurrenz* .

Annahmen: Ohne Konkurrenz liege exponentielles Wachstum vor:

$$x_{n+1} = q \cdot x_n.$$

Die Konkurrenzsituation wird nun durch einen Korrekturterm K_n berücksichtigt:

$$x_{n+1} = q \cdot x_n - K_n.$$

Es ist plausibel anzunehmen, dass K_n umso größer ist, je häufiger sich zwei Individuen treffen. Wir wollen daher K_n proportional zur Wahrscheinlichkeit wählen, dass sich zwei Individuen begegnen. Dies führt auf $K_n \sim x_n^2$ [1]

---

[1]Hierzu stellen wir die folgenden Überlegungen an: Die Individuen seien gleichverteilt in der Fläche F. Um die Notation zu vereinfachen, bezeichnen wir die Anzahl der Population mit n statt mit x_n. Die Wahrscheinlichkeit, dass sich ein Individuum in einer Teilfläche $A \subset F$ aufhält, ist dann gerade

$$p = \frac{|A|}{|F|}.$$

Ist die Fläche A sehr klein, so ist p sehr klein. Gedanklich wollen wir A und somit p immer kleiner werden lassen.

Halten sich nun n Individuen unabhängig und gleichverteilt in F auf, so berechnet sich die Wahrscheinlichkeit, dass sich mindestens ein Individuum in A aufhält durch:

$$P(\text{mindestens ein Individuum in } A) \quad = \quad 1 - P(\text{kein Individuum in } A)$$
$$= \quad 1 - (1-p)^n.$$

Nach dem binomischen Lehrsatz gilt:

$$(1-p)^n \quad = \quad 1 + \binom{n}{1}(-p) + \binom{n}{2}(-p)^2 + \cdots + (-p)^n$$
$$= \quad 1 - np + \binom{n}{2}p^2 - \binom{n}{3}p^3 + \cdots + (-1)^n p^n.$$

Also ist

$$1 - (1-p)^n = np - \binom{n}{2}p^2 + \binom{n}{3}p^3 - \cdots - (-1)^n p^n.$$

Lässt man nun gedanklich A immer kleiner werden, d.h., $A \to 0$, so folgt $p \to 0$, und daher

$$1 - (1-p)^n \sim np.$$

In der Tat:

$$\frac{1 - (1-p)^n}{np} \quad = \quad 1 - \binom{n}{2}\frac{p^2}{np} + \binom{n}{3}\frac{p^3}{np} - \cdots$$
$$\to \quad 1, \quad \text{für } p \to 0.$$

Fazit: Die Wahrscheinlichkeit, dass sich ein Individuum in einem kleinen Gebiet $A \subset F$ aufhält, ist proportional zum Populationsumfang x_n.

Wir erhalten also die Modellgleichung

$$x_{n+1} = q \cdot x_n - b \cdot x_n^2, \qquad q > 0, b > 0, n \in \mathbb{N}_0.$$

▷ **Modellierung des freien Lebensraumes**

Ausgangspunkt ist wieder das Modell des exponentiellen Wachstums

$$x_{n+1} = qx_n.$$

Es ist plausibel anzunehmen, dass der Wachstumsfaktor q umso größer ist, je größer der freie Lebensraum L ist, den die Population besetzen kann. Der besetzte Lebensraum ist proportional zum Populationsumfang x_n (Revierfläche multipliziert mit x_n), also gleich px_n mit einer Proportionalitätskonstante $p > 0$. Der (noch) freie Lebensraum ist dann $L - px_n$. Ist q nun proportional zum freien Lebensraum $L - px_n$, so erhalten wir:

$$x_{n+1} = c(L - px_n)x_n = cLx_n - cpx_n^2.$$

Setzt man $a = cL$ und $b = cp$, so ergibt sich die Modellgleichung

$$x_{n+1} = ax_n - bx_n^2,$$

also dieselbe Gleichung wie bei der Modellierung der innerspezifischen Konkurrenz.

▷ **Modellgleichung und Eigenschaften**

Entwickelt sich eine Population gemäß der Modellgleichung

$$x_{n+1} = ax_n - bx_n^2, \quad a > 0, b > 0,$$

so spricht man von einem **logistischen Entwicklungsgesetz**. Dieses Modell geht auf den belgischen Mathematiker Verhulst zurück.

Gleichgewichte: Zunächst ist $x^* = 0$ ein Gleichgewicht. Sei $x_n > 0$. Dann gilt:

$$x_{n+1} = x_n \ (\forall n) \Leftrightarrow x_n = \frac{a-1}{b} \ (\forall n).$$

Für $a > 1$ gibt es also noch ein weiteres Gleichgewicht $x^* = (a-1)/b$.

Intuitiv vermutet man, dass eine konvergente Populationsentwicklung stets gegen eines der Gleichgewichte konvergiert. Dies ist in der Tat der Fall:

Die Wahrscheinlichkeit, dass sich ein zweites Individuum unabhängig vom ersten in A aufhält, ist dann für großes x_n proportional zu $x_n - 1 \sim x_n$. Folglich ist die Begegnungswahrscheinlichkeit proportional zum Quadrat des Populationsumfangs.

Sei hierzu (x_n) eine konvergente Populationsentwicklung, d.h.

$$x_n \to x, \qquad \text{für } n \to \infty.$$

Aus

$$x_{n+1} = ax_n - bx_n^2$$

folgt dann:

$$\lim x_{n+1} = a \cdot \lim_{n \to \infty} x_n - b \cdot \lim_{n \to \infty} x_n^2$$

$$\Rightarrow \quad x = ax - bx^2$$

$$\Rightarrow \quad x = 0 \text{ oder } 1 = a - bx \;\Leftrightarrow\; x = \frac{a-1}{b}$$

Somit treten nur Gleichgewichtspunkte als Grenzwerte auf.
Als Wachstumsrate ergibt sich im logistischen Modell

$$
\begin{aligned}
r_{n+1} &= \frac{x_{n+1} - x_n}{x_n} \\
&= \frac{ax_n - bx_n^2 - x_n}{x_n} \\
&= (a-1) - bx_n
\end{aligned}
$$

Da $b > 0$ ist, *sinkt* also die Wachstumsrate, wenn die Population *wächst*.
Um die Wachstumsrate noch eingehender interpretieren zu können, schreiben wir r_{n+1} in der Form:

$$r_{n+1} = r_0 \left(1 - \frac{x_n}{K}\right), \qquad r_0 > 0, K > 0.$$

In dieser Darstellung wird die Wachstumsrate r_0 mit einem Faktor multipliziert, der nahe 1 ist, wenn x_n sehr klein im Vergleich zu K ist. Nähert sich die Populationsgröße x_n hingegen dem Wert K, so strebt der Faktor gegen 0. Überschreitet x_n den Wert K, so wird die Rate sogar negativ. K heißt daher **Kapazitätsschranke** oder **Grenzkapazität** . Sie kann nicht dauerhaft überschritten werden.
Um die Größen r_0 und K zu bestimmen, setzen wir die beiden Formeln für r_n gleich:

$$r_0 \left(1 - \frac{x_n}{K}\right) = (a-1) - bx_n.$$

Vergleich der absoluten Glieder und der Koeffizienten von x_n liefert:

$$r_0 = a - 1 \;\text{ und }\; \frac{r_0}{K} = b \quad \Rightarrow \quad K = \frac{r_0}{b} = \frac{a-1}{b} = x^*.$$

Also erhalten wir

$$r_0 = bK$$
$$K = x^*$$

Die Grenzkapazität K entspricht also gerade dem Gleichgewichtswert $x^* = (a-1)/b$.

▷ **Zusammenfassung**

Das Modell des logistischen Wachstums lautet:

$$x_{n+1} = ax_n - bx_n^2, \quad a > 0, b > 0.$$

Es gibt genau zwei Gleichgewichtspunkt $x^* = 0$ und $x^* = (a-1)/b$. Die Wachstumsrate $r_n = (x_{n+1} - x_n)/x_n$ ergibt sich zu

$$r_n = r_0 \left(1 - \frac{x_n}{K}\right), \quad r_0 > 0, K > 0.$$

Sie fällt bei wachsender Population von r_0 bis auf 0 ab. Das Wachstum stoppt ($r_n = 0$) genau dann, wenn $x_n = K$. Für $x_n > K$ ist die Wachstumsrate negativ. Startet das System in $x_0 < K$, so konvergiert die Population streng monoton wachsend gegen K. Bei Start in $x_0 > K$ konvergiert die Population streng monoton fallend gegen K. Somit kann die Grenzkapazität K - auch nach einmaligen externen Eingriffen - nicht nachhaltig über- oder unterschritten werden. Die Grenzkapazität ist gleich dem Gleichgewichtswert: $K = (a-1)/b$.

❯ **6.2.7 Stabilität von Gleichgewichten**

Ein Gleichgewicht x^* ist ein Punkt mit der Eigenschaft

$$x^* = f(x^*),$$

wobei f die Populationsdynamik bestimmt. Was passiert nun, wenn sich ein System in einem Gleichgewichtszustand befindet und minimal gestört wird? Bei einem stabilen (anziehenden) Gleichgewicht erwarten wir, dass das System wieder zum Gleichgewichtszustand zurückkehrt. Bei einem instabilen (abstoßenden) Gleichgewicht kehrt das System nicht zurück.

Es stellt sich die Frage, ob man der Reproduktionsfunktion f unmittelbar ansehen kann, ob ihre Gleichgewichtspunkte anziehend oder abstoßend sind. Die Antwort ist positiv: Es gibt ein recht einfaches analytisches Kriterium. Um dieses herzuleiten sei ϵ_1 eine kleine Störung des Gleichgewichts x^*. Wir wollen also untersuchen, wie sich das System

$$\cdots \xrightarrow{f} x^* \xrightarrow{f, \epsilon_1} f(x^* + \epsilon_1) \to \cdots$$

weiterentwickelt.

Der Unterschied zwischen dem ungestörten Gleichgewichtszustand $x^* = f(x^*)$ und dem Folgezustand des gestörten Systems ist gerade $f(x^*+\epsilon_1)-f(x^*)$. Für sehr kleine Störungen ϵ und differenzierbares f können wir diese Änderung durch eine lineare Funktion annähern:

$$f(x^* + \epsilon_1) - f(x^*) \approx f'(x^*) \cdot \epsilon_1$$

Also:

$$f(x^* + \epsilon_1) \approx x^* + f'(x^*)\epsilon_1 = x^* + \epsilon_2,$$

wobei sich die Störung von ϵ_1 zu

$$\epsilon_2 = f'(x^*) \cdot \epsilon_1$$

fortgepflanzt hat. Ist nun $|f'(x^*)| < 1$, so ist der Folgezustand wieder näher am Gleichgewichtszustand. Für $|f'(x^*)| > 1$ wird die Störung jedoch verstärkt! Wenden wir diese Argumentation erneut an, so erhalten wir für den nächsten Folgezustand:

$$f(f(x^* + \epsilon_1)) \approx f(x^* + \epsilon_2) \approx x^* + f'(x^*)\epsilon_2 = x^* + f'(x^*)f'(x^*)\epsilon_1.$$

Also:

$$\epsilon_3 = f'(x^*)^2\epsilon_1$$

und allgemein nach n Perioden

$$\epsilon_n = f'(x^*)^{n-1}\epsilon_1.$$

Für $|f'(x^*)| < 1$ konvergiert diese Folge der fortgepflanzten Störungen gegen 0, für $|f'(x^*)| > 1$ divergiert sie jedoch, läuft also vom Gleichgewicht weg.

Fazit: Ein Gleichgewicht x^* einer Populationsdynamik $x_{n+1} = f(x_n)$ ist ein stabiles Gleichgewicht , wenn die 1. Ableitung des Bildungsgesetzes an der Stelle $x = x^*$ betragsmäßig kleiner 1 ist. In diesem Fall kehrt das System bei kleinen Störungen (Perturbationen) ins Gleichgewicht zurück. Gilt $-1 < f(x^*) < 0$, so erfolgt dies **alternierend**, für $0 < f(x^*) < 1$ jedoch **monoton**. x^* ist ein instabiles Gleichgewicht , wenn $|f'(x^*)| > 1$. Diese Resultate fassen wir in dem folgenden Klassifikationsschema zusammen:

Bedingung	Interpretation
$f'(x^*) < -1$	alternierend instabil (abstoßend)
$-1 < f'(x^*) < 0$	alternierend stabil (anziehend)
$0 < f'(x^*) < 1$	monoton stabil (anziehend)
$1 < f'(x^*)$	monoton instabil (abstoßend)

6.3 Stetige Populationsdynamik

Viele dynamische Prozesse in der Biologie verlaufen kontinuierlich. Beispiele hierfür sind die Diffusion von Stoffen durch die Zellmembran (getrieben durch Konzentrationsunterschiede) oder das Wachstum von Mikroorganismen. Von besonderer Bedeutung sind biochemische Reaktionen, insbesondere enzymatische Reaktionen. Wir benötigen also geeignete Modelle, die in der Lage sind, diese Prozesse geeignet abzubilden. Dies führt auf zeit-stetige Analoga der Differenzengleichungen, die **Differentialgleichungen** (DGLs).

❯ 6.3.1 Motivation
Zeit-stetiges Diffusionsmodell :
Gewisse Substanzen können durch die Zellmembran einer Zelle diffundieren. Diese Diffusion findet statt, wenn ein Konzentrationsunterschied zwischen dem Zellinneren und -äußeren besteht. Es stellt sich die Frage, welchem (zeitlichen) Entwicklungsgesetz die Konzentration im Inneren der Zelle unterliegt. Es ist plausibel davon auszugehen, dass diese Entwicklung zeit-stetig und differenzierbar erfolgt. Im folgenden verwenden wir die folgenden Größen:

$y(t)$:   Konzentration im inneren der Zelle (gemessen in $[g/cm^3]$)

K :   (zeitlich) konstante Konzentration außerhalb der Zelle

F :   Zelloberfläche

V :   Gesamtvolumen der Zelle

Während einer Zeitspanne $[t, t + \Delta t]$ diffundiert durch die Zellmembran die Menge ΔS. Wir vereinbaren, dass ΔS positiv ist, wenn die Substanz aus der Zelle heraus diffundiert. Dies ist genau dann der Fall, wenn die Konzentration im Inneren der Zelle größer ist als außerhalb der Zelle: $y(t) > K$. Im umgekehrten Fall ($y(t) < K$) ist ΔS negativ, die Substanz diffundiert in die Zelle hinein.

Für kleine Zeitspannen Δt ist die diffundierende Menge ΔS proportional zu drei Größen:

1. verstrichene Zeit Δt.
2. Zelloberfläche F.
3. Konzentrationsunterschied $y(t) - K$.

Um diese Proportionalitäten zu berücksichtigen, macht man den folgenden Ansatz

$$\Delta S = \alpha \cdot F \cdot (y(t) - K) \cdot \Delta t$$

mit einer Proportionalitätskonstanten α.

Die Konzentrationsänderung im Inneren der Zelle ist gerade durch das Negative der diffundierenden Menge pro Volumeneinheit gegeben:

$$\Delta y = -\frac{\Delta S}{\Delta V} = -\alpha \frac{F}{V}(y(t) - K)\Delta t.$$

Die zugehörige (zeitliche) Diffusionsrate bzw. Diffusionsgeschwindigkeit (Konzentrationsänderung pro Zeiteinheit) ergibt sich zu

$$\frac{\Delta y}{\Delta t} = -\alpha \frac{F}{V}(y(t) - K) = -\alpha \frac{F}{V}y(t) + \alpha \frac{F}{V}K$$

Exkurs: *Wir wollen uns an dieser Stelle kurz überlegen, wie wir diesen Ansatz zeit-diskret behandeln können, also wenn der Diffusionsprozess an diskreten Zeitpunkten $t_1 < t_2 < t_2 \ldots$ beobachtet wird, die hier als äquidistant angenommen werden sollen, d.h. $t_{n+1} - t_n = \Delta t$ für alle $n \in \mathbb{N}$ (bspw. Minutentakt oder stündlich). Die Diffusionsgeschwindigkeit messen wir zeitdiskret durch $\frac{y_{n+1} - y_n}{\Delta t}$, die rechte Seite ist gerade $\alpha \frac{F}{V}(K - y_n)$. Man erhält also*

$$y_{n+1} - y_n = \alpha \frac{F}{V}(K - y_n)\Delta t$$

und durch Auflösen nach y_{n+1}:

$$y_{n+1} = \underbrace{(1 - \alpha(F/V))\Delta t}_{=a} \cdot y_n + \underbrace{\alpha(F/V)\Delta t}_{=b}.$$

Dies ist eine inhomogene Differenzengleichung 1. Ordnung.
Da für einen Diffusionsprozess eine zeit-diskrete Betrachtung in der Regel nicht angemessen ist, wollen wir uns überlegen, was im Grenzübergang $\Delta t \to 0$ passiert. Es gilt

$$\frac{\Delta y}{\Delta t} = \frac{y(t + \Delta t) - y(t)}{\Delta t} \to y'(t),$$

wenn $\Delta t \to 0$, sofern $y(t)$ eine differenzierbare Funktion ist. Dies wollen wir annehmen. Die rechte Seite der Modellgleichung für $\Delta y/\Delta t$ hängt nicht von Δt ab. Somit erhalten wir

$$y'(t) = -\alpha \frac{F}{V}(y(t) - K) = -\alpha \frac{F}{V}y(t) + \alpha \frac{F}{V}K.$$

Diese Gleichung hat die Form: $y'(t) = a \cdot y(t) + b$ mit Koeffizienten $a = -\alpha F/V < 0$ und $b = (FK)/V > 0$. Es treten sowohl die (unbekannte!) Funktion $y(t)$ als auch ihre Ableitung (das 'Differential') $y'(t)$ auf. Genauer wird für jeden Zeitpunkt t festgelegt, wie die Ableitung von $y(t)$ (die Diffusionsgeschwindigkeit) von der momentanen Konzentration $y(t)$ abhängt. Man nennt solch eine Gleichung eine **lineare Differentialgleichung 1. Ord-**

nung mit konstanten Koeffizienten. 'Linear', da $y(t)$ linear auftritt, '1. Ordnung', da die 1. Ableitung vorkommt, jedoch keine höheren Ableitungen. Die Analogie zur Differenzengleichung im zeit-diskreten Fall ist offensichtlich. Es stellt sich die Frage, inwieweit die Funktion $y(t)$, also die zeitliche Entwicklung der Konzentration durch diese Differentialgleichung (DGL) schon festgelegt ist: Ist sie schon eindeutig festgelegt oder gibt es unzählige Lösungen $y(t)$ von ganz unterschiedlicher Gestalt, so dass der Diffusionsprozess auf ganz verschiedene Weisen erfolgen kann?

Die allometrische Differentialgleichung .

Von einer *allometrischen* Messung spricht man, wenn die (zeitliche) Entwicklung von zwei Größen x und y verglichen wird.

Es ist häufig realistisch, davon auszugehen, dass sich die relativen Änderungen der Größen y und x, also $\frac{\Delta y}{y}$ und $\frac{\Delta x}{x}$, proportional zueinander verhalten, so dass

$$\frac{\Delta y}{y} = k \cdot \frac{\Delta x}{x}$$

für eine Proportionalitätskonstante gilt. Der Faktor k berücksichtigt, dass sich Proportionen verschieben können. Durch Umformen erhalten wir

$$\frac{\Delta y}{y} = k\frac{\Delta x}{x} \qquad \Leftrightarrow \qquad \frac{\Delta y}{\Delta x} = k\frac{y}{x}$$

Der Grenzübergang $\Delta x \to 0$ führt nun auf die Differentialgleichung

$$y'(x) = k \cdot y(x) \cdot \frac{1}{x}.$$

Hier hängt die Rechenvorschrift für $y'(x)$ von $y(x)$ und x ab: $y' = f(y, x)$, allerdings in der speziellen Form $f(x, y) = g(y) \cdot h(x)$. Man spricht hier von Trennung der Variablen. Solche DGLs sind häufig noch explizit lösbar.

Wachstum von Mikroorganismen

Das Wachstum vieler Mikroorganismen ist dadurch bestimmt, dass die *Nährstoffaufnahme* proportional zur Oberfläche $O(t)$ ist, während sich die *Biomasse* $B(t)$ glm. im Volumen $V(t)$ verteilt.

Es gilt per definitionem

$$B(t) = \rho \cdot V(t),$$

wobei ρ die (hier zeitlich konstante) Dichte und $V(t)$ das Volumen zur Zeit t ist. Der Zuwachs der Biomasse kann durch eine DGL in den Funktionen $B(t)$ und $O(t)$ beschrieben werden:

$$B'(t) = \eta \cdot O(t) - \kappa \cdot B(t).$$

Hierbei ist η die Aufnahmerate der Nährstoffe und κ die Abbaurate. Diese DGL kann für bestimmte Typen von Mikroorganismen vereinfacht, für die ein funktionaler Zusammenhang zwischen $B(t)$ und $O(t)$ besteht.

Stabförmige Bakterien:

Stabförmige Bakterien haben die Gestalt eines langgezogenen Zylinders, bei dem die kreisförmigen Endflächen vernachlässigbar klein im Vergleich zu der Mantelfläche ist. Die Nährstoffaufnahme erfolgt daher nahezu ausschließlich durch die Mantelfläche. Nimmt man ferner an, dass der Radius (zeitlich) konstant ist, das Wachstum sich mithin durch ein Längenwachstum manifestiert, so sind Mantelfläche $F(t)$ und Volumen $V(t)$ eines Zylinders der Länge $L(t)$ gegeben durch:

$$
\begin{aligned}
F(t) &= 2\pi R L(t) \qquad \text{(Kreisumfang mal Länge)} \\
V(t) &= \pi R^2 L(t) \qquad \text{(Kreisfläche mal Länge)}
\end{aligned}
$$

Mithin gilt:

$$O(t) = 2\pi R L(t).$$

Einsetzen von $L(t) = \frac{V(t)}{\pi R^2}$ liefert:

$$O(t) = \frac{2}{R}V(t) = \frac{2}{\rho R}B(t).$$

Somit erhalten wir die Differentialgleichung

$$B'(t) = \eta \cdot \frac{2}{\rho R}B(t) - \kappa \cdot B(t).$$

Also:

$$B'(t) = \lambda B(t), \qquad \lambda = \frac{2\eta}{\rho R} - \kappa.$$

Kugelförmige Bakterien:

Oberfläche und Volumen einer Kugel sind gegeben durch $O(t) = 4\pi R(t)^2$ und $(4/3)\pi R(t)^3$. Somit erhält man durch Umformen

$$O(t) = 3^{2/3} \cdot (4\pi)^{1/3} \cdot V(t)^{2/3}.$$

In dieser Formel kann man noch $V(t)$ durch $B(t)/\rho$ ersetzen. Somit geht (nach Vereinfachen) die DGL $B'(t) = \eta O(t) - \kappa V(t)$ über in die DGL

$$B'(t) = \eta \left(\frac{36\pi}{\rho^2}\right)^{1/3} B(t)^{2/3} - \kappa B(t)$$

Da $B(t) = \rho \cdot V(t) = (4/3)\pi R(t)^3$ kann man diese nichtlineare DGL in $B(t)$ in eine DGL für den Radius $R(t)$ transformieren. Einsetzen von

$$
\begin{aligned}
B(t) &= (4/3)\rho\pi R(t)^3 \\
B'(t) &= 4\rho\pi R(t)^3 \\
B(t)^{2/3} &= ((4/3)\rho\pi)^{2/3} R(t)^2
\end{aligned}
$$

in die DGL für $B(t)$ ergibt nach Kürzen und Zusammenfassen:

$$
R'(t) = \frac{\eta}{\rho} - \frac{\kappa}{3} R(t),
$$

also eine lineare Differentialgleichung 1. Ordnung mit konstanten Koeffizienten, bei der ein konstantes Glied η/ρ auftritt.

❷ 6.3.2 Grundbegriffe

Allgemein können Differentialgleichungen (DGL) *implizit*

$$
F(x, y(x), y'(x), \ldots, y^{(n)}(x)) = 0, \qquad x \in D,
$$

oder *explizit* in der Form

$$
y^{(n)}(x) = G(x, y(x), y'(x), \ldots, y^{(n-1)}(x)), \qquad x \in D,
$$

gegeben sein. Die höchste Ordnung der Ableitung von $y(x)$, die in der DGL auftritt, heißt **Ordnung** der DGL. Der Grad der höchsten Potenz von $y(x)$ bzw. von seinen Ableitungen heißt **Grad** der DGL. So ist $y''(x) + x^3 + xy(x) = 0$ eine DGL 2. Ordnung vom Grad 3. Jede Funktion $y(x)$, die die DGL erfüllt, heißt eine **Lösung** der DGL.

Unter der **allgemeinen Lösung** versteht man die Gesamtheit aller Lösungen einer DGL. Die allgemeine Lösung der DGL n-ter Ordnung hat n Parameter. Setzt man für die Parameter feste Werte an, so erhält man eine **spezielle Lösung**. Sehr häufig verlangt man, dass die Parameter so gewählt werden, dass die Funktion $y(x)$ und ihre in der DGL auftretenden Ableitungen $y'(x), \ldots, y^{(n)}(x)$ an einem speziellen Punkt x_0 (z.B. die Anfangszeit, wenn x die Zeit bezeichnet) vorgegebene Werte $y(x_0) = y_0$, $y'(x_0) = y_1, \ldots, y^{(n)}(x_0) = y_n$ annehmen.

Zwei einfache Beispiele.

Wir wollen zunächst zwei grundlegende einfache Funktionen betrachten und schauen, ob sie einer Differentialgleichung genügen.

Betrachten wir zunächst die Exponentialfunktion. Wir hatten schon gesehen, dass sie bei biologischen Wachstumsprozessen eine wichtige Rolle spielt.

Definieren wir

$$y(x) = y_0 \cdot e^{a \cdot (x - x_0)},$$

so gilt: $y(x_0) = y_0$ (Startbedingung). Differenzieren ergibt

$$y'(x) = y_0 e^{a \cdot (x - x_0)} a = a \cdot y(x).$$

Die Exponentialfunktion erfüllt also die Gleichung $y' = a \cdot y$, auf die wir beim Wachstum von zylindrischen Bakterien gestoßen waren.

Unser zweites Beispiel ist die Sinusfunktion, die bei periodischen Vorgängen eine ausgezeichnete Rolle spielt:

$$y(x) = \sin(x)$$

Differenzieren ergibt

$$y'(x) = \cos(x) \qquad \text{und} \qquad y''(x) = -\sin(x).$$

Die Sinusfunktion erfüllt also die Differentialgleichung

$$y''(x) = -y(x),$$

welche einen Zusammenhang zwischen der zweiten Ableitung und der Ausgangsfunktion postuliert.

▷ **Gleichgewicht**

Wieder nennen wir eine Populationsbestand y^* einen Gleichgewichtsbestand (kurz: Gleichgewicht), wenn er sich zeitlich nicht ändert. y^* ist also eine konstante Lösungsfunktion. Folglich sind alle Gleichgewichtslösungen y durch die Eigenschaft $y' = 0$ charakterisiert.

▷ **Existenz und Eindeutigkeit einer Lösung**

Es stellt sich die Frage, wann überhaupt Lösungsfunktionen $y(x)$ existieren und in welchem Sinne die Lösung eindeutig ist. Wir beschränken uns hier auf den Fall einer Differentialgleichung 1. Ordnung

$$y'(x) = F(x, y(x)).$$

Für den allgemeinen Fall gibt es analoge Ergebnisse. Die zu Anfang besprochenen Anwendungen legen folgendes Wunschergebnis nahe: Unter 'gewissen' Annahmen an die Funktion $F(x, y)$ gibt es zu jedem Anfangswert (x_0, y_0) aus dem Definitionsbereich von F genau eine Lösung. Dies ist in der Tat richtig, sofern $F(x, y)$ die folgenden beiden Eigenschaften hat:

1. $F(x, y)$ ist *stetig* in x.

2. Der Betrag des Differenzen-Quotienten bzgl. y ist für beliebige Änderungen Δy der y-Variable durch eine Konstante, sagen wir L, beschränkt, d.h.

$$\left| \frac{F(x, y + \Delta y) - F(x, y)}{\Delta y} \right| \leq L.$$

Das Wachstum von kugelförmigen Bakterien hatte uns auf eine Differentialgleichung vom Typ

$$y'(x) = ay(x) + b$$

geführt. Hier ist also $F(x, y) = ay + b$. $F(x, y)$ hängt nicht von x ab (ist also stetig in x). Ferner ist $F(x, y)$ eine lineare Funktion von y. Dann ist

$$\frac{|F(x, y + \Delta y) - F(x)|}{\Delta y} = \frac{|a \Delta y|}{|\Delta y|} = |a|.$$

Also ist auch die zweite Bedingung erfüllt.

▷ **Geometrische Interpretation und graphischer Lösungsansatz**
Unter einer **Kurvenschar** versteht man die durch Variation der freien Parameter der allgemeinen Lösung entstehende Vielzahl von Kurven. Eine Differentialgleichung 1. Ordnung

$$y' = f(x, y)$$

ordnet jedem Punkt der (x, y)-Ebene eine Steigung y' zu, die sich gemäß der Formel $f(x, y)$ berechnet. In anderen Worten: Die Gleichung legt fest, wie die Steigung auszusehen hat. $y(x)$ ist eine Lösungsfunktion, wenn $y(x)$ dieser Festlegung genügt. Eine solche DGL kann man graphisch darstellen, indem man durch jeden Punkt (x, y) ein kurzes Geradenstück - genannt: **Linienelement** - mit vorgegebener Steigung $y' = f(x, y)$ zeichnet. Dies nennt man das **Richtungsfeld** der DGL.

6.3.1   **Beispiel 6.3.1** Die DGL $y'(x) = ry(x)$ hat die allgemeine Lösung

$$y(x) = y_0 e^{r(x - x_0)}, \qquad y_0 \in \mathbb{R}.$$

Der Parameter y_0 kann frei gewählt werden und entspricht dem Anfangswert $y(x_0)$. Durch Variation von y_0 erhält man eine Kurvenschar von Lösungen und durch Fixieren von y_0 eine spezielle Lösung. Abbildung 6.2 zeigt das zugehörige Richtungsfeld. Durch Verbinden der Pfeile erhält man graphisch spezielle Lösungen.

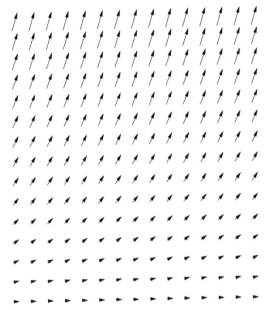

Abbildung 6.2. Richtungsfeld der DGL $y'(x) = y(x)$ (exponentielles Wachstum)

6.3.2

Beispiel 6.3.2 Das Richtungsfeld der Differentialgleichung

$$y'(x) = 0.7 \cdot y(x) - 0.1 y(x)^2$$

ist in Abbildung 6.3 gegeben. Man erkennt, dass für Startwerte unterhalb eines Schwellenwerts die Lösungen S-förmig sind und sich diesem Schwellenwert annähern. Startet man oberhalb des Schwellenwertes so fallen die Lösungen monoton gegen den Schwellenwert. Die Gesamtheit dieser Lösungen bildet die allgemeine Lösung.

❯ 6.3.3 Lineare Differentialgleichungen mit konstanten Koeffizienten

Die Differentialgleichungen, die wir in diesem Abschnitt besprechen wollen, stellen die zeit-stetigen Analoga der linearen Differenzengleichungen dar, die wir zur Beschreibung von zeit-diskreten Prozessen verwendet haben.

Dort hatte sich herausgestellt, dass geometrische *Folgen* der Form $x_n = x_0 \cdot q^n$ mit $0 < q < 1$, die wegen $q^n = (e^{ln(x)})^n = e^{n \cdot ln(x)}$ exponentielles Wachstum beschreiben, die Basiskonstrukte der Lösungsfolgen darstellten. Wir hatten festgestellt, das das zeit-stetige Analogon *Funktionen* der Form $y(t) = y_0 \cdot e^{\lambda t}$ sind.

Das im vorigen Abschnitt diskutierte Wachstum von Mikroorganismen liefert zwei prominente Beispiele für das Auftreten linearer DGLs.

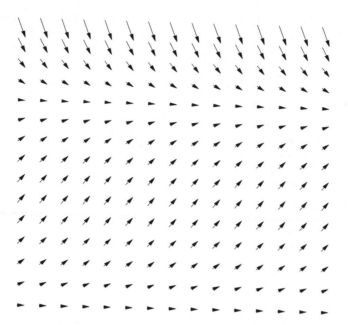

Abbildung 6.3: Richtungsfeld der DGL $y'(x) = 0.7 \cdot y(x) - 0.1 \cdot y(x)^2$ (logistisches Wachstum)

❯ 6.3.4 Lineare DGLs 1. Ordnung

Die Untersuchung des Wachstums von kugelförmigen Bakterien hatte uns auf eine lineare Differentialgleichung 1. Ordnung geführt. Sie stellen die zeitstetigen Analoga der Differenzengleichungen 1. Ordnung dar, die wir schon kennen gelernt haben.

▷ **Homogener Fall** $y'(x) = ay(x)$.

Ansatz: $y(x) = y_0 \cdot e^{\lambda x}$. Dann ist $y'(x) = y_0 \lambda e^{\lambda x}$. Einsetzen in die DGL liefert

$$y'(x) = ay(x) \Leftrightarrow \lambda e^{\lambda x} = ae^{\lambda x}.$$

Kürzen mit $e^{\lambda x} > 0$ liefert: $a = \lambda$. Somit ist

$$y(x) = ae^{\lambda x}$$

eine Lösung der DGL $y'(x) = ay(x)$.

Für $\lambda > 0$ erhält man ungehemmtes Wachstum, für $\lambda < 0$ Abbau (Zerfall) bis zur Auslöschung.

▷ **Inhomogener Fall:**

Die DGL

$$y'(x) = ay(x) + b$$

beschreibt für $b > 0$ eine konstante ständige Zufuhr, $b < 0$ eine ständige
Entnahme (Ernte, Fang).

Eine spezielle Lösung erhält man durch den Ansatz $y'(x) = 0$ für alle x. Also:

$$y'(x) = 0 \Leftrightarrow y(x) = -\frac{b}{a}.$$

Analog wie im zeit-diskreten Fall führt der Ansatz, zu einer speziellen Lösung
die allgemeine Lösung der zugehörigen homogenen DGL zu addieren, zum
Erfolg. Ansatz:

$$y(x) = -\frac{b}{a} + C \cdot e^{ax}.$$

Dann gilt $y'(x) = aCe^{ax}$ und somit

$$\underbrace{aCe^{ax}}_{=y'(x)} = a \cdot \underbrace{\left(-\frac{b}{a} + C \cdot e^{ax}\right) + b}_{=y(x)}$$

$$= ay(x) + b$$

also genügt $y(x)$ der DGL.

Ist $a < 0$ und $b > 0$, so gilt:

$$y(x) \to -\frac{b}{a} > 0,$$

für $x \to \infty$, es stellt sich also ein stabiles Endverhalten ein.

❯ 6.3.5 Lineare DGLs 2. Ordnung

Bei linearen Differentialgleichungen 2. Ordnung ist die zweite Ableitung eine
lineare Funktion der ersten Ableitung sowie der Ausgangsfunktion. Tritt ein
konstantes Glied (ungleich 0) auf, so spricht man von einer inhomogenen,
ansonsten von einer homogenen linearen DGL. 2. Ordnung. Sie stellen das
zeit-stetige Analogon zu den linearen Differenzengleichungen 2. Ordnung dar.

▷ Homogener Fall

Diese Differentialgleichung lautet:

$$y''(x) = ay'(x) + by(x).$$

Ansatz: $y(x) = y_0 e^{\lambda x}$, wobei $y_0 = y(0) \neq 0$ der Anfangswert ist. Dann ist
$y''(x) = \lambda^2 y_0 e^{\lambda x}$. Einsetzen in die DGL liefert:

$$\underbrace{\lambda^2 y_0 e^{\lambda x}}_{=y''(x)} = a \cdot \underbrace{\lambda y_0 e^{\lambda x}}_{=y'(x)} + b \cdot \underbrace{y_0 e^{\lambda x}}_{=y(x)}$$

Kürzen mit dem Faktor $y_0 e^{\lambda x}$ ergibt, dass λ der **charakteristischen Gleichung**

$$\lambda^2 - a\lambda - b = 0$$

genügen muss. Die Lösungen dieser quadratischen Gleichungen bestimmen also wie im zeit-diskreten Fall das qualitative Verhalten der Lösungen. Besitzt die charakteristische Gleichung zwei Lösungen λ_1 und λ_2, so sind sowohl $y_1(x) = C_1 e^{\lambda_1 x}$ als auch $y_2(x) = C_2 e^{\lambda_2 x}$ Lösungen. So wie oben rechnet man nach, dass dann auch die Summe $y_1(x) + y_2(x)$ eine Lösung ist. Die allgemeine Lösung ist dann gegeben durch

$$y(x) = C_1 e^{\lambda_1 x} + C_2 e^{\lambda_2 x}.$$

Die freien Parameter C_1 und C_2 können so gewählt werden, dass Funktionswert und Steigung an einem (Start-) Punkt festgelegt werden, d.h.: $y(x_0) = y_0$ und $y'(x_0) = y_1$ (Man stelle das zugehörige Gleichungssystem auf und löse es!)

▷ **Inhomogener Fall**
Die DGL hat die Form:

$$y''(x) = ay'(x) + by(x) + c, \qquad c \neq 0.$$

Wieder suchen wir zunächst nach einer speziellen Lösung und versuchen es mit einer konstanten Funktion: $y(x) = y_0$ für alle x. Dann gilt $y'(x) = y''(x) = 0$ und Einsetzen in die DGL ergibt

$$0 = by_0 + c \qquad \Leftrightarrow \qquad y_0 = \frac{-c}{b}.$$

Also ist die konstante Gleichgewichtslösung durch $y(x) = -c/b$ gegeben. Durch Addition der Lösungen der zugehörigen homogenen DGL

$$y''(x) = ay'(x) + by(x)$$

erhält man alle Lösungen.

❷ **6.3.6 Logistisches Entwicklungsgesetz**
Im zeit-diskreten Fall hatten wir gesehen, dass ganz verschiedene *biologisch* motivierte Überlegungen (Verknappung von Lebensraum/Ressourcen oder Modellierung der Wachstumsrate) eine Korrektur des exponentiellen Wachstumsgesetzes $x_{n+1} = q \cdot x_n$ durch einen quadratischen Term nötig machten. Da im zeit-stetigen Fall dieselben Argumente greifen, wollen wir uns an dieser Stelle daher etwas kürzer fassen.

Der Ausgangspunkt ist die DGL des exponentiellen Wachstums

$$y'(t) = \lambda y(t),$$

die zu unbeschränktem Wachstum führt. Wir führen daher eine Grenzkapazität K, die die Eigenschaft haben soll, dass die Wachstumsrate 0 ist, wenn $y(t) = K$ ist. Zudem soll sie negativ sein, wenn die Population mit einem Wert startet, der K übersteigt. Dies leistet der Ansatz

$$\lambda = \lambda_0 \left(1 - \frac{y(t)}{K} \right).$$

Ist $y(t)$ deutlich kleiner als K, so ist der geklammerte Ausdruck nahezu 1 und λ folglich nahezu λ_0. In diesem Fall liegt also näherungsweise exponentielles Wachstum vor. Ist hingegen $y(t)$ nahe K, so ist λ näherungsweise 0 (Sättigung). Einsetzen dieses Modells für λ liefert die DGL

$$y'(t) = \lambda \left(1 - \frac{y(t)}{K} \right) y(t),$$

die wir auch in der Form

$$y'(t) = ay(t) - by(t)^2$$

mit $a = \lambda_0 > 0$ und $b = \lambda_0 / K > 0$ schreiben können.

Das zeit-stetige Analogon korrigiert die DGL $y'(t) = ay(t)$ des exponentiellen Wachstums um einen quadratischen Korrekturterm. Die logistische DGL lautet also:

$$y'(t) = ay(t) - by(t)^2.$$

Die Koeffizienten a und b heißen auch **Vital-Koeffizienten**. Für sehr kleines $y(t)$ kann der Term $-by(t)^2$ vernachlässigt werden, so dass das Wachstum zunächst näherungsweise exponentiell erfolgt. Ist jedoch $y(t)$ sehr groß, so ist er zu berücksichtigen und verringert die Wachstumsrate:

$$\frac{y'(t)}{y(t)} = a - by(t).$$

▷ **Gleichgewichte**

Befindet sich das System im Gleichgewicht, so gilt $y'(t) = 0$. Für $y(t) > 0$ ergibt sich dann

$$y'(t) = 0 \;\Leftrightarrow\; a - by(t) = 0 \;\Leftrightarrow\; y(t) = \frac{a}{b}.$$

Diese konstante Gleichgewichtslösung (Grenzkapazität) wollen wir i.f. so wie im zeit-diskreten Fall mit $K = a/b$ bezeichnen. Für $y(t) < K$ gilt

$$y'(t) = a - by(t) > a - b\frac{a}{b} = 0,$$

somit ist $y(t)$ streng monoton wachsend. Für $y(t) < K$ ist die zeitliche Änderungsrate $y'(t)$ hingegen negativ. Somit ergibt sich dieselbe qualitative Interpretation wie im zeit-diskreten Fall: Hat der Bestand $y(t)$ noch nicht die Grenzkapazität K erreicht, so nähert er sich diesem mit fallender Wachstumsrate an. Befindet sich das System im Gleichgewichtszustand $y(t) = K$, so wird dieser nicht mehr verlassen. Ein nachhaltiges Überschreiten der Kapazität K (etwa durch einen einmaligen Eingriff in das System) ist nicht möglich: Für $y(t) > K$ fällt $y(t)$ streng monoton gegen K.

▷ **Lösung**
Die Lösung des zeit-stetigen Entwicklungsgesetzes kann in der Form

$$y(t) = \frac{K}{1 + Qe^{-at}}$$

mit einer Konstanten Q geschrieben werden. Q korrespondiert zu einem Startwert $y(0)$.

❯ 6.3.7 Enzymkinetik: Michaelis-Menten-Theorie

Wir behandeln nun die grundlegende mathematische Modellierung der Nahrungsaufnahme i.d. Verdauungsorganen, allgemeiner: **Enzymkinetik** . Das Gesetz von Michaelis-Menten[2] stammt aus dem Jahr 1913. Es beschreibt den mathematischen Zusammenhang zwischen Substratkonzentration und Reaktionsgeschwindigkeit.

Abbildung 6.4 illustriert an einem Datensatz die Erklärungskraft des Michaelis-Menten-Gesetzes für empirische Daten.

---

[2]Maud L. Menten (1879-1960) erhielt übrigens als eine der ersten Frauen 1911 einen medizinischen Doktorgrad einer kanadischen Universitat.

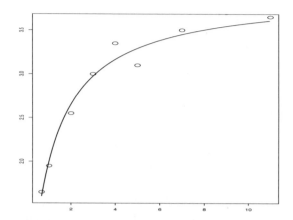

Abbildung 6.4: *Enzymkinetik: Das Michaelis-Menten-Gesetz wurde (optimal) an einen Datensatz angepasst. Aufgetragen ist die Substratkonzentration gegen die Reaktionsrate.*

▷ **Hintergrund**

Ein Nahrungssubstrat S wird durch Enzyme E in ein Produkte P umgewandelt, das vom Körper aufgenommen werden kann.

Enzyme sind spezielle **Katalysatoren**. Unter einem Katalysator versteht man einen Stoff, der chemische Reaktionen beschleunigt, ohne selbst im Endprodukt vorzukommen. Enzyme gehören zu den wirksamsten und spezifischsten Katalysatoren. Ihre Wirkung ist temperatur- und pH-abhängig. Nach dem **van't Hoff**schen Gesetz verdoppelt sich die Geschwindigkeit, wenn die Temperatur um 10° Celsius erhöht wird. In einem bestimmten Temperaturbereich gilt dieses Gesetz auch für Enzymreaktionen. Allerdings wird bei Temperaturen über ca. 45° [C] das Enzymeiweiß zerstört (Hitzedenaturierung). Denaturierung tritt ebenfalls bei zu hohen pH-Werten auf. Die Enzymaktivität hängt oftmals in glockenförmiger Form vom pH-Wert ab.

▷ **Mathematische Modellierung**

Ausgangspunkt der mathematischen Modellierung solcher Reaktionen sind zwei Prinzipen:

1. Prinzip der Massenerhaltung ,

Durch die Reaktion geht keine Masse verloren.

2. Prinzip der Massenwirkung :

Die Reaktionsrate von zwei oder mehreren Stoffen, die gemeinsam reagieren, ist proportional zu dem Produkt ihrer Konzentrationen.

Liegt bspw. die folgende irreversible chemische. Reaktion

$$A + B \rightarrow X + Y$$

vor, bei der jeweils ein A- und ein B-Molekül chemisch zu einem X- und einem Y-Molekül reagieren, so beträgt die Reaktionsrate, mit der die Produkte X und Y gebildet werden, gerade

$$k \cdot a(t) \cdot b(t),$$

wobei $a(t)$ und $b(t)$ die Konzentrationen von A bzw. B zur Zeit t sind. k ist die Proportionalitätskonstante.

Bei einem geschlossenen System (Reagenzglas) wird die Konzentration als Anzahl der Moleküle pro Volumeneinheit gemessen (Einheit: Mol pro Liter). Die **Reaktionsrate** ist gerade die Ableitung der Konzentration nach der Zeit. Somit liefert das Prinzip der Massenerhaltung die Gleichungen

$$-a'(t) = -b'(t) = x'(t) = y'(t)$$

Da sich $a(t)$ und $b(t)$ verringern, unterscheiden sich ihre Reaktionsraten $a'(t)$ und $b'(t)$ hinsichtlich des Vorzeichens von den Raten der Mengen $x(t)$ und $y(t)$, die im Verlauf der Reaktion gebildet werden.

Integriert man etwa die Gleichung $a'(t) = b'(t)$, so erhält man

$$a(t) = b(t) + C$$

mit einer Integrationskonstanten C. Die Konstante C ergibt sich aus den Startbedingungen der Reaktion: Betragen die Ausgangskonzentrationen a_0 bzw. b_0, d.h.

$$a(0) = a_0 \quad \text{und} \quad b(0) = b_0,$$

so muss C die Gleichung

$$a(0) = b(0) + C$$

erfüllen, also ist $C = a_0 - b_0$. Dies ergibt die Gleichungskette:

$$a(t) - a_0 = b(t) - b_0 = -x(t) + x_0 = -y(t) + y_0.$$

Das Prinzip der Massenwirkung liefert die Gleichungen

$$x'(t) = k \cdot a(t) \cdot b(t)$$
$$y'(t) = k \cdot a(t) \cdot b(t)$$
$$a'(t) = -k \cdot a(t) \cdot b(t)$$
$$b'(t) = -k \cdot a(t) \cdot b(t).$$

▷ Enzymkinetisches Modell

Kommen wir nun zur Enzymkinetik. Dieser Prozess läuft i.w. wie folgt ab:
S- und E-Moleküle verbinden sich zu einem Molekül des Komplexes C. Ein
C-Molekül wandelt sich nun in ein P- und ein E-Molekül. Die P-Moleküle
werden vom Körper aufgenommen.

Wir verwenden die folgende Notation:

$$
\begin{aligned}
s(t) &= \text{Substratkonzentration z. Zt. } t \\
e(t) &= \text{Enzymkonzentration z. Zt. } t \\
p(t) &= \text{Produktkonzentration z. Zt. } t
\end{aligned}
$$

Die Konzentrationen werden üblicherweise in Mol pro Liter angegeben.

Die ersten Ableitungen $s'(t), e'(t)$ und $p'(t)$ bezeichnen dann die (zeitlichen)
Änderungsraten, die auch **Reaktionsraten** genannt werden.

Die entsprechenden Proportionalitätskonstanten werden i.f. mit k, l und m
bezeichnet.

In chemischer Notation können wir schreiben:

$$
S + E \quad \overset{k}{\underset{l}{\rightleftarrows}} \quad C \quad \overset{m}{\rightarrow} \quad P + E
$$

Diese chemischen Reaktionsformeln werden nun in ein mathematisches Modell zur Beschreibung der zeitlichen Entwicklung der Konzentrationen über-
setzt:

$$
\begin{aligned}
(S1) \quad s'(t) &= -k \cdot s(t) \cdot e(t) + l \cdot c(t) \\
(E) \quad e'(t) &= -k \cdot s(t) \cdot e(t) + l \cdot c(t) + m \cdot c(t) \\
(C) \quad c'(t) &= k \cdot s(t) \cdot e(t) - l \cdot c(t) - m \cdot c(t) \\
(P) \quad p'(t) &= m \cdot c(t)
\end{aligned}
$$

Wir erhalten also ein *System von Differentialgleichungen*. Es wird sich aber
gleich zeigen, dass wir dieses System deutlich vereinfachen können. Zunächst
formalisieren wir noch die Startbedingungen: Zu Beginn der Reaktion liegen s_0 Mengeneinheiten (ME) des Substrats vor, e_0 ME des Enzyms, kein
Komplex C und kein Produkt P.

$$
s(0) = s_0, \ e(0) = e_0, \ c(0) = c_0, \ p(0) = 0.
$$

▷ **Lösung**

Die ersten drei Gleichungen sind nicht mit der letzten verkoppelt. Kennt man $c(t)$, so erhält man $p(t)$ durch Integrieren:

$$p(t) = m \cdot \int_0^t c(u)\, du.$$

Dann folgt in der Tat: $p'(t) = mc(t)$ und $p(0) = 0$.

Die Addition von (E) und (C) ergibt die wichtige Gleichung:

$$e'(t) + c'(t) = 0 \qquad \text{für alle } t.$$

Da die Ableitungen von $e(t) + c(t)$ Null ist, muss $e(t) + c(t)$ eine Konstante sein, nämlich e_0:

$$e(t) + c(t) = e_0 \qquad \Leftrightarrow \qquad e(t) = e_0 - c(t).$$

Die biologische Interpretation hierzu ist:

> *Die Summe der im Komplex gebundenen und freien Enzyme ist konstant.*

Wir können also $e(t) = e_0 - c(t)$ in obige Gleichungen einsetzen. Für die Änderungsrate des Komplexes C ergibt dies:

$$
\begin{aligned}
c'(t) &= k \cdot s(t) \cdot [e_0 - c(t)] - (l + m) \cdot c(t) \\
&= k \cdot e_0 \cdot s(t) - (k \cdot s(t) + l + m) \cdot c(t)
\end{aligned}
$$

Wir erhalten hierdurch das **reduzierte System**

$$
\begin{aligned}
s'(t) &= -k \cdot s(t) \cdot (e_0 - c(t)) + l \cdot c(t) \\
c'(t) &= k \cdot e_0 \cdot s(t) \cdot (e_0 - c(t)) + l \cdot c(t),
\end{aligned}
$$

bestehend aus zwei Differentialgleichungen mit den Nebenbedingungen $s(0) = s_0$ und $c(0) = 0$. Abbildung 6.5 zeigt beispielhaft eine auf dem Computer gewonnene Lösung.

▷ **Gesetz von Michaelis-Menten**

Betrachtet man in Abbildung 6.5 die Funktion $c(t)$, so fällt auf, dass sie nach einer gewissen Zeit nahezu konstant ist. Das heißt, die Konzentration des Substrat-Enzym-Komplexes ist näherungsweise konstant (stationär). Um weitere Eigenschaften der Enzymreaktion zu gewinnen, nehmen wir i. F. $c'(t) = 0$ an. Da diese Annahme nur näherungsweise gilt, spricht man von **Quasistationarität**.

Da in der obigen Formel für $c'(t)$ die Konzentration $c(t)$ genau einmal auftritt (genauer: $c'(t)$ ist eine lineare Funktion von $c(t)$), können wir die Gleichge-

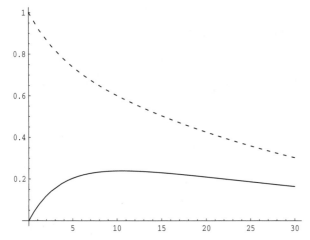

Abbildung 6.5: *Enzymkinetik: Numerische Lösung der enyzmkinetischen Reaktion (reduziertes System). Dargestellt sind die Funktionen $s(t)$ (gestrichelt) und $c(t)$ (durchgezogen).*

wichtsbedingung nach $c(t)$ auflösen. Also:

$$c'(t) = 0 \quad \Leftrightarrow \quad k \cdot e_0 \cdot s(t) = [k \cdot s(t) + l + m] \cdot c(t)$$

$$\Leftrightarrow \quad c(t) = \frac{k \cdot e_0 \cdot s(t)}{l + m + k \cdot s(t)}$$

Multipliziert man noch Zähler und Nenner mit $1/k$, so erhält man:

$$c(t) = \frac{e_0 \cdot s(t)}{s(t) + \frac{l+m}{k}}$$

Hieraus ergibt sich unmittelbar für die Aufnahmerate des Produkts:

$$p'(t) = m \cdot c(t) = \frac{m \cdot e_0 \cdot s(t)}{s(t) + \frac{l+m}{k}}$$

Im Gleichgewicht gilt ferner:

$$s'(t) = -m \cdot c(t) = -p'(t).$$

Interpretation:

> *Die Reaktionsraten des Nahrungssubtrats und des Produkts stimmen im Gleichgewicht überein.*

Herleitung dieses wichtigen Resultats: Zum einen gilt die Modellgleichung

$$s'(t) = \underline{-k \cdot e_0 \cdot s(t)} + [k \cdot s(t) + l] \cdot c(t).$$

Die Gleichgewichtsbedingung $c'(t) = 0$ ergab:

$$k \cdot e_0 \cdot s(t) = [k \cdot s(t) + l + m] \cdot c(t).$$

Setzt man dies in die Formel für $s'(t)$ ein, so erhält man

$$s'(t) = -m \cdot c(t).$$

Somit haben wir eine Gleichung für die Reaktionsrate $s'(t)$ des Substrats gefunden:

$$s'(t) = \frac{b \cdot s(t)}{s(t) + a}$$

wobei

$$b = m \cdot e_0 \quad \text{und} \quad a = \frac{l + m}{k}.$$

Die Reaktionsrate hängt also von der aktuellen Substrat-Konzentration, der eingesetzten Enzymmenge e_0, sowie den Reaktionsparametern a und b ab. Wie können wir a und b interpretieren?

Wir betrachten zunächst, was mit der Reaktionsrate passiert, wenn $s = s(t)$ groß wird. Es gilt

$$\frac{b \cdot s}{s + a} < \frac{b \cdot s}{s + 0} = b$$

und

$$\lim_{s \to \infty} \frac{b \cdot s}{s + a} = b.$$

Interpretation:

Das Michaelis-Menten-Gesetz beschreibt eine durch b beschränkte Aufnahmerate.

Der Parameter b ist also die maximal mögliche Aufnahmerate und wird deshalb auch häufig mit $v_{\max}$ bezeichnet. Er hängt direkt von der eingesetzten Enzymmenge e_0 ab.

Die Konstante a entspricht derjenigen Substrat-Konzentration, für die die Aufnahmerate gerade $v_{\max}/2$ entspricht. Setzt man $s = a$ ein, so erhält man in der Tat:

$$p' = \frac{v_{\max} \cdot a}{a + a} = v_{\max}/2.$$

a heißt daher Michaelis-Konstante. Also:

Die Michaelis-Menten-Konstante ist diejenige Substrat-Konzentration, bei welcher die Reaktion mit halb-maximaler Geschwindigkeit abläuft.

▷ **Experimentelle Bestimmung von k_M und v_{max}**
Die Startgeschwindigkeit der Reaktion ist gegeben durch

$$v_0 = p'(0) = \frac{v_{max} \cdot s_0}{k_M + s_0},$$

wobei s_0 die Ausgangskonzentration des Substrats ist.
Für geringe Konzentrationen gilt

$$v_0 \approx \frac{v_{max}}{k_M} \cdot s, \qquad \text{da } k_M + s_0 \approx s_0.$$

Man kann also ein Experiment mit sehr geringer Konzentration durchführen und hieraus näherungsweise v_{max}/k_M bestimmen. Ferner ist für sehr große Ausgangskonzentrationen $p'(s_0)$ nahezu v_{max} und ändert sich kaum bei variierendem s_0. Hieraus kann man näherungsweise den Graphen bestimmen und k_m graphisch ablesen.
Wesentlich vernünftigere Ergebnisse erhält man durch Anwendung statistischer Verfahren. Wir gehen davon aus, dass n Beobachtungswerte (v_1, s_1), ..., (v_n, s_n) aus n Experimenten vorliegen. Häufig wird eine nichtlineare Regression durchgeführt, bei der die Parameter k_M und v_{max} nach dem Prinzip der kleinsten Quadrate geschätzt werden:

$$Q(v, k) = \sum_{i=1}^{n} \left(v_i - \frac{v \cdot s_i}{s_i + k} \right)^2.$$

Für die Minimalstellen $\widehat{v}_{max}$ und $\widehat{k}_M$ gibt es keine expliziten Formeln, sie müssen durch numerische Verfahren bestimmt werden. Das in diesem Buch besprochene Verfahren der linearen Regression kann jedoch wie folgt angewendet werden. Man nutzt aus, dass die reziproken Werte $1/v_0$ und $1/s_0$ auf einer Geraden liegen:

$$\frac{1}{v_0} = \frac{k_M}{v_{max}} \cdot \frac{1}{s} + \frac{1}{v_{max}}.$$

Schätzungen für die Koeffizienten $\beta_0 = \frac{1}{v_{max}}$ und $\beta_1 = \frac{k_M}{v_{max}}$ erhält man Rechnen eine lineare Einfachregression, woraus sich Schätzungen für v_{max} und k_M ableiten. Die graphische Darstellung der n Zahlenpaare (v_i, s_i), $i = 1, \ldots, n$, nennt man **Lineweaver-Burk-Plot**.

Kapitel 7

Elemente der linearen Algebra

7

7 Elemente der linearen Algebra

7.1 Motivation

Die lineare Algebra stellt einen sehr leistungsfähigen Kalkül (Vektor- und Matrizenrechnung) zur Verfügung, der vielfältige Anwendungen und Interpretationen hat. Er ist insbesondere geeignet, lineare Gleichungssysteme zu lösen, die an vielen Stellen auftreten. So waren wir bei der linearen Regression auf ein Gleichungssystem mit zwei Gleichungen und zwei Unbekannten gestoßen. Ökonomischen Betrachtungen führen ebenfalls sehr schnell auf lineare Gleichungssysteme, da Kosten-, Umsatz-, und Produktionsfunktionen oftmals linear sind.

Wir wollen zur Motivation ein einfaches Räuber-Beute-Modell betrachten und die Vektor- und Matrizenrechnung nutzen, um wichtige Fragen über dieses Modell zu beantworten.

Wir gehen zunächst von der plausiblen Annahmen aus, dass sich die Beutepopulation ohne die Räuber logistisch entwickelt und die Räuber ohne die Beute exponentiell schnell aussterben. Zudem erleide die Beutepopulation durch die Räuber einen Populationsverlust, der proportional zum Bestand der Räuber zu Beginn der Periode sei.

I.f. bezeichnen wir den Bestand der Räuber am Ende der n-ten Periode mit r_n und den zugehörigen Bestand der Beutepopulation mit b_n.

Wir können nun die erste Modellgleichung für die Beutepopulation aufstellen:

$$b_{n+1} = \underbrace{a_{11}b_n - a_{12}b_n^2}_{\text{log. Wachstum ohne Räuber}} - \underbrace{a_{13}b_n r_n}_{\text{Populationsverlust}}$$

Der erste Teil beschreibt das logistische Wachstum, wenn die Population nicht durch Räuber dezimiert wird. Die zugehörigen Koeffizienten sind a_{11} und a_{12}. Der zweite Teil berücksichtigt den Einfluss der Räuber. Die Proportionalitätskontante a_{13} kann im Fall $a_{13} \in [0,1]$ als Wahrscheinlichkeit interpretiert werden, mit der ein Räuber pro Periode ein Beutetier erlegt. Pro Räuber verringert sich die Beutepopulation um $a_{13}r_n$ Individuen. Die drei Koeffizienten a_{11}, a_{12} und a_{13} sind positiv.

Für die Räuberpopulation erhält man die Modellgleichung

$$r_{n+1} = a_{21}r_n + \underbrace{a_{22}r_n b_n}_{\text{positiver Nutzen durch Jagd}} ,$$

mit einer Wachstumsfaktor $a_{21} \in (0, 1)$ (Aussterben ohne Jagd). Der zweite Term beschreibt den positiven Nutzen der Beutepopulation für die Räuber, der Koeffizient a_{22} ist daher ebenfalls positiv. Erhöht sich die Beutepopulation um 1 Individuum, so kommt dies den Räuber in Form einer Populationserhöhung um a_{22} Individuen pro Kopf. Mithin ist der Wachstumsfaktor der Räuber-Population gegeben durch $a_{21} + a_{22}b_n$, er ist eine lineare Funktion der Anzahl der Beutetiere.

Wir erhalten somit ein Gleichungssystem von zwei Gleichungen, die simultan erfüllt sein müssen:

$$
\begin{aligned}
b_{n+1} &= a_{11}b_n - a_{12}b_n^2 - a_{13}b_n r_n \\
r_{n+1} &= a_{21}r_n + a_{22}r_n b_n
\end{aligned}
$$

Wir wollen zunächst diese Populationsdynamik kompakter aufschreiben. Der Zustand des von uns betrachteten Biosystems ist durch die beiden Größen r_n und b_n eindeutig beschrieben. Wir fassen daher beide zu einem 2-Tupel (Spaltenvektor)

$$
x_n = \begin{pmatrix} b_n \\ r_n \end{pmatrix}
$$

zusammen. Wir erhalten also eine Folge (x_n) von Punkten (zweidimensionalen Vektoren), die wir in einem Koordinatensystem auftragen können. Da hier die Folge eine zeitliche Entwicklung darstellt, verbindet man i.d.R. die Punkte durch Strecken.

Definieren wir noch die beiden Funktionen

$$
\begin{aligned}
f(b, r) &= a_{11}b - a_{12}b^2 - a_{13}br, \\
g(b, r) &= a_{21}r + a_{22}br,
\end{aligned}
$$

so gilt $b_{n+1} = f(b_n, r_n) = f(x_n)$ und $r_{n+1} = g(b_n, r_n)$. f und g sind also die Reproduktionsfunktionen der beiden verkoppelten Populationen. Fassen wir diese ebenfalls in einem Spaltenvektor (von Funktionen) zusammen,

$$
F(x_n) = \begin{pmatrix} f(x_n) \\ g(x_n) \end{pmatrix}
$$

so können wir die Dynamik in der kompakten Form

$$
x_{n+1} = F(x_n).
$$

schreiben. Besitzt das System ein Gleichgewicht $x^* = (r^*, b^*)$, so gilt: $x^* = F(x^*)$. Ausgeschrieben:

$$
\begin{aligned}
b^* &= a_{11}b^* - a_{12}(b^*)^2 - a_{13}b^*r^* \\
r^* &= a_{21}r^* + a_{22}r^*b^*
\end{aligned}
$$

Wir können die erste Gleichung mit b^* und die zweite mit r^* kürzen:

$$
\begin{aligned}
1 &= a_{11} - a_{12}b^* - a_{13}r^* \\
1 &= a_{21} + a_{22}b^*
\end{aligned}
$$

Bringen wir noch alle konstanten (d.h. nicht von b^* oder r^* abhängenden) Terme auf eine Seite, so erhalten wir:

$$
\begin{aligned}
a_{12}b^* + a_{13}r^* &= a_{11} - 1 \\
a_{22}b^* &= 1 - a_{21}
\end{aligned}
$$

Dies ist ein System von zwei Gleichungen in den Variablen r^* und b^*, wobei beide Gleichungen linear in diesen Variablen sind. Die zweite Gleichung können wir direkt nach b^* auflösen:

$$
b^* = \frac{1 - a_{21}}{a_{22}}.
$$

Diese Lösung kann man nun in die erste Gleichung einsetzen und diese nach r^* auflösen. Da wir hier Koeffizienten nicht explizit spezifiziert haben, schreiben wir die Lösung so auf:

$$
r^* = \frac{a_{11} - 1 - a_{12}b^*}{a_{13}}, \quad \text{mit } b^* = \frac{1 - a_{21}}{a_{22}}.
$$

Betrachtet man drei Populationen, so erhält man drei Gleichungen, und die Suche nach Gleichgewichten wird in ähnlicher Weise auf drei lineare Gleichungen führen.

7.2 Vektoren

Sind $x_1, \ldots, x_n$ reelle Zahlen, so heißt

$$
\mathbf{x} = \begin{pmatrix} x_1 \\ \vdots \\ x_n \end{pmatrix}
$$

Vektor (Spaltenvektor) und

$$\mathbf{x}' = (x_1, \ldots, x_n)$$

Zeilenvektor. Der Strich deutet an, dass der Vektor gekippt wird. Man sage: $\mathbf{x}'$ ist der **transponierte** Vektor zu $\mathbf{x}$. Der Vektor mit Einträgen 0 heißt **Nullvektor**,

$$\mathbf{0} = (0, \ldots, 0)'$$

Die n Vektoren $\mathbf{e}_1 = (1, 0, \ldots, 0)'$, $\mathbf{e}_2 = (0, 1, 0, \ldots, 0)'$ usw. heißen **Einheitsvektoren**.

Die Gesamtheit aller Vektoren bildet den n-dimensionalen (reellen) Vektorraum

$$\mathbb{R}^n = \{\mathbf{x} = (x_1, \ldots, x_n)' : x_i \in \mathbb{R}, \ i = 1, \ldots, n\}.$$

Vektoren des $\mathbb{R}^2$ können wir als Punkte des (x, y)-Koordinatensystems deuten. Entsprechend repräsentiert der $\mathbb{R}^3$ den dreidimensionalen anschaulichen Raum. Jeder Vektor $\mathbf{x} \in \mathbb{R}^n$ kann mit dem **Ortsvektor** zum Punkt $\mathbf{x}$, also dem Pfeil vom Ursprung zu dem Punkt mit den Koordinaten $x_1, \ldots, x_n$, identifiziert werden (s.u.).

Vektoren können mit Zahlen (sog. Skalaren) multipliziert werden, indem alle ihre Komponenten mit der Zahl multipliziert werden: Für $a \in \mathbb{R}$ und $\mathbf{x} \in \mathbb{R}^n$ setzt man

$$a \cdot \mathbf{x} = \begin{pmatrix} a \cdot x_1 \\ \vdots \\ a \cdot x_n \end{pmatrix}$$

Ist a positiv, so wird hierdurch der Pfeil um den Faktor a gestreckt ($a > 1$) bzw. gestaucht ($a < 1$). Ist $a < 0$, so wird der Pfeil am Ursprung gespiegelt und dann um den Faktor $|a|$ gestreckt bzw. gestaucht.

Vektoren werden addiert, indem sie komponentenweise addiert werden:

$$(x_1, \ldots, x_n)' + (y_1, \ldots, y_n)' = (x_1 + y_1, \ldots, x_n + y_n)'.$$

Sind $\mathbf{x}_1, \ldots, \mathbf{x}_p \in \mathbb{R}^n$ p Vektoren und $\lambda_1, \ldots, \lambda_p \in \mathbb{R}$ reelle Zahlen, so heißt

$$\lambda_1 \mathbf{x}_1 + \ldots \lambda_p \mathbf{x}_p$$

eine **Linearkombination** der Vektoren $\mathbf{x}_1, \ldots, \mathbf{x}_p$ mit den Koeffizienten $\lambda_1, \ldots, \lambda_p$.

p Vektoren $\mathbf{x}_1, \ldots, \mathbf{x}_p \in \mathbb{R}^n$, von denen keiner der Nullvektor sein soll, können die Eigenschaft haben, dass (mindestens) einer von ihnen als Linearkombination der übrigen darstellbar ist. Dann gibt es also einen Index $k \in \{1, \ldots, p\}$

und Zahlen $\lambda_j \in \mathbb{R}$, so das

$$\mathbf{x}_k = \lambda_1 \mathbf{x}_1 + \cdots + \lambda_{k-1}\mathbf{x}_{k-1} + \lambda_{k+1}\mathbf{x}_{k+1} + \cdots + \lambda_p \mathbf{x}_p = \sum_{j \neq k} \lambda_j \mathbf{x}_j.$$

Die Vektoren heißen dann **linear abhängig**. Bringt man $\mathbf{x}_k$ auf die andere Seite, so sieht man, dass in diesem Fall der Nullvektor **0** linear kombiniert werden kann. Sind hingegen $\mathbf{x}_1, \ldots, \mathbf{x}_p$ **linear unabhängig**, so folgt aus *jeder* Darstellung

$$\mathbf{0} = \lambda_1 \mathbf{x}_1 + \cdots + \lambda_p \mathbf{x}_p$$

mit Zahlen $\lambda_1, \ldots, \lambda_p$, dass alle $\lambda_j = 0$ sind.

Beispiel 7.2.1 Die Vektoren $(1, 2, 8)'$ und $(3, 6, 24)$ sind linear abhängig im $\mathbb{R}^3$, da $(3, 6, 24) = 3 \cdot (1, 2, 8)$. Hingegen sind die Vektoren $(1, 1, 1)'$ und $(1, 2, 1)'$ linear unabhängig. Angenommen, sie wären linear abhängig. Dann gibt es ein $\lambda \in \mathbb{R}$ mit $(1, 1, 1)' = \lambda(1, 2, 1)$. D.h.: $1 = \lambda \cdot 1$, $1 = \lambda \cdot 2$ und $1 = \lambda \cdot 1$. Diese drei Gleichungen können nicht zugleich gelten - Widerspruch!

7.2.1

▷ Vektoren, Pfeile und Vektorräume

Größen, zu deren Definition sowohl eine Maßzahl als auch eine Richtung (manchmal zusätzlich ein Drehsinn) anzugeben sind, treten in vielen Anwendungen auf. Physikalische Beispiele sind *Kraft*, *Geschwindigkeit* und die *elektrische Feldstärke*. Vektoren werden durch gerichtete Strecken im Raum dargestellt. Sind A und B zwei Punkte im Raum, so ist $\vec{AB}$ der Vektor mit *Anfangspunkt* A und *Endpunkt* B. Man vereinbart $-\vec{AB} = \vec{BA}$. Der *Betrag* $|\vec{AB}|$ ist die Länge der Strecke zwischen A und B. Der *Nullvektor* **0** ist der Vektor, bei dem Anfangs- und Endpunkt übereinstimmen. Die physikalische Kraft setzt an einem Ort A im Raum an und hat eine gewisse Richtung und einen bestimmten Betrag. Somit wird sie durch einen Vektor repräsentiert. Die Länge des Vektors entspricht dem Ausmaß der Kraft. Zwei Vektoren sind gleich, wenn ihre Beträge gleich sind und ihre Richtungen übereinstimmen. Dies ist genau dann der Fall, wenn sie parallel und gleich orientiert sind. Zwei Vektoren $\vec{x} = \vec{AB}$ und $\vec{y} = \vec{CD}$ werden addiert, indem man $\vec{y}$ so verschiebt, dass der Anfangspunkt des verschobenen Vektors mit dem Endpunkt B von $\vec{x}$ übereinstimmt. Man betrachtet also den zu $\vec{y}$ parallelen und orientierungsgleichen Vektor, der im Endpunkt von $\vec{x}$ ansetzt. Der Endpunkt des verschobenen Vektors sei E. $\vec{x} + \vec{y}$ ist nun derjenige Vektor $\vec{AE}$ mit Anfangspunkt A und Endpunkt E. Es sei nun $\mathcal{V}$ die Menge aller so definierten Vektoren. Ist $a \in \mathbb{R}$ und $\vec{x} \in \mathcal{V}$ ein Vektor, so ist $a\vec{x}$ der Vektor mit gleichem Anfangspunkt und gleicher Richtung wie $\vec{x}$, aber dem Betrag $|a||\vec{x}|$. Man überzeugt sich nun, dass für alle $a, b \in \mathbb{R}$ und alle $\vec{x}, \vec{y} \in \mathcal{V}$ die folgenden acht Regeln erfüllt sind:

(V1) $\vec{x} + \vec{y} = \vec{y} + \vec{x}$ (V5) Es einen Vektor $-\vec{x}$ mit $\vec{x} + -\vec{x} = \mathbf{0}$
(V2) $(\vec{x} + \vec{y}) + \vec{z} = \vec{x} + (\vec{y} + \vec{z})$ (V6) $(ab)\vec{x} = a(b\vec{x})$
(V3) $\mathbf{0} + \vec{x} = \vec{x}$ (V7) $(a + b)\vec{x} = a\vec{x} + b\vec{y}$
(V4) $1\vec{x} = \vec{x}$ (V8) $a(\vec{x} + \vec{y}) = a\vec{x} + a\vec{y}$

Immer dann, wenn auf einer Menge $\mathcal{V}$ zwei Operationen + und · definiert sind, so dass die Regeln (V1)-(V8) gelten, heißt $\mathcal{V}$ **Vektorraum** und die Elemente von $\mathcal{V}$ **Vektoren**. Die Menge der n-Tupel $(x_1, \ldots, x_n)$ bildet mit der oben definierten komponentenweisen Addition und Skalarmultiplikation ebenfalls einen Vektorraum, dessen Elemente mit den Ortsvektoren im $\mathbb{R}^n$ identifiziert werden können.

7.3 Geraden und Ebenen

Eine **Gerade** im $\mathbb{R}^n$ ist eine Menge von Punkte, die einer Geradengleichung genügen. Geraden sind gegeben durch einen Punkt $\mathbf{a} \in \mathbb{R}^n$ und einen **Richtungsvektor** $\mathbf{x} \in \mathbb{R}^n - \{\mathbf{0}\}$:

$$G = \{\mathbf{a} + \lambda \cdot \mathbf{x} : \lambda \in \mathbb{R}\}.$$

Jeder Punkt $\mathbf{y} \in G$ auf einer Geraden G kann in eindeutiger Weise in der Form $\mathbf{y} = \mathbf{a} + \lambda \cdot \mathbf{x}$ mit einem $\lambda \in \mathbb{R}$ geschrieben werden. λ heißt daher auch Koordinate von $\mathbf{y}$ bzgl. des Richtungsvektors $\mathbf{x}$.

Sind $\mathbf{x}_1, \mathbf{x}_2$ linear unabhängig, so spannen sie eine **Ebene** auf:

$$E = \{\mathbf{a} + \lambda_1 \mathbf{x}_1 + \lambda_2 \mathbf{x}_2 : \lambda_1, \lambda_2 \in \mathbb{R}\}$$

$\{\mathbf{x}_1, \mathbf{x}_2\}$ bilden dann eine **Basis** der Ebene E. Wiederum ist jeder Punkt der Ebene durch Angabe seiner Koordinaten (λ_1, λ_2) bzgl. der Basis $\{\mathbf{x}_1, \mathbf{x}_2\}$ eindeutig bestimmt.

7.4 Längenmessung: Die Norm

Die euklidische Länge eines Vektors ist gegeben durch die **euklidische Norm** (Vektornorm)

$$\|\mathbf{x}\| = \sqrt{\sum_{i=1}^{n} x_i^2}$$

Ist $n = 2$ so ist dies der Satz des Phytagoras:

$$c^2 = \|\mathbf{x}\|^2 = a^2 + b^2,$$

wenn $a = x_1$ und $b = x_2$. Die Norm misst also die Länge eines Vektors. Von einer Norm spricht man, wenn gilt:
(N1) $\|\lambda \cdot \mathbf{y}\| = |\lambda| \|\mathbf{y}\|$ für alle $\lambda \in \mathbb{R}$.

(N2) $\|\mathbf{x}\| = 0$ genau dann, wenn $\mathbf{x} = \mathbf{0}$.

(N3) $\|\mathbf{x} + \mathbf{y}\| \leq \|\mathbf{x}\| + \|\mathbf{y}\|$.

Die Norm verallgemeinert den Betrag einer Zahl auf Vektoren.

Beispiel 7.4.1 (*Geometrische Deutung der Stichprobenvarianz*)   7.4.1

Es sei $\mathbf{x} = (x_1, \ldots, x_n)'$ ein Datenvektor und $\mathbf{1} = (1, \ldots, 1)' \in \mathbb{R}^n$ der Vektor mit n Einsen. Den am arithmetischen Mittel zentrierte Datenvektor,

$$(x_1 - \overline{x}, \ldots, x_n - \overline{x})', \qquad \overline{x} = \frac{1}{n} \sum_{i=1}^{n} x_i,$$

können wir als $\mathbf{x} - \overline{x}\mathbf{1}$ schreiben. Dann ist

$$\|\mathbf{x} - \overline{x} \cdot \mathbf{1}\|^2 = \sum_{i=1}^{n} (x_i - \overline{x})^2$$

die Summe der quadrierten Abweichungen und die Stichprobenvarianz ist gegeben durch $S^2 = \frac{1}{n}\|\mathbf{x} - \overline{x} \cdot \mathbf{1}\|^2$. Anders ausgedrückt: $n \cdot S^2$ misst die Länge des am arithmetischen Mittel zentrierten Datenvektors.

7.5 Winkelmessung: Das Skalarprodukt   7.5

❯ **7.5.1 Skalarprodukt**

Die Norm dient zur *Längenmessung*. Zur *Winkelmessung* benötigen wir das Skalarprodukt: Für alle $\mathbf{x}, \mathbf{y} \in \mathbb{R}^n$ definiert man

$$\mathbf{x}'\mathbf{y} = \sum_{i=1}^{n} x_i y_i.$$

Skalarprodukt und Norm hängen wie folgt zusammen:

$$\|\mathbf{x}\| = \sqrt{\mathbf{x}'\mathbf{x}} \Leftrightarrow \|\mathbf{x}\|^2 = \mathbf{x}'\mathbf{x}.$$

Das Skalarprodukt erfüllt die folgenden Rechenregeln: Für alle $\lambda \in \mathbb{R}$ und $\mathbf{x}, \mathbf{y}, \mathbf{z} \in \mathbb{R}^n$ gilt:

(S1) $\mathbf{x}'\mathbf{y} = \mathbf{y}'\mathbf{x}$.

(S2) $\mathbf{x}'(\mathbf{y} + \mathbf{z}) = \mathbf{x}'\mathbf{y} + \mathbf{x}'\mathbf{z}$.

(S3) $(\lambda \cdot \mathbf{x})'\mathbf{y} = \lambda \cdot \mathbf{x}'\mathbf{y}$.

7.5.1   **Beispiel 7.5.1** Die erste Stufe einer Nahrungskette sei wie folgt beschrieben: 1 Pflanze werde von n Tieren $T_1, \ldots, T_n$ gefressen. Ein Tier der Art i fresse c_i Mengeneinheiten der Pflanze. Wir fassen die c_i als Vektor zusammen:

$$\mathbf{c} = (c_1, \ldots, c_n)'$$

Es gebe gerade x_i Tiere der Art i. Setze $\mathbf{x} = (x_1, \ldots, x_n)'$. Dann werden insgesamt

$$x_1 c_1 + \cdots + x_n c_n = \mathbf{x}'\mathbf{c}$$

Mengeneinheiten der Pflanze konsumiert.

7.5.2   **Beispiel 7.5.2** Das arithmetische Mittel eines Datenvektors $\mathbf{x} = (x_1, \ldots, x_n)' \in \mathbb{R}^n$ kann als Skalarprodukt ausgedrückt werden:

$$\overline{x} = \frac{1}{n}\mathbf{1}'\mathbf{x}.$$

Wir können das Skalarprodukt auch verwenden, um Gleichungssysteme einfach aufzuschreiben. Setzen wir

$$\mathbf{a}_1 = (a_{11}, a_{12}, \ldots, a_{1n})', \qquad \mathbf{a}_2 = (a_{21}, a_{22}, \ldots, a_{2n})',$$

so können wir das Gleichungssystem

$$
\begin{aligned}
a_{11}x_1 + a_{12}x_2 + \cdots + a_{1n}x_n &= b_1 \\
a_{21}x_1 + a_{22}x_2 + \cdots + a_{2n}x_n &= b_2
\end{aligned}
$$

schreiben als:

$$
\begin{aligned}
\mathbf{a}_1'\mathbf{x} &= b_1 \\
\mathbf{a}_2'\mathbf{x} &= b_2.
\end{aligned}
$$

❯ **7.5.2 Winkel**

Es gilt die *Cauchy-Schwarz-Ungleichung*

$$|\mathbf{x}'\mathbf{y}| \leq \|\mathbf{x}\| \cdot \|\mathbf{y}\|,$$

Das skalare Produkt ist also betragsmäßig stets kleiner oder gleich dem Produkt der Normen. Gleichheit gilt genau dann, wenn $\mathbf{x}$ und $\mathbf{y}$ linear abhängig sind. Für $\mathbf{x}, \mathbf{y} \neq \mathbf{0}$ gilt somit:

$$-1 \leq \frac{\mathbf{x}'\mathbf{y}}{\|\mathbf{x}\| \cdot \|\mathbf{y}\|} \leq 1.$$

Nach Definition des Kosinus gibt es also ein α (Winkel), so dass

$$\cos(\alpha) = \frac{\mathbf{x}'\mathbf{y}}{\|\mathbf{x}\| \cdot \|\mathbf{y}\|}.$$

Man kann sich für die Dimension $n = 2$ überzeugen, dass diese Definition des Winkels mit unserer Anschauung des Winkels zwischen den Pfeilvektoren $\mathbf{x}$ und $\mathbf{y}$ übereinstimmt.

Beispiel 7.5.3 Es seien $\mathbf{x} = (1,1)'$ und $\mathbf{y} = (1,0)'$. Dann ist $\|\mathbf{x}\| = \sqrt{2}$,   **7.5.3**
$\|\mathbf{y}\| = 1$, und $\mathbf{x}'\mathbf{y} = 1$. Man erhält

$$\frac{\mathbf{x}'\mathbf{y}}{\|\mathbf{x}\|\|\mathbf{y}\|} = \frac{1}{\sqrt{2}}.$$

Der Kosinus von $\pi/2$ (in Bogenmaß) bzw. $45°$ ist gerade $1/\sqrt{2}$.

Man nennt zwei Vektoren $\mathbf{x}$ und $\mathbf{y}$ **orthogonal** (senkrecht), wenn $\mathbf{x}'\mathbf{y} = 0$.

Beispiel 7.5.4 Es sei $\mathbf{x} = (x_1, \ldots, x_n)' \in \mathbb{R}^n$ ein Datenvektor und $\mathbf{x} - \overline{x}\mathbf{1}$ der   **7.5.4**
zugehörige am Mittelwert zentrierte Vektor. Dann ist

$$(\overline{x} \cdot \mathbf{1})'(\mathbf{x} - \overline{x} \cdot \mathbf{1}) = \overline{x} \cdot \mathbf{1}'\mathbf{x} - \overline{x}^2 \cdot \mathbf{1}'\mathbf{1}.$$

Da $\mathbf{1}'\mathbf{x} = n \cdot \overline{x}$ und $\mathbf{1}'\mathbf{1} = n$, ist die rechte Seite 0. Folglich sind die Vektoren $\overline{x}\mathbf{1}$ und $\mathbf{x} - \overline{x}\mathbf{1}$ orthogonal. $\mathbf{x}$ kann als Summe dieser orthogonalen Vektoren geschrieben werden:

$$\mathbf{x} = \overline{x} \cdot \mathbf{1} + (\mathbf{x} - \overline{x} \cdot \mathbf{1})$$

Beispiel 7.5.5 (*Geometrische Deutung des Korrelationskoeffizienten*).   **7.5.5**
$\mathbf{x}, \mathbf{y} \in \mathbb{R}^n$ seien zwei Vektoren. Wir zentrieren beide an ihren Mittelwerten und betrachten den Winkel α zwischen diesen Vektoren:

$$\cos(\alpha) = \frac{(\mathbf{x} - \overline{x}\mathbf{1})'(\mathbf{y} - \overline{y}\mathbf{1})}{\|\mathbf{x} - \overline{x}\mathbf{1}\|\|\mathbf{y} - \overline{y}\mathbf{1}\|}$$

Der Zähler ist gegeben durch

$$(\mathbf{x} - \overline{x}\mathbf{1})'(\mathbf{y} - \overline{y}\mathbf{1}) = \sum_{i=1}^{n}(x_i - \overline{x})(y_i - \overline{y}),$$

der Nenner ist nach Beispiel 7.4.1 gerade $\sqrt{nS_X^2}\sqrt{nS_Y^2}$. Also:

$$\cos(\alpha) = \frac{\sum_{i=1}^{n}(x_i - \overline{x})(y_i - \overline{y})}{\sqrt{\sum_{i=1}^{n}(x_i - \overline{x})^2}\sqrt{\sum_{i=1}^{n}(y_i - \overline{y})^2}}.$$

Die rechte Seite ist der empirische Korrelationskoeffizient. Dieser misst also den Kosinus des Winkels zwischen den beiden zentrierten Vektoren.

7.6 Matrizen und Gleichungssysteme

❯ 7.6.1 Motivation

Ein rechteckiges Zahlenschema (Tabelle)

$$\mathbf{A} = \begin{bmatrix} a_{11} & \cdots & a_{1p} \\ \vdots & & \vdots \\ a_{n1} & \cdots & a_{np} \end{bmatrix}$$

mit reellen Einträgen a_{ij} nennt man **Matrix** mit den **Einträgen (Elementen)** a_{ij}. Ist die Indizierung der Zeilen und Spalten klar, so schreibt man kurz: $\mathbf{A} = (a_{ij})$.

Rechteckige Zahlenschemata treten an vielen Stellen auf. Die Bedeutung des Matrizenkalküls liegt aus Anwendungssicht vor allem darin, dass die Operationen und Rechenergebnisse dieses Kalküls oftmals zu wichtigen und interpretierbaren Ergebnissen führen.

Matrizen werden addiert, indem man die jeweiligen Einträge addiert: Sind $\mathbf{A} = (a_{ij})$ und $\mathbf{B} = (b_{ij})$ Matrizen gleicher Dimension, so ist $C = A + B$ die Matrix mit den Einträgen $c_{ij} = a_{ij} + b_{ij}$. Ist c eine reelle Zahl, so ist $c \cdot \mathbf{A}$ die Matrix mit den Einträgen $c \cdot a_{ij}$.

Definieren wir den Zeilenvektor

$$\mathbf{a}_i' = (a_{i1}, \ldots, a_{in}),$$

so entsteht die Matrix A durch Untereinandersetzen der n Zeilen:

$$\mathbf{A} = \begin{bmatrix} \mathbf{a}_1' \\ \vdots \\ \mathbf{a}_n' \end{bmatrix}.$$

7.6.1 **Beispiel 7.6.1** Betrachten wir eine zweistufige Nahrungskette. Die erste Stufe bestehe aus p Pflanzenfressern $F_1, \ldots, F_p$, die n Pflanzen konsumieren. Von der i-ten Pflanze benötige der j-te Pflanzenfresser a_{ij} Mengeneinheiten. Die Zahlen a_{ij} charakterisieren also die Nahrungskette, wobei der erste Index i für die Pflanze und der zweite Index j für den Pflanzenfresser steht. Wir können die a_{ij} in einer Matrix $\mathbf{A}$ zusammenfassen. Es gebe nun x_j Pflanzenfresser der

Art j. Wir wollen wissen, wieviel Mengeneinheiten jeder Pflanzenart von den Pflanzenfressern konsumiert werden. Führen wir den Vektor $\mathbf{x} = (x_1, \ldots, x_p)'$ ein, so werden von den Pflanzenfressern insgesamt

$$b_i = \mathbf{a}'_i \mathbf{x}$$

Mengeneinheiten der Pflanzenart i konsumiert. Wir können das Ergebnis wieder in einem Vektor zusammenfassen:

$$\mathbf{b} = \left[\begin{array}{c} b_1 \\ \vdots \\ b_n \end{array} \right] = \left[\begin{array}{c} \mathbf{a}'_i \mathbf{x} \\ \vdots \\ \mathbf{a}'_i \mathbf{x} \end{array} \right].$$

Die i-te Komponente des Vektors $\mathbf{b}$ berechnet sich durch skalare Multiplikation der i-ten Zeile der Matrix $\mathbf{A}$ mit dem Vektor $\mathbf{x}$. Es macht Sinn, dies als Ergebnis einer Multiplikation der Matrix $\mathbf{A}$ mit dem Vektor $\mathbf{x}$ zu verstehen.

❯ 7.6.2 Matrizen und Vektoren

Motiviert durch das letzte Beispiel definiert man die Multiplikation einer $n \times p$-Matrix $\mathbf{A}$ mit dem Vektor $\mathbf{x}$ durch

$$\mathbf{A}\mathbf{x} = \left(\begin{array}{c} \mathbf{a}'_1 \mathbf{x} \\ \vdots \\ \mathbf{a}'_n \mathbf{x} \end{array} \right)$$

Durch diese Definition wird eine Abbildung definiert, die jedem Vektor $\mathbf{x} \in \mathbb{R}^p$ einen Bildvektor $\mathbf{y} = \mathbf{A}\mathbf{x} \in \mathbb{R}^n$ zuordnet. Da in die Berechnung jeder Komponente von $\mathbf{y}$ die x_i linear eingehen, definiert eine Matrix eine *lineare Abbildung*. Für $a \in \mathbb{R}$, Vektoren $\mathbf{x}, \mathbf{y} \in \mathbb{R}^p$ und $n \times p$ - Matrizen $\mathbf{A}$ und $\mathbf{B}$ gelten die folgenden Rechenregeln:

$$\begin{array}{rcl} (\mathbf{A} + \mathbf{B})\mathbf{x} & = & \mathbf{A}\mathbf{x} + \mathbf{B}\mathbf{x} \\ \mathbf{A}(\mathbf{x} + \mathbf{y}) & = & \mathbf{A}\mathbf{x} + \mathbf{A}\mathbf{y} \\ \mathbf{A}(a \cdot \mathbf{x}) & = & a \cdot \mathbf{A}\mathbf{x} \end{array}$$

Setzt man für $\mathbf{x}$ den i-ten Einheitsvektor $\mathbf{e}_i$ ein, so sieht man, dass in der i-ten Spalte von $\mathbf{A}$ gerade das Bild des i-ten Einheitsvektors steht.

❯ 7.6.3 Matrizenmultiplikation

Die **Multiplikation von Matrizen** ist wie folgt definiert: Es sei $\mathbf{A} = (a_{ij})$ eine $(n \times m)$-Matrix und $\mathbf{B} = (b_{ij})$ eine $(m \times l)$-Matrix. Dann definieren wir das Produkt $\mathbf{C} = \mathbf{A} \cdot \mathbf{B}$ als diejenige $(n \times l)$-Matrix, deren Einträge c_{ij} als

Skalarprodukt der i-ten Zeile von $\mathbf{A}$ und der j-ten Spalte von $\mathbf{B}$ gegeben sind:

$$c_{ij} = (a_{i1}, \ldots, a_{im}) \begin{pmatrix} b_{1j} \\ \vdots \\ b_{mj} \end{pmatrix} = \sum_{k=1}^{m} a_{ik} b_{kj}.$$

Die Matrizenmultiplikation beschreibt die Hintereinanderausführung von linearen Abbildungen. Wenden wir auf $\mathbf{y} = \mathbf{B}\mathbf{x}$ die durch $\mathbf{A}$ definierte lineare Abbildung an, so ist dies wieder eine lineare Abbildung, deren Koeffizientenmatrix $\mathbf{D}$ sei:

$$\mathbf{z} = \mathbf{A}\mathbf{y} = \mathbf{D}\mathbf{z}.$$

Eine explizite Rechnung zeigt, dass $\mathbf{D}$ gerade durch das Matrizenprodukt $\mathbf{D} = \mathbf{C} = \mathbf{A}\mathbf{B}$ gegeben ist. Somit gilt:

$$\mathbf{z} = \mathbf{A}(\mathbf{B}(\mathbf{A}\mathbf{x})) = (\mathbf{A}\mathbf{B})\mathbf{x} = \mathbf{D}\mathbf{x}.$$

In den Spalten von $\mathbf{C} = \mathbf{A}\mathbf{B}$ stehen die Bilder der Einheitsvektoren. Die i-te Spalte von $\mathbf{C}$ ist daher durch $\mathbf{C}\mathbf{e}_i = \mathbf{A}(\mathbf{B}\mathbf{e}_i) = \mathbf{A}\mathbf{b}^{(i)}$ gegeben, wobei $\mathbf{b}^{(i)}$ die i-te Spalte von $\mathbf{B}$ ist. D.h.:

$$\mathbf{C} = [\mathbf{A}\mathbf{b}^{(1)}, \ldots, \mathbf{A}\mathbf{b}^{(l)}].$$

In den Spalten der Produktmatrix stehen die Bilder der Spalten von $\mathbf{B}$ unter der Matrixabbildung $\mathbf{A}$. $\mathbf{e}_i \overset{\mathbf{B}}{\mapsto} \mathbf{b}^{(i)} \overset{\mathbf{A}}{\mapsto} \mathbf{c}^{(i)} = \mathbf{A}\mathbf{b}^{(i)}$.

❯ 7.6.4 Lösung von Gleichungssystemen
Die Suche nach Gleichgewichten hatte uns auf lineare Gleichungssysteme der Form

$$
\begin{aligned}
a_{11}x_1 + \cdots + a_{1p}x_p &= b_1 \\
&\vdots \\
a_{n1}x_1 + \cdots + a_{np}x_p &= b_p
\end{aligned}
$$

geführt. Wir konnten das System aus der Motivation lösen, da es eine spezielle Struktur besaß: In einer Gleichung kam nur eine Variable vor, nach der wir auflösen konnten. Diese Lösung konnten wir in die andere Gleichung einsetzen und nach der verbleibenden Variablen auflösen. Dieses „Rückwärtseinsetzen" funktioniert auch, wenn die Matrix eine Dreiecksstruktur besitzt, d.h. alle Elemente unterhalb der Hauptdiagonalen sind 0. Dann kann man zunächst nach der Variablen x_p auflösen, die Lösung in die vorletzte Gleichung einsetzen, also dort x_p eliminieren, und diese Gleichung nach x_{p-1} auflösen usw.

Überträgt man diese Idee auf ein Gleichungssystem mit n Gleichungen und n Unbekannten, so erhält man den folgenden Algorithmus, der nach Gauß benannt ist: Zunächst bildet man die *erweiterte Koeffizientenmatrix*

$$[\mathbf{A}, \mathbf{b}],$$

schreibt also alle Koeffizienten und die rechte Seite auf. Durch geeignete Umformungen der erweiterten Koeffizientenmatrix erzeuge man eine Dreiecksstruktur, so dass wir durch sukzessives Rückwärtseinsetzen die Lösung bestimmen können. Hierzu erzeugt man im i-ten Schritt unterhalb des i-ten Elements der Nebendiagonale Nullen, indem man jeweils ein geeignet gewähltes Vielfaches der i-ten Zeile subtrahiert. Das Element a_{ij} der i-ten Zeile und j-ten Spalte ($i > j$) wird zu 0, wenn man Das a_{ij}/a_{jj}-fache der i-ten Zeile subtrahiert.

Beispiel 7.6.2 Die erweiterte Koeffizientenmatrix sei gegeben durch

7.6.2

$$\begin{bmatrix} 2 & 7 & 9 & 1 \\ 4 & 10 & 8 & 2 \\ 1 & 3 & 5 & 3 \end{bmatrix}$$

Man startet mit dem ersten Element der zweiten Zeile, d.h. $i = 2$ und $j = 1$. Also ist $a_{jj} = 2$ und $a_{ij} = 4$. Wir subtrahieren von der $i = 2$-ten Zeile das $a_{ij}/a_{jj} = 4/2$-fache der $j = 1$-ten Zeile. Die entsprechenden Nebenrechnungen sind:

$$10 - 7 \cdot \frac{4}{2} = -4, \quad 8 - 9 \cdot \frac{4}{2} = -10, \quad 2 - 1 \cdot \frac{4}{2} = 0$$

Also:

$$\begin{bmatrix} 2 & 7 & 9 & 1 \\ 0 & -4 & -10 & 0 \\ 1 & 3 & 5 & 3 \end{bmatrix}$$

Im nächsten Schritt ist $i = 3$ und $j = 1$. Es ist das $a_{ij}/a_{jj} = 1/2$-fache der ersten Zeile von der dritten zu subtrahieren. Die Nebenrechnungen in Vektorschreibweise:

$$(1, 3, 5, 3) - \frac{1}{2}(2, 7, 9, 1) = (0, -0.5, 0.5, 2.5).$$

Also:

$$\begin{bmatrix} 2 & 7 & 9 & 1 \\ 0 & -4 & -10 & 0 \\ 0 & -0.5 & 0.5 & 2.5 \end{bmatrix}$$

Man führe nun den letzten Schritt aus und berechne die Lösung!

❷ 7.6.5 Wann ist ein Gleichungssystem lösbar?

Wir wollen uns nun überlegen, wann ein lineares Gleichungssystem lösbar ist. Wir beschränken uns zunächst auf den Fall von zwei Gleichungen mit zwei Unbekannten.
Allgemein:

$$a_{11}x + a_{12}y = b_1$$
$$a_{21}x + a_{22}y = b_2$$

Wir betrachten das folgende Zahlenbeispiel, bei dem alle Koeffizienten und die rechte Seite verschiedene Zahlen sind. Alle Rechnungen werden so durchgeführt, dass wir zu jeder Zeit die konkreten allgemeinen Zahlen wieder durch Platzhalter $a_{11}, ..., a_{22}, b_1, b_2$ ersetzen können. Hier das Zahlenbeispiel:

$$2x + 3y = 8$$
$$4x + 5y = 9$$

Wir lösen die 1. Gleichung nach x auf:

$$2x = 8 - 3y \quad \Leftrightarrow x = \frac{8 - 3y}{2}.$$

Diese Umformung ist gültig, da (wenn) $2 \neq 0$ ($a_{11} \neq 0$). Einsetzen in die 2. Gleichung liefert:

$$x = \frac{8 - 3y}{2}$$
$$4\left(\frac{8 - 3y}{2}\right) + 5y = 9$$

Dies ist äquivalent zu

$$x = \frac{8 - 3y}{2}$$
$$y\left(-\frac{3 \cdot 4}{2} + 5\right) + \frac{4 \cdot 8}{2} = 9$$

Auflösen der 2. Gleichung nach y ergibt nun:

$$x = \frac{8 - 3y}{2}$$

$$y = -\frac{9 - \frac{4 \cdot 8}{2}}{5 - \frac{3 \cdot 4}{2}} = \frac{2 \cdot 9 - 4 \cdot 8}{2 \cdot 5 - 3 \cdot 4}$$

Ersetzen wir in allen Umformungen die konkreten Zahlen durch ihre Platz-halter in der allgemeinen Darstellung, so erhalten wir:

$$x = \frac{b_1 - a_{12}y}{a_{11}}$$

$$y = -\frac{a_{11}b_2 - a_{21}b_1}{a_{11}a_{22} - a_{12}a_{21}}$$

Der letzte Schritt (Auflösen nach y) ist zulässig, wenn der Nenner $\neq 0$ ist. Dies ist genau dann der Fall, wenn

$$|\mathbf{A}| = a_{11}a_{22} - a_{12}a_{21} \neq 0$$

ist. $|\mathbf{A}|$ heißt **Determinante** von $\mathbf{A}$. Somit gibt es genau dann eine Lösung, wenn $|\mathbf{A}| \neq 0$.
Als nächstes wollen wir schauen, wie sich der Lösungsvektor $(x, y)'$ aus der rechten Seite berechnet.

$$y = \frac{1}{|\mathbf{A}|}(a_{11}b_2 - a_{21}b_1)$$

Der Koeffizient von b_1 ist $-a_{21}/|A|$, derjenige von b_2 ist $a_{11}/|A|$. Also ist

$$y = \frac{1}{|\mathbf{A}|}(-a_{21}, a_{11}) \begin{pmatrix} b_1 \\ b_2 \end{pmatrix}.$$

Weiter ist

$$x = \frac{b_1 - a_{12}y}{a_{11}} = \frac{b_1}{a_{11}} - \frac{a_{12}}{a_{11}}\frac{1}{|A|}(a_{11}b_2 - a_{21}b_1).$$

Der Koeffizient von b_1 ist

$$\frac{1}{a_{11}} + \frac{a_{12}}{a_{11}} \cdot \frac{1}{|A|}a_{21}$$

Ausklammern von $1/|\mathbf{A}|$ liefert:

$$\frac{1}{|\mathbf{A}|}\left(\frac{(a_{11}a_{22} - a_{12}a_{21}) + a_{12}a_{21}}{a_{11}}\right) = \frac{a_{22}}{|\mathbf{A}|}$$

Der Koeffizient von b_2 ist $-\frac{a_{12}}{a_{11}}\frac{a_{11}}{|A|}$. Also erhalten wir

$$x = \frac{1}{|\mathbf{A}|}(a_{22}, -a_{12})\begin{pmatrix} b_1 \\ b_2 \end{pmatrix}.$$

Der Vektor $(x, y)'$ berechnet sich also aus der rechten Seite $(b_1, b_2)'$ durch

$$\begin{pmatrix} x \\ y \end{pmatrix} = \frac{1}{|A|}\begin{bmatrix} a_{22} & -a_{12} \\ -a_{21} & a_{11} \end{bmatrix}\begin{pmatrix} b_1 \\ b_2 \end{pmatrix}$$

❷ **7.6.6 Inverse Matrix**
Die in der obigen Herleitung auftretende Matrix

$$\mathbf{A}^{-1} = \frac{1}{a_{11}a_{22} - a_{12}a_{21}}\begin{bmatrix} a_{22} & -a_{12} \\ -a_{21} & a_{11} \end{bmatrix}$$

heißt **inverse Matrix** von $\mathbf{A}$. Während die Matrix $\mathbf{A}$ einem Vektor $\mathbf{x} = (x, y)'$ die rechte Seite $(b_1, b_2)'$ zuordnet, invertiert $\mathbf{A}^{-1}$ diese Operation: Wendet man $\mathbf{A}^{-1}$ auf die rechte Seite an, so erhält man den Lösungsvektor $\mathbf{x}$. Man darf die Umformung

$$\mathbf{Ax} = \mathbf{b} \iff \mathbf{x} = \mathbf{A}^{-1}\mathbf{b}$$

durchführen, sofern die inverse Matrix existiert, d.h. wenn $|\mathbf{A}| \neq 0$. Gilt $|\mathbf{A}| = 0$, so kann man zeigen, dass bei Existenz einer Lösung diese nicht eindeutig ist. Für die Behandlung von linearen Entwicklungsmodellen fassen wir die beiden wichtigsten Ergebnisse noch einmal zusammen:
Fazit:
— Gilt $|\mathbf{A}| \neq 0$, so hat das Gleichungssystem

$$\mathbf{Ax} = \mathbf{b}$$

genau eine Lösung, nämlich $\mathbf{x} = \mathbf{A}^{-1}\mathbf{b}$. Für $\mathbf{b} = \mathbf{0}$ ergibt sich: Das Gleichungssystem $\mathbf{Ax} = \mathbf{0}$ hat nur eine Lösung $\mathbf{x} = \mathbf{0}$.
— Gilt $|\mathbf{A}| = 0$, so gibt es einen Vektor $\mathbf{x} \neq \mathbf{0}$ mit $\mathbf{Ax} = \mathbf{0}$.

▷ **Allgemeine Definition der inversen Matrix**   Setzt man die Lösung $\mathbf{x} = \mathbf{A}^{-1}\mathbf{b}$ in $\mathbf{Ax} = \mathbf{b}$ ein, so erhält man:

$$\mathbf{AA}^{-1}\mathbf{b} = \mathbf{b}.$$

Dies gilt für alle Vektoren $\mathbf{b}$. Somit muss das Matrizenprodukt $\mathbf{AA}^{-1}$ die Einheitsmatrix $\mathbf{I}$ sein. Setzt man $\mathbf{b} = \mathbf{Ax}$ in $\mathbf{x} = \mathbf{A}^{-1}\mathbf{b}$ ein, so folgt $\mathbf{b} =$

$\mathbf{A}^{-1}\mathbf{A}\mathbf{b}$. Also muss auch $\mathbf{A}^{-1}\mathbf{A}$ die Einheitsmatrix sein. Also gilt:

$$\mathbf{A}\mathbf{A}^{-1} = \mathbf{A}^{-1}\mathbf{A} = \mathbf{I}.$$

Diese Eigenschaft der inversen Matrix kann auf den n-dimensionalen Fall verallgemeinert werden:
Sei $\mathbf{A} = (a_{ij})$ eine $(n \times n)$-Matrix. Eine $(n \times n)$-Matrix $\mathbf{C}$ mit

$$\mathbf{A}\mathbf{C} = \mathbf{C}\mathbf{A} = \mathbf{I}$$

heißt **inverse Matrix** zu $\mathbf{A}$. Ist $\mathbf{C}$ solch eine Matrix, so ist das lineare Gleichungssystem

$$\mathbf{A}\mathbf{x} = \mathbf{b}$$

lösbar durch $\mathbf{x} = \mathbf{C}\mathbf{b}$. In der Tat gilt dann:

$$\mathbf{A}\mathbf{x} = \mathbf{A}\mathbf{C}\mathbf{b} = \mathbf{I}\mathbf{b} = \mathbf{b}.$$

Bezeichnen wir die Spalten von $\mathbf{C}$ mit $\mathbf{c}^{(1)}, \ldots, \mathbf{c}^{(n)}$, ist also $\mathbf{C} = [\mathbf{c}^{(1)}, \ldots, \mathbf{c}^{(n)}]$, so erhält man die j-te Spalte von $\mathbf{C}$ durch Lösen des Gleichungssystems

$$\mathbf{A}\mathbf{c}^{(j)} = \mathbf{e}_j,$$

da $\mathbf{A}\mathbf{C} = [\mathbf{A}\mathbf{c}^{(1)}, \ldots, \mathbf{A}\mathbf{c}^{(n)}]$.

❯ 7.6.7 Drehungen

Gegeben sei ein Punkt $\mathbf{x} = (x_1, x_2)' \in \mathbb{R}^2$. Der Winkel des Ortsvektors vom Ursprung zum Punkt $\mathbf{x}$ mit der x - Achse sei β sei. $\mathbf{z} = (z_1, z_2)' \in \mathbb{R}^2$ seien die Koordinaten des um den Winkel α (entgegen dem Uhrzeigersinn) gedrehten Ortsvektors vom Ursprung $\mathbf{0}$ zum Punkt $\mathbf{x}$. Dann gilt:

$$x_1 = r\cos(\beta), \qquad x_2 = r\sin(\beta)$$

mit $r = \|\mathbf{x}\|$ und

$$z_1 = r\cos(\alpha + \beta), \qquad z_2 = r\sin(\alpha + \beta).$$

Die trigonometrischen Additionsgesetze

$$\begin{aligned} \sin(\alpha + \beta) &= \sin(\alpha)\cos(\beta) + \cos(\alpha)\sin(\beta) \\ \cos(\alpha + \beta) &= \cos(\alpha)\cos(\beta) - \sin(\alpha)\sin(\beta) \end{aligned}$$

liefern für z_1:

$$z_1 = r\cos(\alpha)\cos(\beta) - r\sin(\alpha)\sin(\beta).$$

Einsetzen von $\cos(\beta) = x_1/r$ und $\sin(\beta) = x_2/r$ ergibt

$$z_1 = x_1\cos(\alpha) - x_2\sin(\alpha) = (\cos(\alpha), -\sin(\alpha))'(x_1, x_2).$$

Genauso erhält man

$$z_2 = x_1\sin(\alpha) + x_2\cos(\alpha) = (\sin(\alpha), \cos(\alpha))'(x_1, x_2).$$

Die Drehung berechnet sich also durch eine lineare Abbildung. Mit der **Drehmatrix**

$$\mathbf{D}(\alpha) = \left[\begin{array}{cc} \cos(\alpha) & -\sin(\alpha) \\ \sin(\alpha) & \cos(\alpha) \end{array} \right]$$

gilt:

$$\mathbf{z} = \mathbf{D}(\alpha)\mathbf{x}.$$

Die inverse Matrix von $\mathbf{D}$ ist gegeben durch

$$\mathbf{D}(\alpha)^{-1} = \frac{1}{\cos(\alpha)^2 + \sin(\alpha)^2} \left[\begin{array}{cc} \cos(\alpha) & \sin(\alpha) \\ -\sin(\alpha) & \cos(\alpha) \end{array} \right] = \mathbf{D}(\alpha)'.$$

Anschaulich ist klar, dass die durch die Matrix $\mathbf{D}(\alpha)$ beschriebene Abbildung rechte Winkel in rechte Winkel überführt. Eine leichte Rechnung verifiziert dies. Allgemeiner heißt eine quadratische Matrix $\mathbf{A}$ mit $\mathbf{A}^{-1} = \mathbf{A}'$ **orthogonale Transformation** oder **Rotation**. Ist $\mathbf{A}$ orthogonal, so gilt: $|\mathbf{A}| = \pm 1$.

7.7

7.7 Systeme linearer Entwicklungsmodellen in diskreter Zeit

❯ 7.7.1 Motivation

Wir wollen einfache Entwicklungsmodelle für zwei Populationen in diskreter Zeit betrachten. Ausgangspunkt soll folgendes Beispiel sein.

7.7.1   **Beispiel 7.7.1** Zwei Populationen X und Y werden an diskreten Zeitpunkten beobachtet. x_n und y_n seien die jeweiligen Populationsbestände am Ende der n-ten Periode, $(x_0, y_0)'$ seien die Startbestände. Die Populationsdynamik folge den linearen Gleichungen

$$\begin{aligned} x_{n+1} &= 0.5 \cdot x_n + 0.3 \cdot y_n - 10 \\ y_{n+1} &= 0.3 \cdot x_n + 0.5 \cdot y_n + 70 \end{aligned}$$

Diese Gleichungen können wir so interpretieren: Zwar überlebt nur die Hälfte der Individuen von Periode zu Periode, aber weil der Koeffizient von y_n in der Gleichung für x_{n+1} positiv ist, zieht die X-Population eine Nutzen aus hohen Populationsbestände der Y-Population. Dasselbe gilt für die Y-Population. Es liegt also Kooperation vor.

Wir schreiben das System von Beispiel 7.7.1 zunächst in Matrix- und Vektorschreibweise auf. Der Zustand des Systems wird durch den Vektor

$$\mathbf{z}_n = \left[\begin{array}{c} x_n \\ y_n \end{array} \right]$$

erfasst. Führen wir die Koeffizientenmatrix

$$\mathbf{A} = \left[\begin{array}{cc} 0.5 & 0.3 \\ 0.3 & 0.5 \end{array} \right]$$

und den Vektor $\mathbf{b} = (-10, 70)'$ der Konstanten ein, so können wir die Populationsdynamik in der Form

$$\mathbf{z}_{n+1} = \mathbf{A}\mathbf{z}_n + \mathbf{b}$$

schreiben. Es liegt also eine lineare Reproduktionsabbildung

$$F(\mathbf{x}) = \mathbf{A}\mathbf{x} + \mathbf{b}$$

zugrunde. Wir wollen in den folgenden Abschnitten untersuchen, ob es Gleichgewichte gibt und wie sich diese berechnen lassen. Ferner ist von Interesse, explizite Lösungsformeln zu gewinnen, aus denen man leichter als aus den Modellgleichungen sehen kann, wie sich die Populationen langfristig entwickeln. Die theoretischen Überlegungen und Formeln gelten für Systeme mit beliebig vielen Gleichungen. Zur Illustration wenden wir die Ergebnisse unmittelbar auf das System aus Beispiel 7.7.1 an.

❯ 7.7.2 Gleichgewicht
Ein Zustandsvektor $\mathbf{z}$ ist ein Gleichgewichtsvektor, wenn er Fixpunkt der Reproduktionsfunktion ist:

$$\mathbf{z}^* = \mathbf{A}\mathbf{z}^* + \mathbf{b}$$

Wir wollen versuchen, diese Gleichung nach $\mathbf{z}^*$ aufzulösen. Hierzu subtrahieren wir auf beiden Seiten $\mathbf{b}$ und $\mathbf{z}^* = \mathbf{I}\mathbf{z}^*$:

$$\mathbf{z}^* = \mathbf{A}\mathbf{z}^* + \mathbf{b}$$
$$\Leftrightarrow -\mathbf{b} = \mathbf{A}\mathbf{z} - \mathbf{I}\mathbf{z}$$
$$\Leftrightarrow -\mathbf{b} = (\mathbf{A} - \mathbf{I})\mathbf{z}^*$$

Existiert die inverse Matrix $(\mathbf{A} - \mathbf{I})^{-1}$ zu $\mathbf{A} - \mathbf{I}$, so können wir beide Seiten mit dieser inversen Matrix multiplziern und erhalten:

$$\mathbf{z}^* = -(\mathbf{A} - \mathbf{I})^{-1}\mathbf{b}.$$

Existiert also die Inverse von $\mathbf{A} - \mathbf{I}$, so gibt es genau einen Gleichgewichtsvektor $\mathbf{z}^*$, der sich durch diese Formel berechnet.

7.7.2 **Beispiel 7.7.2** Für das System in Beispiel 7.7.1 erhalten wir

$$\mathbf{A} - \mathbf{I} = \begin{bmatrix} -0.5 & 0.3 \\ 0.3 & -0.5 \end{bmatrix}.$$

Die Determinante dieser Matrix ist

$$|\mathbf{A} - \mathbf{I}| = (-0.5)^2 - 0.3^2 = 0.16 > 0.$$

Also existiert die inverse Matrix und ist gegeben durch

$$(\mathbf{A} - \mathbf{I})^{-1} = \frac{1}{0.16} \begin{bmatrix} -0.5 & -0.3 \\ -0.3 & -0.5 \end{bmatrix}.$$

Daher existiert genau ein Gleichgewichtsvektor, nämlich

$$\mathbf{z}^* = -(\mathbf{A} - \mathbf{I})^{-1}\mathbf{b} = \frac{1}{0.16} \begin{bmatrix} -0.5 & -0.3 \\ -0.3 & -0.5 \end{bmatrix} \begin{bmatrix} -10 \\ 70 \end{bmatrix} = \begin{bmatrix} 100 \\ 200 \end{bmatrix}$$

❯ 7.7.3 Lösungsfolgen

Im Ein-Gleichungs-Fall hatten wir gesehen, dass sich die Lösungen einer Gleichung der Form $x_{n+1} = qx_n + d$ aus einem Gleichgewichtswert und einer geometrischen Folge zusammensetzten. Es liegt nahe anzunehmen, dass sich im Fall mehrerer Gleichungen die Sache ähnlich verhält.

Um Lösungsfolgen auf Konvergenz zu untersuchen, stellt sich die Frage, wann eine Folge $\mathbf{x}_n$, $n = 1, 2, 3, \ldots$, von Vektoren mit p Komponenten konvergiert. Solch eine Folge konvergiert gegen einen Vektor $\mathbf{x}$, wenn komponentenweise Konvergenz vorliegt. Angewendet auf den Zustandsvektor $\mathbf{z}_n = (x_n, y_n)'$ aus dem 2-Gleichungs-Modell heißt dies, dass $(\mathbf{z}_n)$ genau dann konvergiert, wenn sowohl (x_n) als auch (y_n) konvergieren.

▷ **Homogener Fall**

Wir betrachten zunächst den homogenen Fall

$$\mathbf{z}_{n+1} = \mathbf{A}\mathbf{z}_n,$$

bei dem $\mathbf{b} = \mathbf{0}$ ist und wählen den Ansatz

$$\mathbf{z}_n = c \cdot \begin{pmatrix} v_1 \\ v_2 \end{pmatrix} \cdot \lambda^n.$$

Mit $\mathbf{v} = (v_1, v_2)'$ ist also $\mathbf{z}_n = c\mathbf{v}\lambda^n$. Wir setzen diesen Ausdruck für $\mathbf{z}_n$ in die Modellgleichung ein, berechnen also $\mathbf{A}\mathbf{z}_n$ in der Hoffnung, als Ergebnis $\mathbf{z}_{n+1} = c\mathbf{v}\lambda^{n+1}$ zu erhalten. Also:

$$\mathbf{A}\mathbf{z}_n = c\lambda^n \mathbf{A}\mathbf{v}$$

Die rechte Seite stimmt dann mit $c\mathbf{v}\lambda^{n+1}$ überein, wenn der Vektor $\mathbf{v}$ die Gleichung $\mathbf{A}\mathbf{v} = \lambda\mathbf{v}$ erfüllt. Bevor wir besprechen, wie man $\mathbf{v}$ und λ konkret aus $\mathbf{A}$ berechnen kann, überlegen wir uns noch, wie die inhomogene Gleichung gelöst werden kann.

▷ **Inhomogener Fall**

Die inhomogene Gleichung lautet:

$$\mathbf{z}_{n+1} = \mathbf{A}\mathbf{z} + \mathbf{b}$$

Ist $\mathbf{z}^*$ ein Gleichgewichtsvektor, so gilt:

$$\mathbf{z}^* = \mathbf{A}\mathbf{z}^* + \mathbf{b}$$

Wir machen den Ansatz "Gleichgewicht + Lösung der homogenen Gleichung":

$$\mathbf{z}_n = \mathbf{z}^* + \widetilde{\mathbf{z}}_n$$

Hierbei ist $\widetilde{\mathbf{z}}_n$ Lösung der homogenen Gleichung, erfüllt mithin die Gleichung $\mathbf{A}\widetilde{\mathbf{z}}_n = \widetilde{\mathbf{z}}_{n+1}$. Dann ist

$$
\begin{aligned}
\mathbf{A}(\mathbf{z}^* + \widetilde{\mathbf{z}}_n) + \mathbf{b} &= \mathbf{A}\mathbf{z}^* + \mathbf{A}\widetilde{\mathbf{z}}_n + \mathbf{b} \\
&= \mathbf{A}\mathbf{z}^* + \mathbf{b} + \widetilde{\mathbf{z}}_{n+1} \\
&= \mathbf{z}^* + \widetilde{\mathbf{z}}_{n+1} \\
&= \mathbf{z}_{n+1}
\end{aligned}
$$

Also liefert der Ansatz eine Lösung.

▷ Eigenwerte und Eigenvektoren

Gilt für einen Vektor $\mathbf{v} \neq \mathbf{0}$ und eine Zahl $\lambda \in \mathbb{R}$

$$\mathbf{A}\mathbf{v} = \lambda\mathbf{v},$$

so heißt λ **Eigenwert** und $\mathbf{v}$ **Eigenvektor**. Genauer: λ ist Eigenwert von $\mathbf{A}$ zum Eigenvektor $\mathbf{v}$ und $\mathbf{v}$ ist Eigenvektor zum Eigenwert λ. In Richtung des Eigenvektors $\mathbf{v}$ wirkt $\mathbf{A}$ also besonders einfach, nämlich als Streckung bzw. Stauchung.

Eigenvektoren sind nicht eindeutig. Ist $\mathbf{v}$ ein Eigenvektor zum Eigenwert λ und $c \neq 0$, so gilt:

$$\mathbf{A}(c \cdot \mathbf{v}) = c\mathbf{A}\mathbf{v} = c\lambda\mathbf{v} = \lambda(c \cdot \mathbf{v})$$

Also ist auch $c \cdot \mathbf{v}$ ein Eigenvektor.

7.7.3   **Beispiel 7.7.3**   Es sei

$$\mathbf{A} = \begin{bmatrix} 3 & 0 \\ 0 & 5 \end{bmatrix}.$$

Dann ist

$$\mathbf{A}\mathbf{e}_1 = \begin{pmatrix} 3 \\ 0 \end{pmatrix} = 3 \cdot \mathbf{e}_1$$

und

$$\mathbf{A}\mathbf{e}_2 = \begin{pmatrix} 0 \\ 5 \end{pmatrix} = 5 \cdot \mathbf{e}_2.$$

Somit besitzt $\mathbf{A}$ die Eigenwerte 3 und 5 mit zugehörigen Eigenvektoren $\mathbf{e}_1$ und $\mathbf{e}_2$.

▷ Berechnung von Eigenwerten

Ist λ ein Eigenwert von $\mathbf{A}$ zum Eigenvektor $\mathbf{z}$, so gilt:

$$\mathbf{A}\mathbf{v} = \lambda\mathbf{v} \Leftrightarrow (\mathbf{A} - \lambda\mathbf{I})\mathbf{v} = \mathbf{0}.$$

$\mathbf{v}$ ist also Lösungsvektor des Gleichungssystems

$$(\mathbf{A} - \lambda\mathbf{I})\mathbf{x} = \mathbf{0}.$$

Es gibt genau dann eine Lösung $\mathbf{v} \neq \mathbf{0}$, wenn die Determinante der Koeffizientenmatrix $\mathbf{A} - \lambda\mathbf{I}$ Null ist:

$$|\mathbf{A} - \lambda\mathbf{I}| = 0$$

Aus dieser Gleichung ermittelt man die Eigenwerte!

Für einen (festen) Eigenwert sucht man sodann eine Lösung $\mathbf{v}$ des linearen Gleichungssystems

$$\mathbf{A}\mathbf{v} = \lambda\mathbf{v}.$$

Beispiel 7.7.4 Für die Matrix   7.7.4

$$\mathbf{A} = \begin{bmatrix} 0.5 & 0.3 \\ 0.3 & 0.5 \end{bmatrix}$$

ergibt sich:

$$\mathbf{A} - \lambda\mathbf{I} = \begin{bmatrix} 0.5 - \lambda & 0.3 \\ 0.3 & 0.5 - \lambda \end{bmatrix}$$

Als Determinante erhalten wir

$$|\mathbf{A} - \lambda\mathbf{I}| = (0.5 - \lambda)^2 - 0.3^2$$

Diese quadratische Gleichung besitzt die beiden Lösungen $\lambda_1 = 0.2$ und $\lambda_2 = 0.8$. Für $\lambda_1 = 0.2$ ist $\mathbf{A} - \lambda\mathbf{I}$ die Matrix mit Einträgen 0.3. Man kann daher $\mathbf{v}_1 = (1, -1)'$ als Eigenvektor wählen. Für $\lambda_2 = 0.8$ kann man $\mathbf{v}_2 = (1, 1)'$ wählen.

▷ **Fazit**

Ist $\lambda \in \mathbb{R}$ ein Eigenwert von $\mathbf{A}$ zum Eigenvektor $\mathbf{v}$, so ist

$$\mathbf{z}_n = c\lambda^n \cdot \mathbf{v}$$

eine Lösung des homogenen Systems. Einsetzen zeigt, dass die Summe von zwei Lösungen wieder eine Lösung ist. Zudem kann man zeigen, dass alle Lösungen so aussehen. Man muss also die Eigenwerte und Eigenvektoren von $\mathbf{A}$ bestimmen, um alle Lösungen zu erhalten.

Sind $\lambda_1, \ldots, \lambda_p$ reelle Eigenwerte von $\mathbf{A}$ mit Eigenvektoren $\mathbf{v}_1, \ldots, \mathbf{v}_p$, so ist die Lösung des homogenen Systems durch

$$c_1\lambda_1^n\mathbf{v}_1 + \cdots + c_p\lambda_n^n\mathbf{v}_p$$

gegeben. Die Konstanten $c_1, \ldots, c_p$ ergeben sich aus den Startbedingungen. Das inhomogene System hat die Lösung

$$\mathbf{z}^* + c_1\lambda_1^n\mathbf{v}_1 + \cdots + c_p\lambda_n^n\mathbf{v}_p$$

wobei $\mathbf{z}^* = -(\mathbf{A}-\mathbf{I})^{-1}\mathbf{b}$ der Gleichgewichtsvektor ist. Die Konstanten $c_1, \ldots, c_p$ ergeben sich aus den Startbedingungen.

Beispiel 7.7.5 Für das Beispiel 7.7.1 ergibt sich die Lösung

$$\mathbf{z}_n = \begin{pmatrix} 100 \\ 200 \end{pmatrix} + c_1 \begin{pmatrix} 1 \\ 1 \end{pmatrix} 0.8^n + c_2 \begin{pmatrix} 1 \\ -1 \end{pmatrix} 0.2^n, \qquad n \in \mathbb{N}_0.$$

bzw.

$$
\begin{aligned}
x_n &= c_1 \cdot 0.8^n + c_2 \cdot 0.2^n + 100 \\
y_n &= c_1 \cdot 0.8^n - c_2 \cdot 0.2^n + 200
\end{aligned}
$$

Die Konstanten berechnen sich aus den Startwerten. Für $x_0 = 50$ und $y_0 = 75$ ergibt sich $c_1 = -87.5$ und $c_2 = 37.5$.

7.8 Systeme linearer Entwicklungsmodellen in stetiger Zeit

In diesem Abschnitt betrachten wir zwei wechselwirkende Zustandsgrößen, etwa interagierende Tierpopulationen, die sich kontinuierlich mit der Zeit entwickeln:

$$x = x(t), \qquad y = y(t).$$

❯ 7.8.1 Lineare Systeme

Wir nehmen an, dass sich die Wachstumsraten $x'(t)$ und $y'(t)$ linear aus den Beständen $x(t)$ und $y(t)$ berechnen.

$$
\begin{aligned}
x'(t) &= a_{11}x(t) + a_{12}y(t) + b_1 \\
y'(t) &= a_{21}x(t) + a_{22}y(t) + b_2
\end{aligned}
$$

Führen wir die zweidimensionale Zustandsfunktion

$$\mathbf{z}(t) = \begin{pmatrix} x(t) \\ y(t) \end{pmatrix}$$

sowie die Koeffizientenmatrix $\mathbf{A}$ und die rechte Seite $\mathbf{b}$,

$$\mathbf{A} = \begin{bmatrix} a_{11} & a_{21} \\ a_{21} & a_{22} \end{bmatrix}, \quad \mathbf{b} = \begin{pmatrix} b_1 \\ b_2 \end{pmatrix}$$

ein, so können wir das System kompakt notieren:

$$\mathbf{z}'(t) = \mathbf{A}\mathbf{z}(t) + \mathbf{b}.$$

Hierbei ist $\mathbf{z}'(t) = (x'(t), y'(t))'$ der Spaltenvektor der Wachstumsraten.

▷ **Lösungsfolgen**

Homogener Fall: $\mathbf{z}'(t) = \mathbf{A}\mathbf{z}(t)$. Wir machen den Ansatz

$$
\begin{aligned}
x(t) &= e^{\lambda t} v_1 \\
y(t) &= e^{\lambda t} v_2
\end{aligned}
$$

mit reellen Zahlen v_1, v_2, λ. In Vektorschreibweise:

$$
\mathbf{z}(t) = \begin{pmatrix} x(t) \\ y(t) \end{pmatrix} = \begin{pmatrix} v_1 \\ v_2 \end{pmatrix} e^{\lambda t}.
$$

Definieren wir noch den Vektor $\mathbf{v} = (v_1, v_2)'$, so ist also $\mathbf{z}(t) = \mathbf{v} \cdot e^{\lambda t}$. Differenzieren ergibt:

$$
\mathbf{z}'(t) = \mathbf{v} \lambda e^{\lambda t}.
$$

Ausführlich: $x'(t) = v_1 \lambda e^{\lambda t}$, $y'(t) = v_2 \lambda e^{\lambda t}$. $\mathbf{z}(t)$ löst die Differentialgleichung, wenn

$$
\mathbf{A}\mathbf{z}(t) = \lambda e^{\lambda t} \mathbf{v}.
$$

Da $\mathbf{z}(t) = \mathbf{v} e^{\lambda t}$, ist dies gleichbedeutend mit

$$
\mathbf{A} e^{\lambda t} \mathbf{v} = \lambda e^{\lambda t} \mathbf{v}.
$$

Kürzen des gemeinsamen Faktors $e^{\lambda t}$ liefert:

$$
\mathbf{A}\mathbf{v} = \lambda \mathbf{v}.
$$

Wir erhalten also eine Lösung, wenn der Vektor $\mathbf{v}$ ein Eigenvektor von $\mathbf{A}$ zum Eigenwert λ ist.

▷ **Fazit**   Hat die Matrix $\mathbf{A}$ zwei verschiedene reelle Eigenwerte λ_1 und λ_2 mit den Eigenvektoren $\mathbf{v}_1$ und $\mathbf{v}_2$, so hat man zwei Lösungen $\mathbf{z}_1(t) = e^{\lambda_1 t} \mathbf{v}_1$ und $\mathbf{z}_2(t) = e^{\lambda_2 t} \mathbf{v}_2$. Die allgemeine Lösung des homogenen Systems ist daher gegeben durch

$$
\mathbf{z}(t) = c_1 e^{\lambda_1 t} \mathbf{v}_1 + c_2 e^{\lambda_2 t} \mathbf{v}_2, \qquad c_1, c_2 \in \mathbb{R}.
$$

Die Konstanten c_1, c_2 werden so bestimmt, dass die Lösungsfunktion $\mathbf{z}(t)$ in $t = 0$ vorgegebene Startwerte x_0 und y_0 annimmt:

$$
\mathbf{z}(0) = c_1 \mathbf{v}_1 + c_2 \mathbf{v}_2 = \begin{pmatrix} x_0 \\ y_0 \end{pmatrix}.
$$

▷ Inhomogener Fall

Im inhomogenen Fall lautet die Modellgleichung:

$$\mathbf{z}'(t) = \mathbf{A}\mathbf{z}(t) + \mathbf{b}$$

Gleichgewichtslösung: Im Gleichgewicht gilt $x'(t) = 0$ und $y'(t) = 0$. D.h.:

$$\mathbf{0} = \mathbf{z}'(t) = \mathbf{A}\mathbf{z}(t) + \mathbf{b}.$$

Ist die Matrix $\mathbf{A}$ invertierbar, so gibt es genau ein Gleichgewicht $\mathbf{z}^*$, nämlich die Lösung des Gleichungssystems

$$\mathbf{0} = \mathbf{A}\mathbf{z}^* + \mathbf{b}.$$

❯ 7.8.2 Periodische Systeme

Zum Abschluss betrachten wir den Standard-Ansatz zur Beschreibung von Räuber-Beute-Situationen. Es stellt sich die Frage, ob sich hier stabile Gleichgewichte einstellen. Betrachten wir das System

$$
\begin{aligned}
y'(t) &= a \cdot [x(t) - x^*] \\
x'(t) &= -b \cdot [y(t) - y^*]
\end{aligned}
$$

wobei $a, b > 0$ sein sollen. Formal gibt es eine Gleichgewichtslösung, bei der sich die Populationsbestände nicht ändern. Gilt

$$x(t) = x^* \qquad \text{und} \qquad y(t) = y^*$$

für alle Zeitpunkte t, so folgt $x'(t) = 0$ und $y'(t) = 0$.

Wass passiert aber, wenn sich das System nicht in diesem Punkt (x^*, y^*) befindet? Ist $x(t) - x^* > 0$, so ist $y'(t) > 0$. Also hat die Y-Population einen Vorteil und wächst. Gemäß der Modellgleichung ist der Zuwachs proportional zu $x(t) - x^*$. Im Fall $y(t) - y^* > 0$ hat die X-Population eine Nachteil, da sich dann $x'(t) < 0$ ergibt - sie schrumpft.

Somit beschreibt das Modell in der Tat eine Räuber-Beute-Beziehung, wobei Y die Räuber- und X die Beute-Population ist.

▷ Lösung

Die Lösung des Systems ist gegeben durch

$$
\begin{aligned}
x(t) &= x^* + c_1 \cdot \cos(\sqrt{ab} \cdot t) - c_2 \cdot \sin(\sqrt{ab} \cdot t) \\
y(t) &= y^* + c_1 \sqrt{\frac{b}{a}} \cdot \sin(\sqrt{ab} \cdot t) + c_2 \sqrt{\frac{a}{b}} \cos(\sqrt{ab} \cdot t)
\end{aligned}
$$

Dies verifiziert man durch Ableiten der rechten Seiten. Die Konstanten c_1 und c_2 ergeben sich aus den Startbedingungen.

X- und Y-Population schwanken also sinusförmig um die Mittelelagen x^* und y^*. Neben den unterschiedlichen Amplituden (Maximalausschlägen) ergibt sich i.a. auch eine Phasenverschiebung: Die Wachstumsphasen der Beutepopulation eilen den Wachstumsphasen der Räuberpopulation voraus.

Beispiel 7.8.1 Betrachten wir das System   **7.8.1**

$$x'(t) = -0.2[y(t) - 50]$$
$$y'(t) = 0.6[x(t) - 100]$$

mit den Startwerten $x(0) = 25$ und $y(0) = 40$. Hier ist also $b = 0.2$ und $a = 0.6$. Da $a/b = 3$ und $ab = 0.12$, ist die allgemeine Lösung gegeben durch

$$x(t) = 100 + c_1 \cos(\sqrt{0.12}t) - c_2 \sin(\sqrt{0.12}t)$$
$$y(t) = 50 + c_2\sqrt{3}\sin(\sqrt{0.12}t) + c_2\sqrt{3}\cos(\sqrt{0.12}t)$$

Die Konstanten c_1 und c_2 werden nun aus den Startwerten bestimmt:

$$25 = x(0) = 100 + c_1\cos(0) - c_2\sin(0)$$
$$40 = y(0) = 50 + c_1\sin(0) - c_2\sqrt{3}\cos(0)$$

Man erhält $c_1 = -75$ und $c_2 = 5.7735$.

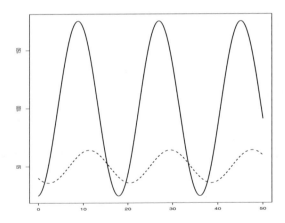

Abbildung 7.1: *Räuber-Beute-Dynamik des Systems aus Beispiel 7.8.1. Dargestellt ist der zeitliche Verlauf der Beutepopulation (durchgezogen) und der Räuberpopulation (gestrichelt).*

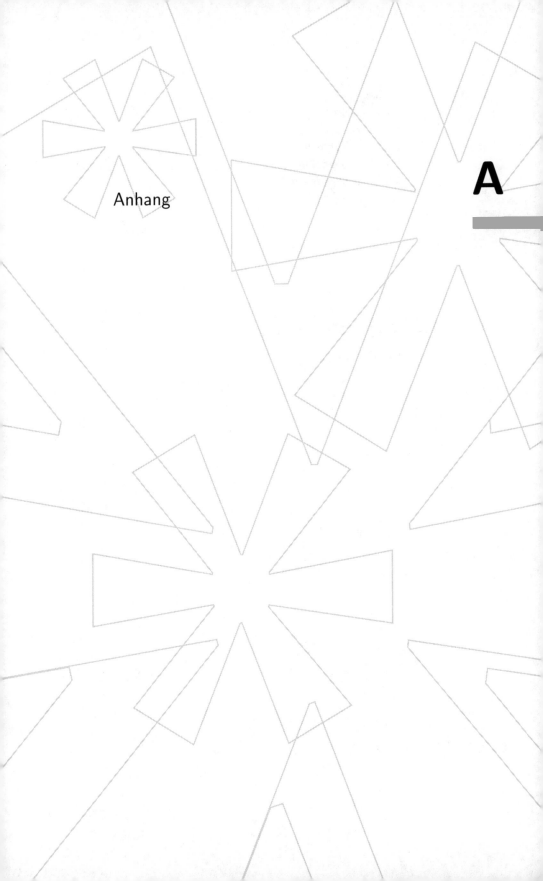

Anhang

A

Anhang

A.1 Normalverteilung

					Überschreitungswahrscheinlichkeiten $1 - \Phi(x + h)$					
x					h					
	0	0.01	0.02	0.03	0.04	0.05	0.06	0.07	0.08	0.09
0	.5000	.4960	.4920	.4880	.4840	.4801	.4761	.4721	.4681	.4641
0.1	.4602	.4562	.4522	.4483	.4443	.4404	.4364	.4325	.4286	.4247
0.2	.4207	.4168	.4129	.4090	.4052	.4013	.3974	.3936	.3897	.3859
0.3	.3821	.3783	.3745	.3707	.3669	.3632	.3594	.3557	.3520	.3483
0.4	.3446	.3409	.3372	.3336	.3300	.3264	.3228	.3192	.3156	.3121
0.5	.3085	.3050	.3015	.2981	.2946	.2912	.2877	.2843	.2810	.2776
0.6	.2743	.2709	.2676	.2643	.2611	.2578	.2546	.2514	.2483	.2451
0.7	.2420	.2389	.2358	.2327	.2296	.2266	.2236	.2206	.2177	.2148
0.8	.2119	.2090	.2061	.2033	.2005	.1977	.1949	.1922	.1894	.1867
0.9	.1841	.1814	.1788	.1762	.1736	.1711	.1685	.1660	.1635	.1611
1	.1587	.1562	.1539	.1515	.1492	.1469	.1446	.1423	.1401	.1379
1.1	.1357	.1335	.1314	.1292	.1271	.1251	.1230	.1210	.1190	.1170
1.2	.1151	.1131	.1112	.1093	.1075	.1056	.1038	.1020	.1003	.0985
1.3	.0968	.0951	.0934	.0918	.0901	.0885	.0869	.0853	.0838	.0823
1.4	.0808	.0793	.0778	.0764	.0749	.0735	.0721	.0708	.0694	.0681
1.5	.0668	.0655	.0643	.0630	.0618	.0606	.0594	.0582	.0571	.0559
1.6	.0548	.0537	.0526	.0516	.0505	.0495	.0485	.0475	.0465	.0455
1.7	.0446	.0436	.0427	.0418	.0409	.0401	.0392	.0384	.0375	.0367
1.8	.0359	.0351	.0344	.0336	.0329	.0322	.0314	.0307	.0301	.0294
1.9	.0287	.0281	.0274	.0268	.0262	.0256	.0250	.0244	.0239	.0233
2	.0228	.0222	.0217	.0212	.0207	.0202	.0197	.0192	.0188	.0183
2.1	.0179	.0174	.0170	.0166	.0162	.0158	.0154	.0150	.0146	.0143
2.2	.0139	.0136	.0132	.0129	.0125	.0122	.0119	.0116	.0113	.0110
2.3	.0107	.0104	.0102	.0099	.0096	.0094	.0091	.0089	.0087	.0084
2.4	.0082	.0080	.0078	.0075	.0073	.0071	.0069	.0068	.0066	.0064
2.5	.0062	.0060	.0059	.0057	.0055	.0054	.0052	.0051	.0049	.0048
2.6	.0047	.0045	.0044	.0043	.0041	.0040	.0039	.0038	.0037	.0036
2.7	.0035	.0034	.0033	.0032	.0031	.0030	.0029	.0028	.0027	.0026
2.8	.0026	.0025	.0024	.0023	.0023	.0022	.0021	.0021	.0020	.0019

Beispiel: $X \sim \mathcal{N}(0,1), P(X > 2.26) = 0.0119$

				Verteilungsfunktion $\Phi(x+h)$					
x					h				
	0	0.01	0.02	0.03	0.04	0.05	0.06	0.07	0.08	0.09
0	.5000	.5040	.5080	.5120	.5160	.5199	.5239	.5279	.5319	.5359
0.1	.5398	.5438	.5478	.5517	.5557	.5596	.5636	.5675	.5714	.5753
0.2	.5793	.5832	.5871	.5910	.5948	.5987	.6026	.6064	.6103	.6141
0.3	.6179	.6217	.6255	.6293	.6331	.6368	.6406	.6443	.6480	.6517
0.4	.6554	.6591	.6628	.6664	.6700	.6736	.6772	.6808	.6844	.6879
0.5	.6915	.6950	.6985	.7019	.7054	.7088	.7123	.7157	.7190	.7224
0.6	.7257	.7291	.7324	.7357	.7389	.7422	.7454	.7486	.7517	.7549
0.7	.7580	.7611	.7642	.7673	.7704	.7734	.7764	.7794	.7823	.7852
0.8	.7881	.7910	.7939	.7967	.7995	.8023	.8051	.8078	.8106	.8133
0.9	.8159	.8186	.8212	.8238	.8264	.8289	.8315	.8340	.8365	.8389
1	.8413	.8438	.8461	.8485	.8508	.8531	.8554	.8577	.8599	.8621
1.1	.8643	.8665	.8686	.8708	.8729	.8749	.8770	.8790	.8810	.8830
1.2	.8849	.8869	.8888	.8907	.8925	.8944	.8962	.8980	.8997	.9015
1.3	.9032	.9049	.9066	.9082	.9099	.9115	.9131	.9147	.9162	.9177
1.4	.9192	.9207	.9222	.9236	.9251	.9265	.9279	.9292	.9306	.9319
1.5	.9332	.9345	.9357	.9370	.9382	.9394	.9406	.9418	.9429	.9441
1.6	.9452	.9463	.9474	.9484	.9495	.9505	.9515	.9525	.9535	.9545
1.7	.9554	.9564	.9573	.9582	.9591	.9599	.9608	.9616	.9625	.9633
1.8	.9641	.9649	.9656	.9664	.9671	.9678	.9686	.9693	.9699	.9706
1.9	.9713	.9719	.9726	.9732	.9738	.9744	.9750	.9756	.9761	.9767
2	.9772	.9778	.9783	.9788	.9793	.9798	.9803	.9808	.9812	.9817
2.1	.9821	.9826	.9830	.9834	.9838	.9842	.9846	.9850	.9854	.9857
2.2	.9861	.9864	.9868	.9871	.9875	.9878	.9881	.9884	.9887	.9890
2.3	.9893	.9896	.9898	.9901	.9904	.9906	.9909	.9911	.9913	.9916
2.4	.9918	.9920	.9922	.9925	.9927	.9929	.9931	.9932	.9934	.9936
2.5	.9938	.9940	.9941	.9943	.9945	.9946	.9948	.9949	.9951	.9952
2.6	.9953	.9955	.9956	.9957	.9959	.9960	.9961	.9962	.9963	.9964
2.7	.9965	.9966	.9967	.9968	.9969	.9970	.9971	.9972	.9973	.9974
2.8	.9974	.9975	.9976	.9977	.9977	.9978	.9979	.9979	.9980	.9981

Beispiel: $X \sim \mathcal{N}(3,9), P(X \le 4.26) = P(\frac{X-3}{\sqrt{9}} \le \frac{4.26-3}{3}) = P(X \le 0.42) = 0.6628$

A.2 *t*-**Verteilung**

			q-Quantile der $t(df)$-Verteilung			
			q			
df	0.9	0.95	0.975	0.98	0.99	0.995
1	3.078	6.314	12.706	15.895	31.821	63.657
2	1.886	2.920	4.303	4.849	6.965	9.925
3	1.638	2.353	3.182	3.482	4.541	5.841
4	1.533	2.132	2.776	2.999	3.747	4.604
5	1.476	2.015	2.571	2.757	3.365	4.032
6	1.440	1.943	2.447	2.612	3.143	3.707
7	1.415	1.895	2.365	2.517	2.998	3.499
8	1.397	1.860	2.306	2.449	2.896	3.355
9	1.383	1.833	2.262	2.398	2.821	3.250
10	1.372	1.812	2.228	2.359	2.764	3.169
11	1.363	1.796	2.201	2.328	2.718	3.106
12	1.356	1.782	2.179	2.303	2.681	3.055
13	1.350	1.771	2.160	2.282	2.650	3.012
14	1.345	1.761	2.145	2.264	2.624	2.977
15	1.341	1.753	2.131	2.249	2.602	2.947
16	1.337	1.746	2.120	2.235	2.583	2.921
17	1.333	1.740	2.110	2.224	2.567	2.898
18	1.330	1.734	2.101	2.214	2.552	2.878
19	1.328	1.729	2.093	2.205	2.539	2.861
20	1.325	1.725	2.086	2.197	2.528	2.845
21	1.323	1.721	2.080	2.189	2.518	2.831
22	1.321	1.717	2.074	2.183	2.508	2.819
23	1.319	1.714	2.069	2.177	2.500	2.807
24	1.318	1.711	2.064	2.172	2.492	2.797
25	1.316	1.708	2.060	2.167	2.485	2.787
26	1.315	1.706	2.056	2.162	2.479	2.779
27	1.314	1.703	2.052	2.158	2.473	2.771
28	1.313	1.701	2.048	2.154	2.467	2.763
29	1.311	1.699	2.045	2.150	2.462	2.756
30	1.310	1.697	2.042	2.147	2.457	2.750
31	1.309	1.696	2.040	2.144	2.453	2.744
32	1.309	1.694	2.037	2.141	2.449	2.738

Beispiel: $X \sim t(8)$, $P(X \leq c) = 0.95 \Rightarrow c = 1.860$

q-Quantile der $t(df)$-Verteilung					
			q		
df	0.9	0.95	0.975	0.98	0.99	0.995
33	1.308	1.692	2.035	2.138	2.445	2.733
34	1.307	1.691	2.032	2.136	2.441	2.728
35	1.306	1.690	2.030	2.133	2.438	2.724
36	1.306	1.688	2.028	2.131	2.434	2.719
37	1.305	1.687	2.026	2.129	2.431	2.715
38	1.304	1.686	2.024	2.127	2.429	2.712
39	1.304	1.685	2.023	2.125	2.426	2.708
40	1.303	1.684	2.021	2.123	2.423	2.704
41	1.303	1.683	2.020	2.121	2.421	2.701
42	1.302	1.682	2.018	2.120	2.418	2.698
43	1.302	1.681	2.017	2.118	2.416	2.695
44	1.301	1.680	2.015	2.116	2.414	2.692
45	1.301	1.679	2.014	2.115	2.412	2.690
46	1.300	1.679	2.013	2.114	2.410	2.687
47	1.300	1.678	2.012	2.112	2.408	2.685
48	1.299	1.677	2.011	2.111	2.407	2.682
49	1.299	1.677	2.010	2.110	2.405	2.680
50	1.299	1.676	2.009	2.109	2.403	2.678
51	1.298	1.675	2.008	2.108	2.402	2.676
52	1.298	1.675	2.007	2.107	2.400	2.674
53	1.298	1.674	2.006	2.106	2.399	2.672
54	1.297	1.674	2.005	2.105	2.397	2.670
55	1.297	1.673	2.004	2.104	2.396	2.668
56	1.297	1.673	2.003	2.103	2.395	2.667
57	1.297	1.672	2.002	2.102	2.394	2.665
58	1.296	1.672	2.002	2.101	2.392	2.663
59	1.296	1.671	2.001	2.100	2.391	2.662
60	1.296	1.671	2.000	2.099	2.390	2.660
61	1.296	1.670	2.000	2.099	2.389	2.659
62	1.295	1.670	1.999	2.098	2.388	2.657
63	1.295	1.669	1.998	2.097	2.387	2.656
64	1.295	1.669	1.998	2.096	2.386	2.655

A.3 χ^2-**Verteilung**

	q-Quantile der $\chi^2(df)$-Verteilung					
				q		
df	0.9	0.95	0.975	0.98	0.99	0.995
1	2.706	3.841	5.024	5.412	6.635	7.879
2	4.605	5.991	7.378	7.824	9.210	10.597
3	6.251	7.815	9.348	9.837	11.345	12.838
4	7.779	9.488	11.143	11.668	13.277	14.860
5	9.236	11.070	12.833	13.388	15.086	16.750
6	10.645	12.592	14.449	15.033	16.812	18.548
7	12.017	14.067	16.013	16.622	18.475	20.278
8	13.362	15.507	17.535	18.168	20.090	21.955
9	14.684	16.919	19.023	19.679	21.666	23.589
10	15.987	18.307	20.483	21.161	23.209	25.188
11	17.275	19.675	21.920	22.618	24.725	26.757
12	18.549	21.026	23.337	24.054	26.217	28.300
13	19.812	22.362	24.736	25.472	27.688	29.819
14	21.064	23.685	26.119	26.873	29.141	31.319
15	22.307	24.996	27.488	28.259	30.578	32.801
16	23.542	26.296	28.845	29.633	32.000	34.267
17	24.769	27.587	30.191	30.995	33.409	35.718
18	25.989	28.869	31.526	32.346	34.805	37.156
19	27.204	30.144	32.852	33.687	36.191	38.582
20	28.412	31.410	34.170	35.020	37.566	39.997
21	29.615	32.671	35.479	36.343	38.932	41.401
22	30.813	33.924	36.781	37.659	40.289	42.796
23	32.007	35.172	38.076	38.968	41.638	44.181
24	33.196	36.415	39.364	40.270	42.980	45.559
25	34.382	37.652	40.646	41.566	44.314	46.928
26	35.563	38.885	41.923	42.856	45.642	48.290
27	36.741	40.113	43.195	44.140	46.963	49.645
28	37.916	41.337	44.461	45.419	48.278	50.993
29	39.087	42.557	45.722	46.693	49.588	52.336
30	40.256	43.773	46.979	47.962	50.892	53.672
31	41.422	44.985	48.232	49.226	52.191	55.003
32	42.585	46.194	49.480	50.487	53.486	56.328
33	43.745	47.400	50.725	51.743	54.776	57.648
34	44.903	48.602	51.966	52.995	56.061	58.964
35	46.059	49.802	53.203	54.244	57.342	60.275

q-Quantile der $\chi^2(df)$-Verteilung

| df | \multicolumn{6}{c}{q} |
	0.9	0.95	0.975	0.98	0.99	0.995
36	47.212	50.998	54.437	55.489	58.619	61.581
37	48.363	52.192	55.668	56.730	59.893	62.883
38	49.513	53.384	56.896	57.969	61.162	64.181
39	50.660	54.572	58.120	59.204	62.428	65.476
40	51.805	55.758	59.342	60.436	63.691	66.766
41	52.949	56.942	60.561	61.665	64.950	68.053
42	54.090	58.124	61.777	62.892	66.206	69.336
43	55.230	59.304	62.990	64.116	67.459	70.616
44	56.369	60.481	64.201	65.337	68.710	71.893
45	57.505	61.656	65.410	66.555	69.957	73.166
46	58.641	62.830	66.617	67.771	71.201	74.437
47	59.774	64.001	67.821	68.985	72.443	75.704
48	60.907	65.171	69.023	70.197	73.683	76.969
49	62.038	66.339	70.222	71.406	74.919	78.231
50	63.167	67.505	71.420	72.613	76.154	79.490
51	64.295	68.669	72.616	73.818	77.386	80.747
52	65.422	69.832	73.810	75.021	78.616	82.001
53	66.548	70.993	75.002	76.223	79.843	83.253
54	67.673	72.153	76.192	77.422	81.069	84.502
55	68.796	73.311	77.380	78.619	82.292	85.749
56	69.919	74.468	78.567	79.815	83.513	86.994
57	71.040	75.624	79.752	81.009	84.733	88.236
58	72.160	76.778	80.936	82.201	85.950	89.477
59	73.279	77.931	82.117	83.391	87.166	90.715
60	74.397	79.082	83.298	84.580	88.379	91.952
61	75.514	80.232	84.476	85.767	89.591	93.186
62	76.630	81.381	85.654	86.953	90.802	94.419
63	77.745	82.529	86.830	88.137	92.010	95.649
64	78.860	83.675	88.004	89.320	93.217	96.878
65	79.973	84.821	89.177	90.501	94.422	98.105
66	81.085	85.965	90.349	91.681	95.626	99.330
67	82.197	87.108	91.519	92.860	96.828	100.554
68	83.308	88.250	92.689	94.037	98.028	101.776
69	84.418	89.391	93.856	95.213	99.228	102.996
70	85.527	90.531	95.023	96.388	100.425	104.215

A.4 F-Verteilung

					df_2				
df_1	1	2	3	4	5	6	7	8	9
1	161	18.5	10.1	7.7	6.6	6.0	5.6	5.3	5.1
2	199	19.0	9.6	6.9	5.8	5.1	4.7	4.5	4.3
3	216	19.2	9.277	6.591	5.409	4.757	4.347	4.066	3.863
4	225	19.2	9.117	6.388	5.192	4.534	4.120	3.838	3.633
5	230	19.3	9.013	6.256	5.050	4.387	3.972	3.687	3.482
6	234	19.3	8.941	6.163	4.950	4.284	3.866	3.581	3.374
7	237	19.4	8.887	6.094	4.876	4.207	3.787	3.500	3.293
8	239	19.4	8.845	6.041	4.818	4.147	3.726	3.438	3.230
9	241	19.4	8.812	5.999	4.772	4.099	3.677	3.388	3.179
10	242	19.4	8.786	5.964	4.735	4.060	3.637	3.347	3.137
11	243	19.4	8.763	5.936	4.704	4.027	3.603	3.313	3.102
12	244	19.4	8.745	5.912	4.678	4.000	3.575	3.284	3.073
13	245	19.4	8.729	5.891	4.655	3.976	3.550	3.259	3.048
14	245	19.4	8.715	5.873	4.636	3.956	3.529	3.237	3.025
15	246	19.4	8.703	5.858	4.619	3.938	3.511	3.218	3.006
16	246	19.4	8.692	5.844	4.604	3.922	3.494	3.202	2.989
17	247	19.4	8.683	5.832	4.590	3.908	3.480	3.187	2.974
18	247	19.4	8.675	5.821	4.579	3.896	3.467	3.173	2.960
19	248	19.4	8.667	5.811	4.568	3.884	3.455	3.161	2.948
20	248	19.4	8.660	5.803	4.558	3.874	3.445	3.150	2.936
21	248	19.4	8.654	5.795	4.549	3.865	3.435	3.140	2.926
22	249	19.5	8.648	5.787	4.541	3.856	3.426	3.131	2.917
23	249	19.5	8.643	5.781	4.534	3.849	3.418	3.123	2.908
24	249	19.5	8.639	5.774	4.527	3.841	3.410	3.115	2.900
25	249	19.5	8.634	5.769	4.521	3.835	3.404	3.108	2.893
26	249	19.5	8.630	5.763	4.515	3.829	3.397	3.102	2.886
27	250	19.5	8.626	5.759	4.510	3.823	3.391	3.095	2.880
28	250	19.5	8.623	5.754	4.505	3.818	3.386	3.090	2.874
29	250	19.5	8.620	5.750	4.500	3.813	3.381	3.084	2.869
30	250	19.5	8.617	5.746	4.496	3.808	3.376	3.079	2.864
31	250	19.5	8.614	5.742	4.492	3.804	3.371	3.075	2.859

0.950 -Quantile der $F(df_1, df_2)$-Verteilung

Beispiel: $X \sim F(4,6), P(X \le c) = 0.9500 \Rightarrow c = 4.534$

Es gilt: $F(df_1, df_2)_\alpha = \frac{1}{F(df_2, df_1)_{1-\alpha}}$

					df_2				
df_1	10	11	12	13	14	15	16	17	18
1	5.0	4.8	4.7	4.7	4.6	4.5	4.5	4.5	4.4
2	4.1	4.0	3.9	3.8	3.7	3.7	3.6	3.6	3.6
3	3.708	3.587	3.490	3.411	3.344	3.287	3.239	3.197	3.160
4	3.478	3.357	3.259	3.179	3.112	3.056	3.007	2.965	2.928
5	3.326	3.204	3.106	3.025	2.958	2.901	2.852	2.810	2.773
6	3.217	3.095	2.996	2.915	2.848	2.790	2.741	2.699	2.661
7	3.135	3.012	2.913	2.832	2.764	2.707	2.657	2.614	2.577
8	3.072	2.948	2.849	2.767	2.699	2.641	2.591	2.548	2.510
9	3.020	2.896	2.796	2.714	2.646	2.588	2.538	2.494	2.456
10	2.978	2.854	2.753	2.671	2.602	2.544	2.494	2.450	2.412
11	2.943	2.818	2.717	2.635	2.565	2.507	2.456	2.413	2.374
12	2.913	2.788	2.687	2.604	2.534	2.475	2.425	2.381	2.342
13	2.887	2.761	2.660	2.577	2.507	2.448	2.397	2.353	2.314
14	2.865	2.739	2.637	2.554	2.484	2.424	2.373	2.329	2.290
15	2.845	2.719	2.617	2.533	2.463	2.403	2.352	2.308	2.269
16	2.828	2.701	2.599	2.515	2.445	2.385	2.333	2.289	2.250
17	2.812	2.685	2.583	2.499	2.428	2.368	2.317	2.272	2.233
18	2.798	2.671	2.568	2.484	2.413	2.353	2.302	2.257	2.217
19	2.785	2.658	2.555	2.471	2.400	2.340	2.288	2.243	2.203
20	2.774	2.646	2.544	2.459	2.388	2.328	2.276	2.230	2.191
21	2.764	2.636	2.533	2.448	2.377	2.316	2.264	2.219	2.179
22	2.754	2.626	2.523	2.438	2.367	2.306	2.254	2.208	2.168
23	2.745	2.617	2.514	2.429	2.357	2.297	2.244	2.199	2.159
24	2.737	2.609	2.505	2.420	2.349	2.288	2.235	2.190	2.150
25	2.730	2.601	2.498	2.412	2.341	2.280	2.227	2.181	2.141
26	2.723	2.594	2.491	2.405	2.333	2.272	2.220	2.174	2.134
27	2.716	2.588	2.484	2.398	2.326	2.265	2.212	2.167	2.126
28	2.710	2.582	2.478	2.392	2.320	2.259	2.206	2.160	2.119
29	2.705	2.576	2.472	2.386	2.314	2.253	2.200	2.154	2.113
30	2.700	2.570	2.466	2.380	2.308	2.247	2.194	2.148	2.107
31	2.695	2.565	2.461	2.375	2.303	2.241	2.188	2.142	2.102

0.950 -Quantile der $F(df_1, df_2)$-Verteilung

				0.950 -Quantile der $F(df_1, df_2)$-Verteilung					
					df_2				
df_1	19	20	21	22	23	24	25	26	27
1	4.4	4.4	4.3	4.3	4.3	4.3	4.2	4.2	4.2
2	3.5	3.5	3.5	3.4	3.4	3.4	3.4	3.4	3.4
3	3.127	3.098	3.072	3.049	3.028	3.009	2.991	2.975	2.960
4	2.895	2.866	2.840	2.817	2.796	2.776	2.759	2.743	2.728
5	2.740	2.711	2.685	2.661	2.640	2.621	2.603	2.587	2.572
6	2.628	2.599	2.573	2.549	2.528	2.508	2.490	2.474	2.459
7	2.544	2.514	2.488	2.464	2.442	2.423	2.405	2.388	2.373
8	2.477	2.447	2.420	2.397	2.375	2.355	2.337	2.321	2.305
9	2.423	2.393	2.366	2.342	2.320	2.300	2.282	2.265	2.250
10	2.378	2.348	2.321	2.297	2.275	2.255	2.236	2.220	2.204
11	2.340	2.310	2.283	2.259	2.236	2.216	2.198	2.181	2.166
12	2.308	2.278	2.250	2.226	2.204	2.183	2.165	2.148	2.132
13	2.280	2.250	2.222	2.198	2.175	2.155	2.136	2.119	2.103
14	2.256	2.225	2.197	2.173	2.150	2.130	2.111	2.094	2.078
15	2.234	2.203	2.176	2.151	2.128	2.108	2.089	2.072	2.056
16	2.215	2.184	2.156	2.131	2.109	2.088	2.069	2.052	2.036
17	2.198	2.167	2.139	2.114	2.091	2.070	2.051	2.034	2.018
18	2.182	2.151	2.123	2.098	2.075	2.054	2.035	2.018	2.002
19	2.168	2.137	2.109	2.084	2.061	2.040	2.021	2.003	1.987
20	2.155	2.124	2.096	2.071	2.048	2.027	2.007	1.990	1.974
21	2.144	2.112	2.084	2.059	2.036	2.015	1.995	1.978	1.961
22	2.133	2.102	2.073	2.048	2.025	2.003	1.984	1.966	1.950
23	2.123	2.092	2.063	2.038	2.014	1.993	1.974	1.956	1.940
24	2.114	2.082	2.054	2.028	2.005	1.984	1.964	1.946	1.930
25	2.106	2.074	2.045	2.020	1.996	1.975	1.955	1.938	1.921
26	2.098	2.066	2.037	2.012	1.988	1.967	1.947	1.929	1.913
27	2.090	2.059	2.030	2.004	1.981	1.959	1.939	1.921	1.905
28	2.084	2.052	2.023	1.997	1.973	1.952	1.932	1.914	1.898
29	2.077	2.045	2.016	1.990	1.967	1.945	1.926	1.907	1.891
30	2.071	2.039	2.010	1.984	1.961	1.939	1.919	1.901	1.884
31	2.066	2.033	2.004	1.978	1.955	1.933	1.913	1.895	1.878

					df_2				
df_1	1	2	3	4	5	6	7	8	9
1	648	38.5	17.4	12.2	10.0	8.8	8.1	7.6	7.2
2	799	39.0	16.0	10.6	8.4	7.3	6.5	6.1	5.7
3	864	39.2	15.439	9.979	7.764	6.599	5.890	5.416	5.078
4	900	39.2	15.101	9.605	7.388	6.227	5.523	5.053	4.718
5	922	39.3	14.885	9.364	7.146	5.988	5.285	4.817	4.484
6	937	39.3	14.735	9.197	6.978	5.820	5.119	4.652	4.320
7	948	39.4	14.624	9.074	6.853	5.695	4.995	4.529	4.197
8	957	39.4	14.540	8.980	6.757	5.600	4.899	4.433	4.102
9	963	39.4	14.473	8.905	6.681	5.523	4.823	4.357	4.026
10	969	39.4	14.419	8.844	6.619	5.461	4.761	4.295	3.964
11	973	39.4	14.374	8.794	6.568	5.410	4.709	4.243	3.912
12	977	39.4	14.337	8.751	6.525	5.366	4.666	4.200	3.868
13	980	39.4	14.304	8.715	6.488	5.329	4.628	4.162	3.831
14	983	39.4	14.277	8.684	6.456	5.297	4.596	4.130	3.798
15	985	39.4	14.253	8.657	6.428	5.269	4.568	4.101	3.769
16	987	39.4	14.232	8.633	6.403	5.244	4.543	4.076	3.744
17	989	39.4	14.213	8.611	6.381	5.222	4.521	4.054	3.722
18	990	39.4	14.196	8.592	6.362	5.202	4.501	4.034	3.701
19	992	39.4	14.181	8.575	6.344	5.184	4.483	4.016	3.683
20	993	39.4	14.167	8.560	6.329	5.168	4.467	3.999	3.667
21	994	39.5	14.155	8.546	6.314	5.154	4.452	3.985	3.652
22	995	39.5	14.144	8.533	6.301	5.141	4.439	3.971	3.638
23	996	39.5	14.134	8.522	6.289	5.128	4.426	3.959	3.626
24	997	39.5	14.124	8.511	6.278	5.117	4.415	3.947	3.614
25	998	39.5	14.115	8.501	6.268	5.107	4.405	3.937	3.604
26	999	39.5	14.107	8.492	6.258	5.097	4.395	3.927	3.594
27	1000	39.5	14.100	8.483	6.250	5.088	4.386	3.918	3.584
28	1000	39.5	14.093	8.476	6.242	5.080	4.378	3.909	3.576
29	1001	39.5	14.087	8.468	6.234	5.072	4.370	3.901	3.568
30	1001	39.5	14.081	8.461	6.227	5.065	4.362	3.894	3.560
31	1002	39.5	14.075	8.455	6.220	5.058	4.356	3.887	3.553

Beispiel: $X \sim F(4,6), P(X \leq c) = 0.9750 \Rightarrow c = 6.227$

Es gilt: $F(df_1, df_2)_\alpha = \frac{1}{F(df_2, df_1)_{1-\alpha}}$

					df_2				
df_1	10	11	12	13	14	15	16	17	18
1	6.9	6.7	6.6	6.4	6.3	6.2	6.1	6.0	6.0
2	5.5	5.3	5.1	5.0	4.9	4.8	4.7	4.6	4.6
3	4.826	4.630	4.474	4.347	4.242	4.153	4.077	4.011	3.954
4	4.468	4.275	4.121	3.996	3.892	3.804	3.729	3.665	3.608
5	4.236	4.044	3.891	3.767	3.663	3.576	3.502	3.438	3.382
6	4.072	3.881	3.728	3.604	3.501	3.415	3.341	3.277	3.221
7	3.950	3.759	3.607	3.483	3.380	3.293	3.219	3.156	3.100
8	3.855	3.664	3.512	3.388	3.285	3.199	3.125	3.061	3.005
9	3.779	3.588	3.436	3.312	3.209	3.123	3.049	2.985	2.929
10	3.717	3.526	3.374	3.250	3.147	3.060	2.986	2.922	2.866
11	3.665	3.474	3.321	3.197	3.095	3.008	2.934	2.870	2.814
12	3.621	3.430	3.277	3.153	3.050	2.963	2.889	2.825	2.769
13	3.583	3.392	3.239	3.115	3.012	2.925	2.851	2.786	2.730
14	3.550	3.359	3.206	3.082	2.979	2.891	2.817	2.753	2.696
15	3.522	3.330	3.177	3.053	2.949	2.862	2.788	2.723	2.667
16	3.496	3.304	3.152	3.027	2.923	2.836	2.761	2.697	2.640
17	3.474	3.282	3.129	3.004	2.900	2.813	2.738	2.673	2.617
18	3.453	3.261	3.108	2.983	2.879	2.792	2.717	2.652	2.596
19	3.435	3.243	3.090	2.965	2.861	2.773	2.698	2.633	2.576
20	3.419	3.226	3.073	2.948	2.844	2.756	2.681	2.616	2.559
21	3.403	3.211	3.057	2.932	2.828	2.740	2.665	2.600	2.543
22	3.390	3.197	3.043	2.918	2.814	2.726	2.651	2.585	2.529
23	3.377	3.184	3.031	2.905	2.801	2.713	2.637	2.572	2.515
24	3.365	3.173	3.019	2.893	2.789	2.701	2.625	2.560	2.503
25	3.355	3.162	3.008	2.882	2.778	2.689	2.614	2.548	2.491
26	3.345	3.152	2.998	2.872	2.767	2.679	2.603	2.538	2.481
27	3.335	3.142	2.988	2.862	2.758	2.669	2.594	2.528	2.471
28	3.327	3.133	2.979	2.853	2.749	2.660	2.584	2.519	2.461
29	3.319	3.125	2.971	2.845	2.740	2.652	2.576	2.510	2.453
30	3.311	3.118	2.963	2.837	2.732	2.644	2.568	2.502	2.445
31	3.304	3.110	2.956	2.830	2.725	2.636	2.560	2.494	2.437

0.975 -Quantile der $F(df_1, df_2)$-Verteilung

| | \multicolumn{9}{c}{0.975 -Quantile der $F(df_1, df_2)$-Verteilung} |

df_1	\multicolumn{9}{c}{df_2}
	19	20	21	22	23	24	25	26	27
1	5.9	5.9	5.8	5.8	5.7	5.7	5.7	5.7	5.6
2	4.5	4.5	4.4	4.4	4.3	4.3	4.3	4.3	4.2
3	3.903	3.859	3.819	3.783	3.750	3.721	3.694	3.670	3.647
4	3.559	3.515	3.475	3.440	3.408	3.379	3.353	3.329	3.307
5	3.333	3.289	3.250	3.215	3.183	3.155	3.129	3.105	3.083
6	3.172	3.128	3.090	3.055	3.023	2.995	2.969	2.945	2.923
7	3.051	3.007	2.969	2.934	2.902	2.874	2.848	2.824	2.802
8	2.956	2.913	2.874	2.839	2.808	2.779	2.753	2.729	2.707
9	2.880	2.837	2.798	2.763	2.731	2.703	2.677	2.653	2.631
10	2.817	2.774	2.735	2.700	2.668	2.640	2.613	2.590	2.568
11	2.765	2.721	2.682	2.647	2.615	2.586	2.560	2.536	2.514
12	2.720	2.676	2.637	2.602	2.570	2.541	2.515	2.491	2.469
13	2.681	2.637	2.598	2.563	2.531	2.502	2.476	2.451	2.429
14	2.647	2.603	2.564	2.528	2.497	2.468	2.441	2.417	2.395
15	2.617	2.573	2.534	2.498	2.466	2.437	2.411	2.387	2.364
16	2.591	2.547	2.507	2.472	2.440	2.411	2.384	2.360	2.337
17	2.567	2.523	2.483	2.448	2.416	2.386	2.360	2.335	2.313
18	2.546	2.501	2.462	2.426	2.394	2.365	2.338	2.314	2.291
19	2.526	2.482	2.442	2.407	2.374	2.345	2.318	2.294	2.271
20	2.509	2.464	2.425	2.389	2.357	2.327	2.300	2.276	2.253
21	2.493	2.448	2.409	2.373	2.340	2.311	2.284	2.259	2.237
22	2.478	2.434	2.394	2.358	2.325	2.296	2.269	2.244	2.222
23	2.465	2.420	2.380	2.344	2.312	2.282	2.255	2.230	2.208
24	2.452	2.408	2.368	2.331	2.299	2.269	2.242	2.217	2.195
25	2.441	2.396	2.356	2.320	2.287	2.257	2.230	2.205	2.183
26	2.430	2.385	2.345	2.309	2.276	2.246	2.219	2.194	2.171
27	2.420	2.375	2.335	2.299	2.266	2.236	2.209	2.184	2.161
28	2.411	2.366	2.325	2.289	2.256	2.226	2.199	2.174	2.151
29	2.402	2.357	2.317	2.280	2.247	2.217	2.190	2.165	2.142
30	2.394	2.349	2.308	2.272	2.239	2.209	2.182	2.157	2.133
31	2.386	2.341	2.300	2.264	2.231	2.201	2.174	2.148	2.125

				0.995 -Quantile der $F(df_1, df_2)$-Verteilung				
				df_2				
df_1	3	4	5	6	7	8	9	10
2	49.8	26.3	18.3	14.5	12.4	11.0	10.1	9.4
3	47.467	24.259	16.530	12.917	10.882	9.596	8.717	8.081
4	46.195	23.155	15.556	12.028	10.050	8.805	7.956	7.343
5	45.392	22.456	14.940	11.464	9.522	8.302	7.471	6.872
6	44.838	21.975	14.513	11.073	9.155	7.952	7.134	6.545
7	44.434	21.622	14.200	10.786	8.885	7.694	6.885	6.302
8	44.126	21.352	13.961	10.566	8.678	7.496	6.693	6.116
9	43.882	21.139	13.772	10.391	8.514	7.339	6.541	5.968
10	43.686	20.967	13.618	10.250	8.380	7.211	6.417	5.847
11	43.524	20.824	13.491	10.133	8.270	7.104	6.314	5.746
12	43.387	20.705	13.384	10.034	8.176	7.015	6.227	5.661
13	43.271	20.603	13.293	9.950	8.097	6.938	6.153	5.589
14	43.172	20.515	13.215	9.877	8.028	6.872	6.089	5.526
15	43.085	20.438	13.146	9.814	7.968	6.814	6.032	5.471
16	43.008	20.371	13.086	9.758	7.915	6.763	5.983	5.422
17	42.941	20.311	13.033	9.709	7.868	6.718	5.939	5.379
18	42.880	20.258	12.985	9.664	7.826	6.678	5.899	5.340
19	42.826	20.210	12.942	9.625	7.788	6.641	5.864	5.305
20	42.778	20.167	12.903	9.589	7.754	6.608	5.832	5.274
21	42.733	20.128	12.868	9.556	7.723	6.578	5.803	5.245
22	42.693	20.093	12.836	9.526	7.695	6.551	5.776	5.219
23	42.656	20.060	12.807	9.499	7.669	6.526	5.752	5.195
24	42.622	20.030	12.780	9.474	7.645	6.503	5.729	5.173
25	42.591	20.002	12.755	9.451	7.623	6.482	5.708	5.153
26	42.562	19.977	12.732	9.430	7.603	6.462	5.689	5.134
27	42.535	19.953	12.711	9.410	7.584	6.444	5.671	5.116
28	42.511	19.931	12.691	9.392	7.566	6.427	5.655	5.100
29	42.487	19.911	12.673	9.374	7.550	6.411	5.639	5.085
30	42.466	19.892	12.656	9.358	7.534	6.396	5.625	5.071
31	42.446	19.874	12.639	9.343	7.520	6.382	5.611	5.057

Beispiel: $X \sim F(4,6), P(X \leq c) = 0.9950 \Rightarrow c = 12.028$

Es gilt: $F(df_1, df_2)_\alpha = \frac{1}{F(df_2, df_1)_{1-\alpha}}$

				df_2				

0.995 -Quantile der $F(df_1, df_2)$-Verteilung

df_1	11	12	13	14	15	16	17	18
2	8.9	8.5	8.2	7.9	7.7	7.5	7.4	7.2
3	7.600	7.226	6.926	6.680	6.476	6.303	6.156	6.028
4	6.881	6.521	6.233	5.998	5.803	5.638	5.497	5.375
5	6.422	6.071	5.791	5.562	5.372	5.212	5.075	4.956
6	6.102	5.757	5.482	5.257	5.071	4.913	4.779	4.663
7	5.865	5.525	5.253	5.031	4.847	4.692	4.559	4.445
8	5.682	5.345	5.076	4.857	4.674	4.521	4.389	4.276
9	5.537	5.202	4.935	4.717	4.536	4.384	4.254	4.141
10	5.418	5.085	4.820	4.603	4.424	4.272	4.142	4.030
11	5.320	4.988	4.724	4.508	4.329	4.179	4.050	3.938
12	5.236	4.906	4.643	4.428	4.250	4.099	3.971	3.860
13	5.165	4.836	4.573	4.359	4.181	4.031	3.903	3.793
14	5.103	4.775	4.513	4.299	4.122	3.972	3.844	3.734
15	5.049	4.721	4.460	4.247	4.070	3.920	3.793	3.683
16	5.001	4.674	4.413	4.200	4.024	3.875	3.747	3.637
17	4.959	4.632	4.372	4.159	3.983	3.834	3.707	3.597
18	4.921	4.595	4.334	4.122	3.946	3.797	3.670	3.560
19	4.886	4.561	4.301	4.089	3.913	3.764	3.637	3.527
20	4.855	4.530	4.270	4.059	3.883	3.734	3.607	3.498
21	4.827	4.502	4.243	4.031	3.855	3.707	3.580	3.471
22	4.801	4.476	4.217	4.006	3.830	3.682	3.555	3.446
23	4.778	4.453	4.194	3.983	3.807	3.659	3.532	3.423
24	4.756	4.431	4.173	3.961	3.786	3.638	3.511	3.402
25	4.736	4.412	4.153	3.942	3.766	3.618	3.492	3.382
26	4.717	4.393	4.134	3.923	3.748	3.600	3.473	3.364
27	4.700	4.376	4.117	3.906	3.731	3.583	3.457	3.347
28	4.684	4.360	4.101	3.891	3.715	3.567	3.441	3.332
29	4.668	4.345	4.087	3.876	3.701	3.553	3.426	3.317
30	4.654	4.331	4.073	3.862	3.687	3.539	3.412	3.303
31	4.641	4.318	4.060	3.849	3.674	3.526	3.399	3.290

0.995 -Quantile der $F(df_1, df_2)$-Verteilung							
				df_2			
df_1	19	20	21	22	23	24	25	26
2	7.1	7.0	6.9	6.8	6.7	6.7	6.6	6.5
3	5.916	5.818	5.730	5.652	5.582	5.519	5.462	5.409
4	5.268	5.174	5.091	5.017	4.950	4.890	4.835	4.785
5	4.853	4.762	4.681	4.609	4.544	4.486	4.433	4.384
6	4.561	4.472	4.393	4.322	4.259	4.202	4.150	4.103
7	4.345	4.257	4.179	4.109	4.047	3.991	3.939	3.893
8	4.177	4.090	4.013	3.944	3.882	3.826	3.776	3.730
9	4.043	3.956	3.880	3.812	3.750	3.695	3.645	3.599
10	3.933	3.847	3.771	3.703	3.642	3.587	3.537	3.492
11	3.841	3.756	3.680	3.612	3.551	3.497	3.447	3.402
12	3.763	3.678	3.602	3.535	3.475	3.420	3.370	3.325
13	3.696	3.611	3.536	3.469	3.408	3.354	3.304	3.259
14	3.638	3.553	3.478	3.411	3.351	3.296	3.247	3.202
15	3.587	3.502	3.427	3.360	3.300	3.246	3.196	3.151
16	3.541	3.457	3.382	3.315	3.255	3.201	3.151	3.107
17	3.501	3.416	3.342	3.275	3.215	3.161	3.111	3.067
18	3.465	3.380	3.305	3.239	3.179	3.125	3.075	3.031
19	3.432	3.347	3.273	3.206	3.146	3.092	3.043	2.998
20	3.402	3.318	3.243	3.176	3.116	3.062	3.013	2.968
21	3.375	3.291	3.216	3.149	3.089	3.035	2.986	2.941
22	3.350	3.266	3.191	3.125	3.065	3.011	2.961	2.917
23	3.327	3.243	3.168	3.102	3.042	2.988	2.939	2.894
24	3.306	3.222	3.147	3.081	3.021	2.967	2.918	2.873
25	3.287	3.203	3.128	3.061	3.001	2.947	2.898	2.853
26	3.269	3.184	3.110	3.043	2.983	2.929	2.880	2.835
27	3.252	3.168	3.093	3.026	2.966	2.912	2.863	2.818
28	3.236	3.152	3.077	3.011	2.951	2.897	2.847	2.802
29	3.221	3.137	3.063	2.996	2.936	2.882	2.833	2.788
30	3.208	3.123	3.049	2.982	2.922	2.868	2.819	2.774
31	3.195	3.110	3.036	2.969	2.909	2.855	2.806	2.761

A.5 Studentisierte Spannweite

Kritische Werte der studentisierten Spannweite, $\alpha = 0.05$

df	a												
	2	3	4	5	6	7	8	9	10	11	12	13	14
2	6.106	8.334	9.811	10.899	11.778	12.445	12.987	13.557	14.019	14.390	14.749	15.099	15.373
3	4.480	5.905	6.818	7.511	8.038	8.479	8.872	9.159	9.452	9.719	9.943	10.182	10.351
4	3.925	5.037	5.748	6.278	6.708	7.060	7.353	7.611	7.822	8.026	8.207	8.375	8.514
5	3.633	4.609	5.225	5.675	6.038	6.336	6.572	6.797	6.983	7.176	7.319	7.457	7.604
6	3.462	4.347	4.898	5.309	5.640	5.890	6.119	6.318	6.492	6.643	6.792	6.918	7.039
7	3.338	4.173	4.683	5.056	5.367	5.607	5.815	5.998	6.151	6.312	6.432	6.538	6.648
8	3.264	4.038	4.529	4.884	5.170	5.404	5.606	5.768	5.917	6.046	6.173	6.291	6.388
9	3.200	3.951	4.420	4.759	5.024	5.249	5.431	5.592	5.736	5.865	5.984	6.085	6.183
10	3.151	3.877	4.325	4.654	4.912	5.132	5.301	5.465	5.594	5.713	5.832	5.937	6.022
12	3.118	3.820	4.258	4.573	4.819	5.022	5.204	5.354	5.485	5.608	5.717	5.816	5.906
14	3.081	3.778	4.199	4.509	4.753	4.950	5.124	5.275	5.393	5.513	5.619	5.715	5.800
16	3.059	3.740	4.151	4.455	4.692	4.885	5.054	5.195	5.320	5.433	5.530	5.621	5.705
18	3.033	3.706	4.109	4.404	4.638	4.833	4.986	5.128	5.255	5.371	5.466	5.552	5.637
20	3.014	3.671	4.077	4.362	4.592	4.782	4.941	5.084	5.197	5.307	5.401	5.496	5.573
25	3.002	3.646	4.043	4.336	4.556	4.731	4.896	5.025	5.151	5.255	5.356	5.436	5.520
30	2.987	3.625	4.019	4.301	4.529	4.705	4.859	4.993	5.101	5.211	5.308	5.391	5.465
40	2.973	3.613	3.995	4.278	4.494	4.668	4.824	4.951	5.077	5.168	5.267	5.343	5.431
50	2.960	3.596	3.981	4.254	4.467	4.644	4.799	4.922	5.034	5.136	5.231	5.309	5.398
100	2.951	3.576	3.955	4.229	4.446	4.620	4.772	4.895	5.009	5.108	5.204	5.280	5.356

Beispiel: $a = 4$ Gruppen, SSE hat $df = 10$ Freiheitsgrade, $\Rightarrow c_{krit} = 4.325$

Kritische Werte der studentisierten Spannweite, $\alpha = 0.01$

df	2	3	4	5	6	7	8	9	10	11	12	13	14
2	14.218	19.209	22.359	24.740	26.673	28.091	29.321	30.714	31.681	32.544	33.373	34.335	34.687
3	8.248	10.651	12.094	13.343	14.183	14.984	15.651	16.218	16.568	17.047	17.492	17.938	18.159
4	6.536	8.126	9.143	9.906	10.563	11.108	11.550	11.942	12.265	12.595	12.860	13.110	13.273
5	5.684	6.981	7.849	8.431	8.914	9.296	9.681	9.966	10.226	10.502	10.712	10.864	11.062
6	5.248	6.366	7.046	7.540	7.971	8.291	8.633	8.874	9.102	9.266	9.437	9.654	9.810
7	4.932	5.941	6.532	6.991	7.386	7.654	7.944	8.164	8.358	8.566	8.721	8.854	8.990
8	4.744	5.633	6.217	6.630	6.950	7.226	7.504	7.680	7.852	7.999	8.160	8.331	8.424
9	4.589	5.428	5.966	6.358	6.663	6.910	7.138	7.338	7.493	7.646	7.774	7.897	8.043
10	4.489	5.272	5.771	6.129	6.427	6.681	6.877	7.067	7.211	7.360	7.495	7.599	7.686
12	4.409	5.142	5.632	5.958	6.226	6.463	6.680	6.846	6.989	7.117	7.243	7.354	7.479
14	4.320	5.049	5.516	5.829	6.099	6.322	6.516	6.670	6.816	6.951	7.074	7.173	7.256
16	4.265	4.980	5.398	5.727	5.989	6.194	6.372	6.532	6.670	6.802	6.910	6.999	7.076
18	4.211	4.892	5.325	5.632	5.875	6.085	6.242	6.418	6.541	6.656	6.765	6.859	6.955
20	4.161	4.831	5.249	5.552	5.790	5.987	6.152	6.320	6.425	6.561	6.654	6.764	6.832
25	4.139	4.776	5.179	5.492	5.707	5.912	6.081	6.216	6.353	6.464	6.561	6.660	6.735
30	4.101	4.735	5.137	5.432	5.660	5.856	6.010	6.156	6.279	6.382	6.481	6.570	6.647
40	4.070	4.703	5.081	5.378	5.605	5.776	5.950	6.079	6.199	6.304	6.407	6.499	6.578
50	4.055	4.664	5.062	5.341	5.556	5.742	5.885	6.012	6.135	6.241	6.343	6.429	6.523
100	4.033	4.646	5.017	5.285	5.510	5.684	5.846	5.967	6.099	6.188	6.291	6.360	6.443

Beispiel: $a = 4$ Gruppen, SSE hat $df = 10$ Freiheitsgrade, $\Rightarrow c_{krit} = 5.771$

Literaturverzeichnis

[1] Bechhofer, Dunnett (1988). *Tables of the percentage points of multivariate Students t distribution, In: Selected Tables in Mathematical Statistics*, 11, 1-371.

[2] Bohl E. (2001). *Mathematik in der Biologie*, 2. Aufl. (Springer, Berlin Heidelberg)

[3] Christensen R. (1997). *Log-Linear Models and Logistic Regression* (Springer, New York)

[4] Efron B., Tibshirani R. J. (1993). *An Introduction to the Bootstrap* (Chapman & Hall, London)

[5] Freedman D., Pisani R., Purves R. (1998). *Statistics* (Norton & Company, New York)

[6] Hochberg Y., Tamhane A. C. (1987). *Multiple Comparison Procedures* (John Wiley & Sons, New York)

[7] Hsu J. C. (1996). *Multiple Comparisons* (Chapman & Hall, London)

[8] Jobson J. D. (1999). *Applied Multivariate Data Analysis. Vol. I: Regression and Experimental Design*, 4. Aufl. (Springer, New York)

[9] Jobson J. D. (1994). *Applied Multivariate Data Analysis. Vol. II: Categorical and Multivariate Methods*, 2. Aufl. (Springer, New York)

[10] Kockelkorn U. (2000). *Lineare statistische Methoden* (Oldenbourg, München)

[11] Krengel U. (2002). *Einführung in die Wahrscheinlichkeitstheorie und Statistik*, 6. Aufl. (Vieweg, Braunschweig)

[12] Murray J. D. (1989). *Mathematical Biology*, 2. Aufl. (Springer, Berlin Heidelberg)

[13] Noether G. E. (1991). *Introduction to Statistics, The Nonparametric Way* (Springer, New York)

[14] Schlittgen R. (2003). *Einführung in die Statistik*, 10. Aufl. (Oldenbourg, München)

[15] Schlittgen R. (1996). *Statistische Inferenz*, (Oldenbourg, München)

[16] Schnell S., Mendoza C. (1997). Closed Form Solution for Time-Independent Enzyme Kinetics, *Journal of Theoretical Biology*, 197, 207-212.

[17] Sokal R. R., Rohlf F. J. (1995). *Biometry*, 3. Aufl. (Freeman and Company, New York)

[18] Timischl W. (2000). *Biostatistik*, 2. Aufl. (Springer, Wien New York)

[19] Yeargers E. K., Shonkwiler R. W., Herod J. V. (1996). *An Introduction to the Mathematics of Biology*, (Birkhäuser, Boston)

[20] Zar J. H. (1999). *Biostatistical Analysis*, 4. Aufl. (Prentice Hall, New Jersey)

Index

Druck und Bindung: Strauss Offsetdruck GmbH